Sonntag

Kuhmilch- und Eiweißallergien bei Kindern

Sichere Diagnose – optimale Therapie

Dr. med. Konrad Werthmann

12 Abbildungen
15 Tabellen

Sonntag Verlag · Stuttgart

Bibliografische Information
der Deutschen Bibliothek

Die Deutsche Bibliothek verzeichnet diese Publi-
kation in der Deutschen Nationalbibliografie;
detaillierte bibliografische Daten sind im Internet
über http://dnb.ddb.de abrufbar

Anschrift des Autors:
Dr. Konrad Werthmann
Kinder- und Allgemeinarzt
St. Julienstr. 2
A-5020 Salzburg/Austria
k.werthmann@utanet.at

Wichtiger Hinweis: Wie jede Wissenschaft ist die
Medizin ständigen Entwicklungen unterworfen.
Forschung und klinische Erfahrung erweitern
unsere Erkenntnisse, insbesondere was Behandlung und medikamentöse Therapie anbelangt.
Soweit in diesem Werk eine Dosierung oder eine
Applikation erwähnt wird, darf der Leser zwar
darauf vertrauen, dass Autoren, Herausgeber und
Verlag große Sorgfalt darauf verwandt haben,
dass diese Angabe **dem Wissensstand bei Fertig-
stellung des Werkes** entspricht.

Für Angaben über Dosierungsanweisungen und
Applikationsformen kann vom Verlag jedoch
keine Gewähr übernommen werden. Jeder
Benutzer ist angehalten, durch sorgfältige Prüfung der Beipackzettel der verwendeten Präparate und gegebenenfalls nach Konsultation eines
Spezialisten festzustellen, ob die dort gegebene
Empfehlung für Dosierungen oder die Beachtung
von Kontraindikationen gegenüber der Angabe in
diesem Buch abweicht. Eine solche Prüfung ist
besonders wichtig bei selten verwendeten Präparaten oder solchen, die neu auf den Markt
gebracht worden sind. **Jede Dosierung oder
Applikation erfolgt auf eigene Gefahr des Benut-
zers.** Autoren und Verlag appellieren an jeden
Benutzer, ihm etwa auffallende Ungenauigkeiten
dem Verlag mitzuteilen.

© 2004 Sonntag Verlag in
MVS Medizinverlage Stuttgart GmbH & Co. KG
Oswald-Hesse-Str. 50, 70469 Stuttgart

Unsere Homepage: www.sonntag-verlag.com

Printed in Germany

Zeichnungen: J. Hormann, Stuttgart
Umschlaggestaltung: Thieme Verlagsgruppe
Umschlagfoto: Photo Disc.
Satz: Photocomposition Jung, F-67420 Plaine
Druck: Westermann Druck Zwickau GmbH

ISBN 3-8304-9055-0   1 2 3 4 5 6

Inhalt

Inhalt

Vorwort

Mein erstes Buch zum Thema „Kinderallergien" wurde 1986 veröffentlicht.[1] Es war eine Art „Vorreiter" zu diesem Thema und entstand vor allem aufgrund des dringenden Wunsches der oft verzweifelten Eltern nach Informationen und Diätrezepten für ihre Kinder.

Die körperliche Basis für das allergische Geschehen aufgrund von Nahrungsmitteln liegt stets im Darm, weshalb man von „Darmallergien" oder „enteralen Allergien" spricht. Dieser Zusammenhang war in den 80er Jahren noch relativ neu. In dieser Zeit kannte man unter dem Namen „Darmallergien" ausschließlich die Zöliakie (Glutenallergie). Nur bei dieser Indikation war man sich der gravierenden Folgen, wie z.B. der subtotalen Zottenatrophie, bewusst. Alle anderen Allergieformen waren im medizinischen Repertoire noch nicht existent. Den Kinderärzten waren viele Begriffe im Zusammenhang mit enteralen Allergien unbekannt oder „verdächtig". Daher ließen die meisten von ihnen nicht einmal den Begriff „Kinderallergien" gelten.

Der Umstand, dass Produkte von Kuhmilch und Hühnerei allergisierend wirken, wurde kurzerhand als „Unsinn" abgelehnt. Einerseits, weil sie wichtige Bestandteile der täglichen Nahrung waren und andererseits, weil es keinen Ersatz für die Kinder- und Babynahrung gab. Dabei darf man allerdings nicht vergessen, dass dies eine andere Zeit war, geprägt von einem anderen Krankheitsverständnis. Seit dieser Zeit jedoch begann in der Schulmedizin ein Umdenkprozess bezüglich den enteralen Allergien, in der sich viele Paradigmen zu Tatsachen wandelten und reichlich praktische Erfahrung gesammelt wurde.

Leider wurden und werden Allergien gegen bestimmte Lebensmittel, vor allem gegen Kuhmilch oder Hühnereiweiß, bei Kindern immer häufiger. Für viele Menschen bringt dies diverse Leiden, nicht nur im Darmraum, sondern auch an anderen Organen mit sich, die mit symptomorientierten Therapien behandelt werden, bei denen die Darmschleimhaut als Ursache vielleicht viel später oder gar nicht erkannt wird. Zugleich bedeutet das aber auch für viele Familien mit einem darmkranken Kind oder Familienmitglied, dass sie verstärkt an Alternativen denken müssen, was u.a. einen größeren Zeitaufwand beim Einkaufen der geeigneten Nahrungsmittel zur Folge hat.

Darmallergien sind keine Einzelfälle. Immerhin sind nach allgemeinen Schätzungen zwischen 40 und 60% der europäischen Bevölkerung, nach meiner

---

[1] Werthmann K. Kinderallergien. Regensburg: Sonntag; 1986. Inzwischen leider vergriffen.

Ansicht unter Berücksichtigung der Maskierung über 85% (!), betroffen; je nachdem, wie gut man die Maskierung der enteralen Allergie erkennt. Dazu zählen z. B. auch die vielen Kinder, die einen normalen Stuhlgang, aber eine kranke Haut oder Lunge haben – auch sie sind Darmallergiker.

Inzwischen steigt der Informationswunsch über die Bedeutung und Hintergründe der enteralen Allergien ständig, sowohl von Seiten der Therapeuten als auch der Betroffenen selbst, weshalb nun dieses neue Buch „Kuhmilch- und Eiweißallergien bei Kindern" entstanden ist. Zum einen soll es Ihnen ermöglichen, enterale Allergien in der therapeutischen Praxis zu erkennen, zu diagnostizieren und – soweit wie möglich – zu therapieren; zum anderen möchte es auch helfen, Patienteneltern ausreichend zu informieren.

Die Diagnose und Therapie von enteralen Allergien ist nicht immer einfach. Kollegen sind vielleicht ganz anderer Meinung als Sie und in der Literatur findet man so unterschiedliche Meinungen, dass es nur zu Verunsicherung führen kann. Ein weiteres Anliegen ist es mir daher, Sie so ausreichend mit Hintergrundinformationen zu versorgen, dass Sie nach der Lektüre des Buches in der Lage sind, Ihren eigenen therapeutischen Standpunkt zu beziehen. Selbst wenn er sich gegen die zum Teil noch immer vorherrschende Lehrmeinung der Schulmedizin richten sollte, oder gegen andere Kollegen, die teilweise leider immer noch vehement das Gegenteil von dem behaupten, was sich in der Praxis als richtig und wichtig erwiesen hat.

Ich bin dankbar dafür, dass nunmehr ein hoher Prozentsatz der Therapeuten im deutschsprachigen Raum die Kenntnisse über die allergisierenden Vorgänge im Darmraum durch Produkte von Kuhmilch und Hühnerei bei der Therapie chronischer Krankheiten berücksichtigt. Das ist u.a. eine Frucht meiner 30-jährigen intensiven Vortragstätigkeit, gefördert durch die Veröffentlichung fachspezifischer Bücher.[2] Ein wesentliches Moment dieser Entwicklung waren und sind noch immer all die begeisterten Leser und Leserinnen, die Zuhörer/Zuhörerinnen, sowie alle die Menschen, die durch dieses Wissen ihre Beschwerden mehr oder weniger verloren haben und die besten „Werbeträger" sind.

Allen, die zu diesem Erfolg beigetragen haben und noch immer beitragen, nicht zuletzt den vielen kleinen und großen Patienten, ein herzliches Dankeschön.

Salzburg, im Sommer 2003
Dr. Konrad Werthmann

---

[2] Neben einigen Sachbüchern zum Thema hat der Autor das Wissen für Therapeuten in dem Buch „Enterale Allergien" zusammengefasst (Karl F. Haug Verlag). Da dieses Buch inzwischen leider vergriffen ist, wurden die notwendigen Informationen in das vorliegende Buch eingeflochten.

Einleitung

Der Faktor Zeit spielt bei dem Durchsetzen von Erkenntnissen immer eine große Rolle: Alles benötigt Zeit, bis es Allgemeinwissen wird. Denkt man an Kopernikus, der erst nach 400 Jahren in seiner Erkenntnis („Die Erde dreht sich doch!") bestätigt wurde, so sind 20 Jahre wenig. Dennoch lässt sich nicht leugnen, dass trotz der inzwischen vergangenen Jahre und der vielen neuen Erkenntnisse leider auch heute noch die grundlegende Skepsis und das Unwissen der Schulmediziner weit verbreitet ist, was „Darmallergien", „Primärantigene" oder die fundamentale Rolle der Darmschleimhaut betrifft.

Das Wort „Darmallergien" oder „Primärallergien" wird in der Fachwelt selten gebraucht, da die Entstehungsursache einer Allergie gemeinhin rein durch Vorgänge in den Abwehrzellen oder über Botenstoffe erklärt wird. Die Darmschleimhaut wird als Entstehungsort in diese Erklärung nicht einbezogen, weil ein abstrakter Entstehungsvorgang für alle Allergien anwendbar und für den abstrakt denkenden Therapeuten leichter verständlich ist.

Viele Beschwerden werden nicht mit ihrer eigentlichen Entstehungsursache, dem Darmraum oder besser der Darmschleimhaut, in Verbindung gebracht. Das ist für die Schulmedizin nicht möglich: Was hat z. B. eine Neurodermitis mit einer Darmallergie zu tun? Grundsätzlich werden jedoch *alle* allergischen Vorgänge nicht nur vom Intestinaltrakt getragen, sondern haben primär auch dort ihren Ursprung. Das größte Problem für die Schulmedizin ist die geringe **Nachweismöglichkeit** der enteralen Antigene.

Hier hat der Universitätsdozent und Praktiker Dr. Jarisch versucht, eine Brücke zu schlagen. Seiner Meinung nach baut die Darmbarriere das Histamin beim Durchtritt in das Körperinnere ab. Mit diesem Ansatz ist jedoch weder die Schulmedizin noch der Autor selbst zufrieden. Die Darmallergie lässt sich eben nur klinisch, d. h. durch die Beschwerden der so genannten **Schwachorgane** (siehe S. 16), erkennen.

Bei jeder Diskussion kommt die Frage, warum der Darm so selten am Darmorgan selbst erkrankt. Darauf muss man antworten, dass der Darm die Darmschleimhaut ist – und diese ist in jedem Fall betroffen. Das bei diesen Reaktionen gebildete Histamin wird zur Elimination jedoch zu „befreundeten" Organen, den Schwachorganen, transportiert. Jeder Mensch zeigt eine differente Reaktion an den verschiedenen Schwachorganen und seine Reaktionen können zudem noch verschieden durch das sympathisch-parasympathische Nervensystem ablaufen. Dazu kommen noch die persönlichen Empfindungen.

Trotzdem werden die Abläufe einer allergischen Krankheit im serologischen Bereich immer noch viel zu sehr funktional gesehen und gemessen. Das heißt, der Therapeut lässt ein Allergenscreening machen, um festzustellen, welche Allergene die Verursacher der Allergie sein könnten oder wie hoch der Antikörpertiter eines vermeintlichen enteralen Antigens ist. Selten überlegt ein Therapeut, ob das vorherrschende Leiden nicht eine **maskierte** enterale Allergie darstellt mit der Entstehungsursache Darmraum, besser Darmschleimhaut.

Besonders schwer verständlich ist, dass Darmallergien nicht über serologische Parameter erfassbar sind. Der mangelhafte Nachweis von enteralen Allergenen im Blut wird deshalb zum Stein des Anstoßes für Schulmedizin, weil man die Dichtheit der Darmbarriere außer Acht lässt. Antikörper kann man jedoch generell nur bilden, wenn das Antigen die Darmbarriere durchbricht, was bereits eine Porosität derselben voraussetzt.

Am Beispiel der Atopie lässt sich jedoch zeigen, dass bereits ein stilles Umdenken einsetzt. Die Atopie ist ein Leiden, das man bei einem hohen Prozentsatz annehmen kann, für die man aber keine serologischen Hinweiszeichen kennt. Auch die Maskierung der enteralen Allergien scheint noch unglaubwürdig, obwohl bei der Neurodermitis die intestinalen Allergene bereits an erster Stelle der Verursacher liegen.

Stets sucht man nach einer Erhöhung oder Erniedrigung von einzelnen Messwerten, wie der Blutsenkungsreaktion, der Leukozytenzahl, der Höhe der Immunglobuline und vieler anderer Werte. Schulmedizinisch gesehen, zeigt ein genau definierter Zustand immer dasselbe Messergebnis. Bei Allergien muss dann alles in das Schema von Coombs und Gell passen (siehe Tab. 1, S. 14). Ein solches Vorgehen sucht nicht die Ursache, sondern einzelne Blutwerte – und sieht bei einer Allergie nicht hinter die Kulissen.

Im Zusammenhang mit erkrankten Organen, aber auch für die Entstehung allergischer Abläufe, ist das so genannte **Milieu** äußerst wichtig.

Das Milieu ist der Raum, in dem eine Reaktion abläuft. Es hängt von Einflüssen sowohl von innen als auch von außen ab. Zugleich tragen viele Stoffe und Reaktionsabläufe zum Milieu bei, wie das Natrium, Magnesium, der Krebszyklus mit der Sauerstoffverwertung usw. Wie man weiter unten bemerken wird, ist das Milieu eines Organs oder eines Muskels in vielen Situationen entscheidend dafür, ob eine physiologische, also für den Körper normale Reaktion folgt oder eine abnormale. Auch Amalgam oder wurzelbehandelte Zähne verändern das Milieu eines oft fern gelegenen Organs. Solche Einflüsse erfolgen über die Meridiane.[3]

---

[3] Meridiane sind in der Traditionellen Chinesischen Medizin die Leitbahnen der Lebensenergie, des Chi. Sie können aber auch als Energiewege des „unsichtbaren Lichtes" gesehen werden, siehe Werthmann 1997.

Vor zwei Jahrzehnten kannten selbst aus dem Kreis der ganzheitlichen Therapeuten nur wenige die Bedeutung des Milieus, obwohl es bereits die Bio-Terrain-Analysis (BTA) gab, bei der der pH-Wert aus dem Speichel, dem Blut und dem Harn gemessen wird und daraus mittels Erfahrungswerten die biologische Situation des Patienten bezüglich seines Alters dargestellt wird. In der Zwischenzeit wurden viele Seminare zu diesem Thema abgehalten. Dennoch ist von den entsprechend Ausgebildeten nur ein kleiner Prozentsatz in der Lage, dieses Wissen *therapeutisch* umzusetzen. Allgemein bekannt ist die Möglichkeit einer Alkalose oder Azidose im intra- wie im extrazellulären Raum. Weniger bekannt ist dann schon, dass Schwermetalle viel einschneidender das Milieu der einzelnen Organe beeinträchtigen. Und leider gibt es immer noch keine Parameter für spezielle Messungen oder graduelle Bewertungen des Milieus, die der Schulmedizin genügen würden.

Bezüglich des Einflusses auf das Bindegewebe muss eines der größten und wichtigsten Organe, nämlich das Bindegewebe oder die **Matrix,** genannt werden. Dieses Organ hat nicht nur die Aufgabe, die Haut zu bilden oder Muskelgruppen zusammenzuhalten, sondern stellt gleichzeitig einen großen Stauraum dar. Was der Organismus im Moment nicht verarbeiten kann, staut er dort. Dieser Stauraum ist sowohl in der heutigen Zeit als auch bei der Mehrzahl der Menschen so dicht bepackt, dass die Weichen für die Weiterleitung von Schmerzen oder anderen Impulsen verquollen („verdreckt") oder einfach blockiert sind. Dadurch wird das Milieu und seine Leitfähigkeit der minimalen elektrischen Impulse entscheidend verändert. Nun können Entzündungen, Juckreiz und andere unangenehme Beschwerden entstehen oder chronische Krankheiten verstärkt werden, ohne dass der Leidende etwas davon merkt. Selbst Zahnwurzeleiterungen, so genannte Granulome, erzeugen unter Umstände keine dicke Backe mehr und der Patient spürt keinen Schmerz.

Prof. Heine hat die Arbeiten des Matrix-Forschers Prof. Pischinger fortgesetzt und mit seinen elektronischen Darstellungen des Bindegewebes erweitert. Bezüglich der Bedeutung der Matrix sind zwei für ihre Zeit große Pioniere zu nennen: Prof. Dr. Günther Enderlein und Dr. Hans Heinrich Reckeweg. Beide haben in ihren Forschungen und den daraus resultierenden Therapievorschlägen das Milieu ganz bewusst in den Mittelpunkt gestellt. Der Biologe Enderlein, Forscher über die im Menschen vorkommenden Mikroben (und Pilze zugleich) Mucor racemosus und Aspergillus van Tighem, sagte immer wieder: „Das Milieu ist alles." Es bestimmt, welche Bakterien in unserem Körper wachsen und ermöglicht bei einem speziellen und für die einzelnen Bakterien typischen Milieu den Ausbruch bestimmter Krankheiten. Diese Ansicht ist selbst heute für die überwiegende Zahl der Mediziner noch unbegreiflich, obwohl jeder medizinisch Gebildete weiß, wie wichtig bei den Bakterienkulturen der pH-Wert bzw. das Nährmedium, ganz einfach das Milieu, ist. Verändert man das Milieu, wachsen andere Bakterien.

Der Allgemeinarzt Reckeweg spricht von der „Reinigung des Organterrains". Entsprechend seinen Vorstellungen produzierte er homöopathische Medikamente für die einzelnen Krankheiten und für das dafür verantwortliche Terrain. Diese wertvollen Medikamente werden auch heute noch von einer Vielzahl von Therapeuten verwendet.

Ein weiterer Punkt, der sich in der Praxis oft als schwierig erwiesen hat, ist der unterschiedlich leichte **Zugang von Therapeuten zur Naturheilkunde.** Nicht nur Saulus wurde erst nach langer Zeit ein Paulus. Häufig erfolgt die „Öffnung" hin zur Naturheilkunde aufgrund einer schweren Erkrankungen in der Familie oder im Freundeskreis eines Therapeuten. Der Autor selbst ist, wie die meisten Ganzheitsmediziner, geprägt von eigenen und familiären Schicksalsschlägen auf der gesundheitlichen Seite. Zusammen mit einem großen Interesse an der Ganzheitsmedizin, getragen vom Wissen von vielen lieben älteren Kollegen, hat dies seine universelle Ausbildung beschleunigt. Ausgestattet vor allem mit dem Erfahrungswissen der Neuraltherapie (P. Dosch) und der Elektroakupunktur (R. Voll) konnte er bereits als junger Allgemeinmediziner und Kinderarzt in der täglichen Praxis sehr schnell feststellen, dass herkömmliche, teils banale, teils chronische Krankheiten bei Kindern heilbar sind, *wenn die meist begleitende Darmstörung früh genug erkannt und behandelt wird.* Diese frühe Erfahrung wurde fast dreißig Jahre später auch von anderer Stelle bestätigt: Morova schreibt, dass der Verlust der endobiontischen, historisch an den menschlichen Organismus[4] angepassten Bakterien nicht nur die Mikroflora des Darms zerstört, sondern auch die im Lymphsystem fortwährend existierenden symbiontischen Mikroben.

Natürlich bleibt auch die beliebte Frage nie aus, warum gerade das *wichtige Nahrungsmittel Milch* „verdammt" wird. Kurz gesagt: Sie ist das Nahrungsmittel für das Kalb. Nach Auskunft von Veterinärärzten erleiden Katzen durch das Trinken von Kuhmilch eine schleimige Bronchitis und Virusgrippen. Der Mensch, besser der Säugling, erlebt noch viel Ärgeres, wie Sie in diesem Buch erfahren werden.

Ein heikles Kapitel sind die verschiedenen Auffassungen über die Notwendigkeit der **Kuhmilch** für das Gedeihen des Kindes. Die wohl am häufigsten gestellte Frage ist: „Brauchen Kinder Milch zum Wachstum?" Man meint natürlich die Kuhmilch und vergisst, dass die Muttermilch im ersten Lebensjahr das wichtigste Element des Großwerdens ist. Doch welche Mutter stillt 12 Monate oder gar noch länger? Aus welchen Gründen auch immer frühzeitig abgestillt werden muss, man muss bei der Ersatzmilch lediglich einen wichtigen Punkt berücksichtigen: Die Ersatzmilch muss der Muttermilch

---

[4] Morova AA. Viruskrankheiten infolge Antibiotika. Ärztezeitschrift für Naturheilverfahren 2001; 42:2.

bezüglich der Verhältnisse von Fett, Eiweiß und Kohlenhydraten zueinander angeglichen sein. Ob sie aus Schafsmilch, Kamelmilch oder Ziegenmilch hergestellt wird, spielt letztlich keine Rolle. Nur sollte es nicht die bereits in die genetische Struktur des Menschen eingebaute Kuhmilch sein. Warum soll man der uralten und für die heutige Zeit nicht mehr relevanten Herstellungsmethode von Kindermilch aus der Kuhmilch nachlaufen? Durch den exzessiven Gebrauch ist das Kuhmilcheiweiß leider ein Antigen geworden. Eines muss allerdings immer beachtet werden: Jede Tiermilch muss eine Minute lang auf 60 °C erhitzt werden (Pasteurisierungseffekt). Diese Temperatur ist erreicht, kurz bevor sich eine Haut auf der Oberfläche der Milch bildet.

Des weiteren stellt man öfter die Frage nach der Wichtigkeit des Kalziums. Natürlich ist das Kalzium wichtig, doch eine durch die Verfütterung von Kuhmilch atrophisch gewordene Darmschleimhaut absorbiert kein oder nur sehr wenig Kalzium, was durch die sehr früh und häufig auftretende kindliche Karies bewiesen wird. Nur ganz nebenbei: Die Kleinkinder benötigen heute wesentlich mehr Kalzium und Vitamin D_3 als noch vor 30 Jahren. Das ist ebenso ein Zeichen des durch die zunehmende Mucosa-Atrophie verursachten Absorptionsmangels. Muethen liefert mit ihrer erfolgreichen Therapie die Richtigkeit dieser Annahme.[5] Sie zweifelt die Richtigkeit der derzeitigen Blut-„Normwerte" von Kalzium aus denselben Gründen an, wie das später vom Autor erklärt wird, und behauptet, dass die Ursache der Hypokalziämie (bei „normalen" Blut-Kalziumwerten) eine weit verbreitete verminderte Absorptionsfähigkeit von Kalzium im Darmraum ist. Es besteht eben bei 85% der Neugeborenen eine Primärallergie. Man muss anmerken, dass die Schulmedizin die Werte der einzelnen Messwerte als normal ansieht, die bei der Mehrheit der Menschen gefunden werden. Für solche Korrekturen gäbe es viele Beispiel. Kein Mediziner fragt eben, warum man Werte korrigieren muss. Wie sich aber aus der Klinik herausstellt und sich an einer großen Zahl von Kindern zeigt, sind die Kalzium-Werte absolut zu niedrig.

Viele Pädiater glauben, eine maximal sechsmonatige Stillzeit wäre ausreichend, denn danach würden durch das Stillen die im mütterlichen Organismus gespeicherten Schwermetalle freigesetzt und im Körper des Säuglings eingebaut. Das kann der Autor nicht nachvollziehen. Man muss eben Prioritäten schaffen. Wieso muss ein Kind leiden, weil Zahnärzte und Patienten freizügig mit Amalgam umgehen? Auf jeden Fall hat der Autor noch keine ernst zu nehmenden Beschwerden der Schwermetallüberlastung bei Säuglingen und Kleinkindern beobachten können (siehe Rasterkasten auf S. 131). Das Voll-Stillen sollte mindestens bis zum 10. Lebensmonat dauern und eine Zufütterung sollte generell nicht vor dem 9. bis 10. Lebensmonat beginnen.

---

[5] Herzog Muethen SJ. Mein Kind war Spastiker. Münster: David Verlag, o.J.

Schließlich gibt es noch unterschiedliche Auffassungen über die „richtige" **Kinderernährung** und entsprechend unterschiedliche Antworten auf Fragen wie: „Brauchen Kinder Milch zum Wachstum?" – „Ab wann sollte zugefüttert werden?" – „Ist es überhaupt sinnvoll zu stillen und wenn ja, wie lange?" – „Darf ich als stillende Mutter Kuhmilch trinken?" Oder aber: „Mein Kind hat eine Hühnereiallergie. Was kann ich ihm nun noch zu essen geben?" Viele dieser Fragen, auch hinsichtlich der unterschiedlichen Auffassungen über die „richtige" Kinderernährung, werden ausführlich in diesem Buch beantwortet.

Dreißig Jahre Erfahrung geben dem Autor die Bestätigung für folgenden Rat, der vorab als Grundsatz bereits gegeben sei:

Empfehlen Sie Ihren Patienten-Müttern zur Prävention so lange wie nur möglich ausschließlich zu stillen, denn der Säugling benötigt die Muttermilch im ganzen ersten Lebensjahr. Und geben Sie Ihnen den dringenden therapeutischen Rat mit auf den Weg, dass die einzige sichere Methode zur Allergievermeidung die Karenz der Primärallergene ist; und dazu gehören nun einmal die Kuhmilch sowie ihre Produkte.

Jeder kann seine lebensnotwendigen Aufbaustoffe einerseits durch eine voll funktionierende Darmschleimhaut und andererseits von allen anderen Tiermilchen erhalten.

Teil 1:
Hintergründe

1 Über Allergien im Allgemeinen

Der Begriff „Allergien" ist ein modernes Schlagwort geworden, hinter dem sich viele Einzelschicksale verbergen. Teilweise geht man im Gespräch über diese Krankheit lächelnd hinweg, teilweise weiß man nichts darüber. Der Heuschnupfen ist vielleicht die einzige Allergie, die ernst genommen wird. Die allgemeine Meinung scheint eher zu sein: „Was soll's? Für alles gibt es schließlich Pillen. Man kann ja Kortison nehmen." Und in keiner Schule wird eine Befreiung von am Heuschnupfen leidenden Schülern von Schularbeiten oder Prüfungen ausgesprochen. Wenn auch der Einzelne leidet, so ist doch die Allgemeinheit für deren Schicksal mitverantwortlich, vor allem wir als Therapeuten. Gegen das Rauchen gibt es eine richtige Bewegung, aber nur weil die Allgemeinheit damit belastet wird. Warum ist niemand gegen die Primärantigene und setzt sich in der Öffentlichkeit für Aufklärung ein? Allergien sind ernst zu nehmen und man sollte die Gesellschaft darüber aufklären, dass nicht der Heuschnupfen bekämpft werden muss, sondern dass der Ernährung und damit der Darmschleimhaut mehr Achtung gegeben werden sollte. Eine große Zahl von chronischen degenerativen Krankheiten könnte damit verhindert oder wenigstens erleichtert werden.

1.1 Was ist eine Allergie?

Der Körper kann auf Fremdstoffe unterschiedlich ansprechen. Teilweise werden immer wiederkehrende Stoffe keine erkennbaren Abwehrreaktionen auslösen, andere Fremdstoffe lösen dagegen regelmäßig eine Immunreaktion aus. Die Abgrenzung der verschiedenen Typen der Überempfindlichkeit gegeneinander in der Klinik ist nicht immer einfach. Zugleich ist es nicht immer möglich, aufgrund des klinischen Bildes auf die Krankheitsursache zu schließen. Das Wort „Allergie" kommt aus dem Griechischen und heißt wörtlich übersetzt „anders" und „Verrichtung"; also eine andere, fremdartige Reaktion.

> Eine Allergie ist eine angeborene oder erworbene spezifische Änderung der Reaktionsfähigkeit des Immunsystems gegenüber körperfremden, eigentlich unschädlichen Substanzen, die vom Körper als Allergen erkannt werden.[6] Meist besteht ein klinisch stummer Erstkontakt, das heißt ohne manifeste Symptome, mit einer nachfolgenden Sensibilisierungs-

---

[6] Pschyrembel. Klinisches Wörterbuch. 259. Aufl. Berlin: de Gruyter; 2001.

phase, welche einen Zeitraum von mindestens 5 Tagen bis Jahre dauern kann. Der erneute Kontakt des spezifischen Allergens an den allergisierten Kontaktorganen führt zu überschießenden Reaktionen der Abwehrorgane und damit zu Entzündungsreaktionen. Solche allergisierten Kontaktorgane können zum Beispiel die Haut, das Bronchialsystem, die Nasen und deren Nebenhöhlen sein, aber auch der Darmtrakt. Bei der Darmschleimhaut sind neben der Mucosa enteralis vor allem die Peyer-Plaques am Boden der Kerkring'schen Falten betroffen.

1.2 Wie funktioniert das Immunsystem?

Das Immunsystem ist mehrheitlich in der Unterschicht der Darmschleimhaut eingebaut und dient der Abwehr von Stoffen, die der Körper ganz allgemein mit seinen Verdauungseinrichtungen nicht bis zur Unbedenklichkeit abbauen kann. Dabei kann es sich um Stoffe handeln, die von außen über die Speisen oder die Inhalation in den Körper kommen. Es können aber auch Stoffe sein, die durch die Verstoffwechselung entstehen und auf die das Immunsystem überaus stark reagiert. In jedem Fall entstehen die Metaboliten Histamin, Histidin und Serotonin. Diese Stoffe machen die Allergie für den Patienten und die Umwelt erst ersichtlich und spürbar (Juckreiz, Rötung, Schwellung usw.).

Die Leistungen des Immunsystems beruhen auf dem fein aufeinander abgestimmten Zusammenwirken zahlreicher löslicher und zellulärer sowie bakterieller Komponenten. Die Immunreaktionen an sich werden durch Zellen des lymphatischen Systems gewährleistet. Immunkompetente Lymphozyten, die T_3-T_4-Zellen (Thymus-Lymphozyten) und B-(Bursa)Zellen, mit spezifisch gegen bestimmte Antigene gerichteten Oberflächenrezeptoren, finden sich in allen Geweben und Körperflüssigkeiten. Daher wird es für das Immunsystem leicht, an allen Körperstellen allergische Reaktionen durchzuführen. Zugleich ist die Immunantwort das Resultat einer Zusammenarbeit zwischen verschiedenen Zellpopulationen und ihren löslichen Mediatoren. Neben den entscheidenden spezifischen spielen auch unspezifische Komponenten bei der Modifikation (Abänderung der Reaktion), Verstärkung oder Abschwächung eine bedeutende Rolle. Auf zellulärer Ebene sind neben den Lymphozyten vor allem die Makrophagen von Bedeutung für den Ablauf der Immunreaktion. Die Makrophagen helfen den Antigenen bei der Stimulation der Lymphozyten. Die Erkennung eines Fremdstoffes durch den Makrophagen oder durch die T-Zellen ist Voraussetzung für eine Bindung an das Antigen oder Toxin, für eine intrazelluläre Aufnahme oder Konzentration, Verarbeitung und Präsentation. Diese Reaktionen laufen alle über die Bildung der

Immunglobuline M/G/E ab, die Bildung der Antikörper über das Immunglobulin A (IgA). Die Ausscheidung der Allergie-Stoffwechselprodukte Histamin und Histidin ist eine der schwierigsten Arbeiten des Gesamtkörpers. Hier bedarf es auch der Hilfe darmfremder Organe. Das Zusammenspiel aller an dieser Arbeit beteiligten Systeme stellt ein Wunderwerk dar und verläuft sehr selten ohne Komplikationen. Das liegt allerdings an dem fehlenden Erkennen von Feinheiten in der Klinik.

1.3 Ursachen für die Entstehung von Allergien

Als **Ursachen** einer Allergie werden angeborene oder erworbene Faktoren angegeben. Das haben Coombs und Gell (siehe Tab. 1, S. 14) in einer Differenzierung noch deutlicher gemacht.

- Als **genetische** (angeborene) Faktoren vermutet man eine Disposition zur überschießenden Bildung von Gesamt-IgE und allergenspezifischem IgE sowie deren Bindung an die Mastzellen und eosinophilen Granulozyten (ein Zeichen der Atopie) oder eine verminderte Tätigkeit der Suppressorzellen.
- Bei den **erworbenen** (nicht erblichen) Allergien nimmt die Medizin eine vermehrte Permeabilität der Haut- und Schleimhautbarriere durch bakterielle oder virale Infekte bzw. durch chemische Irritation an. Sie denkt nicht an allergische, die Mucosa enteralis zerstörende und damit die Permeabilität erhöhende Faktoren. Der Gedanke der Primär- und Sekundärantigene ist ihr fremd.

1.4 Was sind Antigene bzw. Allergene, Immunogene?

Antigene (Synonym: Allergene) sind Stoffe, die der Körper nicht bis zur Unbedenklichkeit für das Immunsystem abbauen kann und so eine Immunreaktion einleiten. Immun sein heißt frei sein, frei von Giften, die den Körper belasten können. Die allergische Immunreaktion ist demnach auch ein Eliminationsversuch. Immunogene sind Stoffe, die im Laufe der Zeit ihre Antigenität erhöhen können.

1.4.1 Definition

Ein Antigen ist eine Substanz, die von einem Organismus als fremd erkannt wird und dadurch eine spezifische Immunantwort (Bildung von Antikörpern oder immunkompetenten Lymphozyten) auslöst.

Vollantigen

Ein Vollantigen besitzt in der Regel einen so genannten Carrier (Trägersubstanz), der für das Immunsystem nebensächlich ist. Zusätzlich verfügt es über mehrere antigene Determinanten. Diese Determinanten sind Anbindungsstellen des Antikörpers an das Antigen (auch Epitop genannt), die die Spezifität der gegen dieses Antigen gerichteten Antikörper bedingen. Diese Epitope sind für das Immunsystem die wichtigen Stellen, die es zu bekämpfen gilt. Sie reagieren mit den in Folge gebildeten Immunprodukten. Man nennt das eine **Antigen-Antikörper-Reaktion**. Diese Reaktion kann man sich folgendermaßen vorstellen: Der Schlüssel ist das Vollantigen mit dem Epitop und das Immunsystem baut das entsprechende Schloss (Antikörper) dazu (Schloss-Schlüssel-Reaktion). Das Antigen „steckt gut" im Antikörper.

Teilantigene oder Haptene

Diese sind Antigene ohne Carrier (so genannte Haptene), chemisch definierte Substanzen, die in einem zuvor mit ihnen nicht in Kontakt gekommenen Organismus nur unter bestimmten Bedingungen eine Immunantwort induzieren. Der Körper reagiert immer mit einer archaischen Art der Abwehr, mit Entzündungen. Eine Entzündung ist eine Möglichkeit, Fremdkörper, in diesem Fall Haptene, über das entsprechende (entzündete) Organ auszuführen.

In die Gruppe der Haptene gehören:

- Partikel von Darmbakterien, Antibiotika, Medikamente, Kosmetika.
- Parastoffe oder Schwermetalle (Amalgame).
- Hierher gehören auch die modernen Krankheitserreger, die zellwandlosen Formen (Cell Wall Deficiencies = CWD). Diese Formen erzeugen stärkere Infektionen in gehäufter Menge als es die ursprünglichen Bakterien können. Die meisten CWD leben im feuchten Milieu und dazu gehört der Darmraum.

1.4.2 Primärallergene

Intoleranzen des Verdauungstraktes beginnen nicht nur in den ersten 9–12 Lebensmonaten, sondern auch später. Aus diesem Grund unterscheidet der Autor zwei Arten von Allergenen: die Primärantigene und die Sekundärantigene.

Die ersten Fremdproteine in den ersten 10–12 Lebensmonaten sind die Kuhmilch und das Hühnerei. Deshalb der Name „Primärantigene". Der Organismus erkennt die **Primärantigene** als Stoffe an, die nicht bis zur Unbedenklichkeit abgebaut werden können und daher bekämpft werden müssen.

Zugleich gilt für das Immunsystem der gleiche Grundsatz wie für die menschliche Psyche: „Der erste Eindruck ist der beste." Die Folgen sind gravierend. Auch das Immunsystem merkt sich die Primärantigene am besten, denn sie sind die Erstantigene, mit denen die immunologischen Einrichtungen das erste Mal ihre spezifische Arbeit üben können. Sie tun es nach den herkömmlichen Regeln, nur mit dem speziellen Gedächtnis des Ersteindrucks.

Aus jahrelanger klinischer Erfahrung an Kindern und Erwachsenen, besonders aber an chronisch Kranken (rheumatische Leiden, Neurodermitis und andere Hautkrankheiten, Infektanfälligkeit), erlaubt sich der Autor zu behaupten, dass die Primärantigene die wichtigsten Antigene im menschlichen Leben darstellen und die **Sekundärantigene** nur als Folgeprodukte aus den Schäden durch die Erstantigene resultieren.

1.4.3 Sekundärallergene

Zunächst eine „moderne" Beschreibung: Die Sekundärallergene sind Zufallsprodukte eines Lotteriespieles. Medizinisch heißt das: Die Sekundärallergene sind Stoffe, die zunächst von dem betroffenen Menschen ohne weiteres bis zur Unbedenklichkeit abgebaut werden konnten, die aber eine variabel lange Zeit in großer Menge auf seine **unreifen Dünndarmzotten** einwirken und nun sekundäre Allergien auslösen. Jedes Protein kann zum Sekundärallergen werden, auch das des Fleisches eines Tieres oder Fisches. **Somit sind die Sekundärallergene eine Folge der Zerstörungen durch die Primärantigene.**

Um das zu verstehen, muss man sich drei wichtige Punkte vorstellen:

1. Der Patient, der an einer sekundären Allergie leidet, leidet schon lange Zeit an einer primären Allergie (evtl. gegen Kuhmilch, Hühnerei oder Weizen usw.) und besitzt deswegen eine zerstörte Darmschleimhaut mit einer mehr oder weniger ausgedehnten Zottenatrophie.
2. Der atrophierte Zottenapparat mit Schleimhautresten erholt sich von der Attacke eines Primärantigens und wächst nun in einem gewissen Tempo in Richtung der ursprünglichen Höhe. Das ist ein Regenerationsprozess. Solange das Zottenwachstum nicht zwei Drittel der ursprünglichen Höhe erreicht hat, sind die Zotten unreif und gegen mögliche Allergene nicht widerstandskräftig genug. Treten diese Stoffe in starker Dichte im Darmlumen auf, sind sie fähig, eine Allergisierung gegen sich auszulösen.
3. Wichtig für die Bildung einer Sekundärallergie sind der schon erwähnte Zeitfaktor und die Menge des Stoffes, der die Sensibilisierung gegen sich auslöst. Das künftige Allergen muss dazu über einen großen Zeitraum immer wieder in größerer Anzahl die noch unreifen Zotten erreichen.

Als enteraler Allergiker weiß man nie, welcher Speisenteil das nächste sekundäre Allergen sein kann. Der einzige Schutz vor der sekundären Sensibilisierung ist, kein Primärantigen zu sich zu nehmen und damit eine Zottenatrophie zu verhindern.

Die wenigsten Eltern – aber auch Therapeuten – wissen, dass bereits geringste Allergenmengen beim Allergiker allergische Reaktionen unterhalten und auch auslösen können. Damit wird eine heftige intestinale Reaktion gegen Primärallergene sehr leicht möglich. Daher darf man annehmen, dass die Bildung von Sekundärallergien das ganze Leben lang möglich ist. Wegen der mangelnden Disziplin sind Neubildungen von Allergien (wie Heuschnupfen, Asthmabronchitis, Kolitissyndrom, allergisches Ekzem) vorwiegend in der Jugend und im frühen Erwachsenenalter besonders aktuell. Dies ist die Zeit, in der der Patient sich selbst sein Essen aussucht. Dazu kommt, dass eine aktuelle enterale Primärallergie möglicherweise über andere Organe sichtbar ist. Damit wird es verständlich, dass Eltern und Therapeuten die Verletzungen des Zottenapparates klinisch nicht erkennen.

1.5 Verschiedene Reaktionstypen der Allergien

Coombs und Gell[7] haben schon 1963 vier Typen der immunologischen Überempfindlichkeitsreaktionen beschrieben, die heute noch immer Gültigkeit haben.

Für den Darmraum kommen im Allgemeinen nur zwei der Reaktionsformen (Typ I und Typ IV) in Frage.

Tab. 1: Typen der Allergien nach Coombs und Gell.

Typen der somatischen Allergie	Diese Allergieform kennt man bei:	Reaktionszeit
Frühtyp = Typ I = humorale Allergie: Unter Vermittlung zellständiger IgE Antikörper werden aus basophilen Granulozyten und Mastzellen verschiedene Mediatoren freigesetzt.	Allergischem Asthma, **allergischer Enteritis,** allergischer Rhinitis, allergische Urtikaria, **Atopie**	Sekunden bis Minuten, evtl. zweite Reaktion nach 4–6 Stunden

(Fortsetzung nächste Seite)

---

[7] Pschyrembel 2001.

Tab. 1: (Fortsetzung).

Typen der somatischen Allergie	Diese Allergieform kennt man bei:	Reaktionszeit
Typ II = zytotoxischer Typ Bildung von Immunkomplexen aus zellwandständigen Antigenen (Medikamente, Blutgruppenantigene) mit zirkulierenden IgG/IgM Antikörpern, wobei es zur Zytolyse körpereigener Zellen durch Aktivierung von Komplement oder zytotoxischen Killerzellen kommt.	Allergisch bedingten hämolytischen Anämien, Thrombopenien und Agranulozytose (Transfusions-Zwischenfälle)	6–12 Stunden
Typ III = Immunkomplextyp oder Arthus-Typ Bildung gewebeständiger oder zirkulierender Immunkomplexe durch Granulozyten bei Freisetzung gewebeständiger Enzyme.	Serumkrankheit, allergischer Vaskulitis, allergischer bronchopulmonaler Aspergillose	6–12 Stunden
Typ IV = Spättyp, *zellvermittelte* Allergie Bei *erneutem* Kontakt mit dem Antigen werden Lymphokine aus spezifisch sensibilisierten Lymphozyten freigesetzt.	Allergischem Kontaktekzem, Tuberkulinreaktion, Arzneimittel-Exanthemen	12–72 Stunden

1.6 Mögliche Symptome einer Allergie (Maskierung)

Es ist nicht immer leicht, eine Darmallergie festzustellen. Viele Therapeuten, auch Laien, denken, dass bei Allergien immer bzw. in jedem Fall die direkten Reaktionen eines leidenden Organs sichtbar werden und man daher sofort ein Darmleiden erkennen kann. Leider ist dem nicht so. Der Pulmologe Dr. Spengler stellte die Lues als maskierendes Agens für die Tuberkulose dar. Das heißt, eine TBC präsentiert sich z. B. bei einem Kranken als chronische Arthritis und nicht als Lungentuberkulose, weil im Erbgut des Patienten ein starker Anteil des luetischen Genoms fixiert ist. Das bedeutet Folgendes: Nicht der Patient hat sich eine Lues „angelacht", sondern vielleicht sein Großvater oder eine Urgroßtante von ihm. Die Struktur des Genoms wird dann im Samen oder Ei weitergegeben.

Ähnliche Gedanken darf man bei der enteralen Allergie anstellen. Manche Organe stehen nach herkömmlichem medizinischem Verständnis in keinem Zusammenhang mit dem Verdauungsorgan und erkranken trotzdem: die so genannten **Schwachorgane**. Das Schwachorgan ist der Körperteil, der Belastungen (welcher Art sie auch immer sein mögen) am wenigsten kompensieren kann und daher immer wieder durch Krankheiten auffällt. Die Folgestoffe einer allergischen Reaktion, wie das Histamin oder Histidin, machen eben

Tab. 2: Symptome, die an eine Darm-Schleimhaut-Atrophie denken lassen (Maskierung der Allergie).

Maskierung von enteralen Allergien	
Mögliches Schwachorgan	**Symptome**
Lymphorgane	Vergrößerung der Tonsillen und der adenoiden Vegetationen Lymphadenitis chronica (rezidivierend) colli
Zähne	Fehlstellung, offener Mund Mundatmung ▶ Lymphatiker Biss-Störungen Verschobenes Becken, schiefe Beckenachse = Beinlängen verschieden
Atemwege	Schniefen, Niesanfälle Rhinitis chronica und allergica Bronchitis chronica und asthmoides
Hautorgan	Analekzem, Vierziger, Milchschorf ▶ Neurodermitis Juckende Dermatitis
Darmorgan	Obstipation (spastische) Diarrhoe Irritable Bowel Syndrom (IBS) Steatorrhoe Gallensäuren-Verlustsyndrom Blähbauch, Gas-Kotbauch Allergische Darmattacken: Abdominale (Zweimonats-, Dreimonats-, Nabel)-koliken
Neurologische Beschwerden	Migräne Zungenbrennen Restless legs (Rastlose Beine) Isoliertes Hautjucken
Gelenke	Kindliche Koxitis Gonarthritis Morbus Bechterew
Bakteriologisch	Mykosen: Stuhl, Hautorgan, Vagina
Absorptionsstörungen	Verminderte Fett-Resorption Verminderte KH-Resorption ▶ verlangsamte Größen- und Gewichtszunahme bei Säuglingen ▶ ungehinderte Protein-Diffusion

Entzündungen nicht an beliebiger Stelle, sondern an dem Schwachorgan, wodurch sie Allergien erst aufdecken. Auch dies ist ein „Geschenk" elterlicher Gene. Das Problem ist nur, dass man dies erkennen muss.

Kein Mensch weiß vor Ausbruch der Krankheit, welches Organ sein Schwachorgan ist. Es sei denn, es ist genetisch in der Familie fixiert. In vielen Familien kommt es nämlich vor, dass der Großvater, der Vater und das Kind am selben Organ erkranken, das heißt das gleiche Schwachorgan besitzen.

Für jeden Therapeuten und Patienten sind die in der Tab. 2 angeführten Symptome wichtig, da sie an eine Allergie denken lassen. Jeder medizinisch Tätige sollte diese Tabelle in seinem Wartezimmer aufhängen, das erleichtert erstens für viele Patienten die Frage, ob diese oder jene Beschwerde allergischer Natur sein kann oder nicht, und vermeidet zweitens eine dadurch verlängerte Anamnese-Erhebung.

1.7 Kreuzallergien

Kreuzallergien sind vielfach als „Heuschnupfen" oder akute Durchfälle bekannt. Sie entstehen durch Sensibilisierungen gegenüber biologisch oder chemisch verwandten Substanzen (mit Teil- oder Totalidentität der allergenen Strukturen), wodurch es schon bei Erstkontakt zu allergischen Reaktionen kommen kann.

Kreuzallergien sind rein enteraler Natur und in jedem Fall von der Primärallergie abhängig. Das hinzukommende Allergen ist meist nicht die Ursache an sich, sondern vielmehr seine strukturelle Ähnlichkeit mit einem anderen, bereits in Reaktion stehenden Antigen.

Es gibt viele Kreuzallergien, einige sind sehr häufig und daher bekannt, wie etwa das **Beifuß-Sellerie-Gewürz-Syndrom.** Kurz erklärt: Einige Gewürze haben mit allgemein bekannten und häufig allergisierenden Gräsern gemeinsame Gruppen (z.B. Aminogruppen) in ihrer Genstruktur, etwa wie Beifuß oder Sellerie. Aufgrund dieser gemeinsamen Gruppe kann ein Gewürz oder Gemüse, das noch nie dem Körper weder oral noch inhalativ zugeführt wurde, einen Allergieausbruch veranlassen. Es hat eine Antigenstruktur im Epitop (Determinante), die das Immunsystem an eine andere bereits bekannte Struktur erinnert und reagieren lässt. Ähnliches erfolgt auch zwischen der Molke der Kuhmilch und den Strukturen in der Bauchspeicheldrüse. So einfach lässt sich ein Diabetes juvenilis initiieren.

Teilweise lösen inhalative Stoffe neben Schnupfen oder Atembeschwerden Darmreaktionen aus und teilweise verursachen enterale Allergene eine Beeinträchtigung des Atemtraktes.

Sie kommen vor z. B. gegenüber:

- Tieren (Katzen, Hunde, Pferde, Wasserflöhe, Milben),
- Pflanzen (Beifußpollen, Sonnenblume, Arnika und Kamille) und
- Medikamenten (Penizilline und Cephalosporine, Neomycin).

Darmbeschwerden, die „immer in einer bestimmten Zeit" ausbrechen, sind der bekannte Hinweis auf eventuelle Kreuzallergien mit Pollen. Man benötigt dann nur noch eine Tafel, die die Blüte-(Pollen-)Zeiten der verschiedenen Gräser, Sträucher oder Bäume anzeigt.

Bei folgenden Pollen sollte man immer an eventuelle Kreuzallergien denken:

- bei Korbblütlern wie Anis, Astern, Chrysanthemen, Gerbera, Kamille, Margeriten, Löwenzahn,
- oder bei folgendem Gemüse: Dill, Fenchel, Karotte, Koriander, Kümmel, Lauch, Sonnenblumen und -kerne,
- auch bei Baumpollen wie den Birken-, Hasel-, Erlenpollen oder den Pollen von Haselnuss, Walnuss, Mandeln-, Apfel- und Kirschbäumen.

Eine zielführende **Therapie** ist in jedem Fall die strikte Karenz der Primärantigene, welche vor allem 1–2 Monate vor der fraglichen Pollenzeit begonnen und im ersten Jahr über 6 Monate streng durchgeführt werden muss.

Der Grund dafür liegt in der Schleimhaut der Nase und der Nasennebenhöhlen. Sobald diese zu einem so genannten Schwachorgan wird und zur Elimination der metabolischen Substanzen bei der allergischen enteralen Reaktion – wie Histamin, Histidin und Serotonin – dient, erleidet der Patient im Laufe der Zeit eine Atrophie der Nasenschleimhaut. Diese muss sich regenerieren. Nach der Regenerationsphase wird die Mucosa nasalis deutlich weniger anfällig gegenüber Pollen. Man darf nicht vergessen, ein Pollen ist ein lästiger Zeitgenosse. Er gleitet wie ein Fallschirm auf die Nasenschleimhaut, prüft zuerst, ob ein männlicher oder weiblicher Pollen in der Nähe ist und lässt sich dann in die Schleimhaut fallen. Der Pollen sucht immer das andere Geschlecht, nur dann sitzt er in der erwünschten Schleimhaut. Der Pollen kann also auf dreifache Art eine Allergie auslösen: über das spezifische Polleneiweiß selbst und über die beiden prüfenden Agenzien.

1.8 Psychische Allergie (Allergie Typ I-A)

Nicht wenige Menschen versuchen, ihre psychischen Probleme über eine somatische Krankheit, (häufig über allergische Vorgänge) zu „lösen", oder besser gesagt zu kompensieren. Dadurch entsteht eine weitere Möglichkeit der Allergieauslösung, die jedoch schwer nachzuweisen ist, nämlich die so genannte psychische Allergie. In der Immunologie heißt dieser Typ „I-A". Man nimmt an, dass die Mastzellen, Monozyten, basophilen und eosinophilen Granulozyten bei einem chronischen Verlauf eine veränderte Reaktionsbereitschaft zeigen. Demnach können psychische Faktoren bei der allergenspezifischen Sensibilisierung und aktuellen Reaktionsbereitschaft als Auslöser dienen.

Manche Therapeuten vermuten in einer solchen Variante einen Einzelfall in ihrer täglichen Praxis. Andere nehmen eine psychische Allergie bei jedem Fall an (und man ist sehr oft dazu verleitet), wieder andere lehnen diese Möglichkeit als absurd ab. Als langjähriger Allergologe und erfahren durch die Kinderheilkunde möchte der Autor jedem Therapeuten den dringenden Rat geben, eine psychogene Allergie ernst zu nehmen. Die Ernsthaftigkeit bezieht sich nicht auf eine mögliche Lebensgefahr, sondern auf das Wissen, dass der Patient wirklich leidet und die Zusammenhänge nicht kennt.

Wie entsteht eine psychische Allergie?
Oder: „Der Darm – die Grenze zwischen Soma und Seele"

Wie gesehen, beginnt und besteht eine Allergie prinzipiell dann, wenn der Verdauungsapparat einen in den Körper eingeführten Stoff nicht bis zur Unbedenklichkeit für das Immunsystem abbauen kann. Eine psychische Allergie ist dagegen nicht so einfach zu definieren. Nach Ansicht des Autors ist es eine plötzlich entstehende und überschießende körperliche Reaktion, die ähnlich einer Konversionsneurose in Erscheinung tritt. Eine Konversionsneurose ist eine körperliche Störung, die durch eine Verschiebung (Konversion) der psychischen Energie aus einem ungelösten psychischen Konflikt entsteht und in körperlichen Symptomen symbolhaft zum Ausdruck gebracht wird.

Die somatische Erklärung der Vorgänge bei der psychischen Allergie wird sehr einfach mit einer veränderten Reaktionsbereitschaft von Mastzellen, Monozyten, basophilen und eosinophilen Granulozyten beschrieben. Das ist sicher ein etwas komplizierterer Vorgang. Man muss bedenken, dass bei dieser Form die Auslöser einer allergenspezifischen Sensibilisierung und einer daraus resultierenden aktuellen Reaktionsbereitschaft nicht Pollen oder Antigene sind, sondern anders gelagerte Mechanismen. Der Mensch als die höchste Entwicklungsstufe hat sicher all die in der Evolution mehrfach geprüften und für sein Dasein notwendigen Organe bzw. Funktionen erhalten. Somit sind spezielle Gegebenheiten zwischen bestimmten archaischen Gebieten vorhanden. Das Wort „archaisch" soll ausdrücken, dass die im Körper vorhandenen, oft weit entfernt voneinander liegenden Organe mit verschiedenen Funktionen die „Sprache" untereinander verstehen. Bei jeder Allergie sind somatische und psychische Bereiche im Spiel, mal mehr, mal weniger. Kurz erklärt: Das Unbewusste ist ein archaischer Teil der menschlichen Psyche bzw. des Hirns. Dessen Sprache verstehen archaische Anteile des zellulären Immunapparates und reagieren darauf. Das verbindende Kommunikative zwischen beiden ist das autonome (dem Willen nicht unterworfene) Nervensystem (Vagus/Sympathikus). Somit soll erklärt werden, dass der Patient von den Zusammenhängen Allergie – Psyche (modern ausgedrückt: Konferenzschaltung) nichts weiß und versteht. Eines ist klar:

Hinter dem Problem der psychischen Allergie steht sehr oft (oder immer) eine Angst. Seelische unbewusste Probleme, wie vermehrtes Geltungsbedürfnis oder Ruf nach Anerkennung, Sehnsucht nach Annahme oder Liebe, sind dem Einzelnen nicht unbedingt bewusst. Sie führen aber im archaischen (somatischen wie seelischen) Bereich zu einem erhöhten Grad an Sensibilität.

Drei Punkte sind wichtig für die Beurteilung der psychischen Allergie:

1. *Seit wann hat der Patient/die Patientin ihr Leiden, das in seiner Symptomatik einer Allergie sehr ähnlich ist?*

   In vielen Fällen ist dies weder ein primäres noch ein sekundäres Leiden, sondern ein psychogenes, bei dem die Darmschleimhaut bzw. der Darmraum meistens das Schwachorgan bilden. Das trifft vorwiegend zu, wenn es mit Juckreiz verbunden ist.

2. *Hat der Patient/die Patientin beobachtet, welcher Umstand oder welches Wort oder Redewendung das auslösen kann?*

   Das soll die *Ausuferung* einengen. Hier ein erklärendes Beispiel: Ein kleines Kind sitzt auf einer Wiese und spielt mit den Wiesenblumen. Dabei wird es von einer Biene in den Nacken gestochen. Es kennt diesen Schmerz und das Angriffsobjekt nicht, hat es noch nie in seinem Leben verspürt. Sein letzter Eindruck vor dem Stich ist die Blumenwiese. Die Mutter tröstet das Kind, es beruhigt sich und jeder denkt, der Vorfall sei vergessen. Mitnichten. Zwei Jahre später fahren die Eltern an die Adria und bauen mit ihrem Sprössling eine Sandburg. Als letzten Akt nimmt die Mutter eine Löwenzahnblüte und setzt diese auf den Sandturm als Fahne. Eine Minute später niest das Kind und die Eltern fragen sich, wie man durch Meeressand eine Allergie bekommen kann. Im Unbewussten läuft folgende Reaktion ab: Wiese ▶ Wiesenblumen ▶ Gänseblümchen oder Löwenzahn. Zehn Jahre später fahren die Eltern und das Kind in die Wüste Afrikas und beim Abendspaziergang im Sonnenuntergang schwärmt der Vater: „Diese Dünen sind genauso kulissenartig herausgestochen wie bei uns in Innsbruck die schneebedeckte Nordkette mit all ihren Bäumen." Und wieder niest das Kind. Im Unbewussten läuft nach so langer Zeit nach dem Bienenstich Folgendes ab: Wiese ▶ Wiesenblumen ▶ Gänseblümchen oder Löwenzahnblüte ▶ Baum ▶ Tannenbaum usw. All das sind Synonyme für den ersten Schmerz als kleines Kind, also Ausuferungen in der Bedeutung, und erzeugen unbewusste Angst und die bereits gut eingefahrene allergische Reaktion.

3. *Welche Symptome bekommt der Patient/die Patientin?*

Sind das Hautbeschwerden, Darmbeschwerden oder reagiert die Nase als Schwachorgan? Was muss ich tun? Behandeln Sie das Leiden so, als ob es eine rein somatische, also eine primäre Beschwerde wäre? Dann kann keine wirkliche Heilung eintreten. Bedenken Sie, dass der Darmraum so wie die Psyche ein archaisches Organ ist und der psychische Faktor der Auslöser, der damit den Schlüssel zum Heilungserfolg darstellt. Generell gilt: In jedem Zweifelsfall, egal ob es sich um eine reale somatische oder um eine psychische Allergie handelt, beginnt man erst später mit der psychotherapeutischen Behandlung. In der Erstordination ist das gar nicht möglich. Bei Verdacht auf eine Allergie Typ I-A wird man nach der zweiten oder dritten Sprechstunde mit einem Gespräch vorsichtig beginnen. Falls man eine solche Therapie nicht beherrscht, macht man zu dieser Zeit den Patienten/die Patientin sensibel für den Rat eines erfahrenen Psychotherapeuten.

Dem Autor erscheint folgender Umstand besonders wichtig: Es gibt noch weitere Sprachmöglichkeiten der archaischen Organe über unbewusste Kanäle. Die Sprache des Unbewussten wird auch und vor allem vom Darmorgan sehr gut verstanden und löst bei entsprechender Intensität beim jeweiligen körperlichen Schwachorgan eine gleichlautende Reaktion aus. Sobald das Darmorgan sich selbst als ein Schwachorgan darstellt, reagiert es in gleicher Weise wie die anderen. In welche funktionelle Richtung aber diese Reaktion geht, das können der Leidende und der Therapeut nicht im Voraus bestimmen. Sowohl das Schwachorgan als auch die entsprechende funktionelle Schwäche am Darmorgan lassen sich nicht vorher bestimmen. Man kann sich diese Vorgänge durch Phänomene vorstellen, die bei vielen Menschen zu bemerken sind: Kurz vor Reiseantritt sucht man das WC auf. Oder: Chronischer seelischer Schmerz führt zur Verstopfung oder zur „enteralen" Allergie. Die akute, plötzlich hereintretende seelische Belastung oder ein plötzliches psychisches Erlebnis lösen laute Darmgeräusche oder einen wässrigen und mit viel Luft durchsetzten Durchfall aus.

> Psychische Probleme blockieren oder triggern Reaktionen. Jede Allergie stellt demnach auch eine psychosomatische Reaktion dar.

1.9   Atopien

Die Atopie (griech. Ungewöhnlichkeit, Seltsamkeit) ist eine spezielle Form der Allergien, weil sie ohne Zutun des kindlichen Immunsystems von den Eltern an die Kinder weitergegeben wird. Sie ist vor allem der Ausdruck einer genetischen Disposition, die Struktur des Allergens ist in das genetische Muster eingebaut. Klinisch macht sich die Manifestation wie eine Überempfindlichkeitsreaktion vom Soforttyp, dem Typ I nach Coombs und Gell (siehe Tab. 1, S. 14), bemerkbar. Generell ist der Darm immer betroffen, denn es ist eine primäre Allergie (auch bei den Eltern). Sie tritt in den ersten 12 Monaten beim ersten Zufüttern auf. Häufig ist die Atopie der Hintergrund des (atopischen) Ekzems, der Rhinitis allergica, Conjunctivitis allergica, beim exogenen allergischen Asthma bronchiale und bei der Enteritis allergica, manches Mal auch bei der Neurodermitis.

Nach derzeitiger statistischer Auswertung kommt eine Atopie bei 10–15% der Bevölkerung vor. Nach Werner[8] führt bei der Angabe der enteralen Allergene die Kuhmilch mit 42%, das Hühnerei folgt mit 14,5%. All diese Angaben sind Schätzungen, denn enterale Allergene kann man nur über den Auslass- und Belastungstest und nicht über Blut- oder Hautteste eruieren. Nach Meinung des Autors ist diese Häufigkeitsangabe der Atopie sicher zu niedrig ausgefallen. Die Ursache dieses Häufigkeitsfehlers sind falsche Prämissen in der Eruierung.

Zunächst muss man bedenken, dass eine Atopie nach herkömmlicher Meinung nur dann angenommen werden darf, wenn beide Eltern an einer Allergie leiden bzw. gelitten haben. Die Eruierung einer möglichen Atopie wird meist über die Frage an den Patienten nach bestehenden Allergien bei den Eltern oder Verwandten geführt. Diese Frage wird sehr oft verneint, da weder die Eltern noch der Patient wissen, welche Beschwerden bereits als Zeichen einer intestinalen Allergie gewertet werden dürfen bzw. müssen (siehe Tab. 2, S. 16) und diesbezügliche Klagen deshalb nicht bekannt sind. Wer glaubt schon, dass eine Gastritis oder das Rheuma bzw. eine Neurodermitis als Zeichen einer Allergie gewertet werden dürfen?

Aus diesen Gründen müssen die Prozentangaben für die Atopie im täglichen Umgang mit allergischen Patienten wesentlich höher angesetzt werden, was auch für die intestinalen Allergien gilt.

---

[8] Werner M. Allergische Manifestationen am Verdauungskanal. In: Hornbostel H, Kaufmann W, Siegenthaler W. Innere Medizin in Praxis und Klinik. Krankheiten des Verdauungstraktes. Teil 13. Stuttgart, New York: Thieme; 1977.

1.10 Unterschied zwischen Allergie und Intoleranz (= Pseudoallergien)

In diesem Kapitel treffen zwei differente Anschauungen aufeinander. Zunächst ein paar wichtige Hinweise für eine korrekte Bezeichnung einzelner Krankheitsbilder.

Allergie

Wie schon gesehen, kommt der Begriff „Allergie" aus dem Griechischen und bedeutet wörtlich „eine andere Verrichtung". Die Allergie ist eine angeborene oder erworbene spezifische Änderung der Reaktionsfähigkeit des Immunsystems gegenüber körperfremden, eigentlich unschädlichen Substanzen, die vom jeweiligen Immunsystem als Allergen erkannt werden.

Intoleranz

Das Wort „Intoleranz" stammt aus dem Lateinischen und bedeutet „Ungeduld, Unwille".

Die Intoleranz ist eine Bezeichnung für **nicht** immunogene Haut- und Schleimhautveränderungen (z.B. Konjunktivitis, Rhinitis, Asthma bronchiale, Urtikaria), die aber klinisch allergischen Reaktionen ähneln (so genannte **Pseudoallergien**).

Als pathophysiologische Grundlagen werden Komplementaktivierung, Störungen im Stoffwechsel der Arachidonsäure bzw. gesteigerte Labilität der Mastzell- und Basophilenmembran vermutet. Rein praktisch sind Intoleranzen Abbaustörungen, deren Resultat allergieähnliche Ergebnisse sind.

Klinisch bedeutsam sind vor allem die Laktose-Intoleranz oder die Analgetika-Intoleranz.

Therapeuten sollten sich unbedingt angewöhnen, das Wort „Intoleranz" nicht als ein Ersatz für die Bezeichnung „Allergie" zu verwenden, da dies ein Missnorma (Fehlbezeichnung) darstellt. Eine Allergie ist immer eine überschießende Reaktion und nicht eine mangelnde Abbaustörung (Intoleranz). Dieser Unterschied wäre vor allem auch wichtig für Dozenten und Autoren von Büchern über immunologische Probleme.

Ein „besonders schönes" und schon beinahe archaisch anmutendes Beispiel für eine Fehlbezeichnung dieser Art ist das Wort „Laktose-Intoleranz", eine Kohlenhydrat-Malabsorption (bedingt durch den Mangel an Laktase). Dieses

Beispiel stammt aus den Urzeiten der Immunologie (Landsteiner) und wird bei der Zöliakie besprochen (siehe S. 89). Auch diese Abbaustörung, die durch einen Enzymmangel verursacht wird, ist eine Konsequenz der Mucosa-Atrophie des Dünndarms.

2 Funktionen des Darms

Der menschliche Darm hat viele, teilweise sehr unterschiedliche Funktionen, wie z. B. Verdauung und Abwehr.

2.1 Aufbau des Darms

Zunächst einige anatomische Aspekte über den Darm und seine Schleimhaut. Das Darmrohr teilt sich in Dünndarm und Dickdarm. Der Dünndarm ist ca. 4–5 m lang und ist unterteilt in den ca. 30 cm langen Zwölffingerdarm (Duodenum), mit den wichtigen Einmündungsstellen des Ductus choledochus (Leber und Gallenblase) und Ductus pancreaticus (Bauchspeicheldrüse) und den accessorischen Gang des Ductus pancreaticus (Santorini). Die nächsten Abschnitte sind der Leerdarm (Jejunum) und der Gekrösedarm (Ileum). Nach der Bauhin'schen Klappe und dem Appendix vermiformis beginnt das Kolon, ein Teil des Dickdarms. Der am Ende des Darmrohres sitzende Mastdarm (Rektum) ist der eigentliche Kotbehälter.

Die Gesamtoberfläche der Darmschleimhaut beträgt 350–400 m². Diese große Fläche wird durch Auffältelungen ermöglicht und dient den Verdauungsvorgängen (Absorption, siehe S. 32) und als Möglichkeit für die Besiedlung der Bakterienkulturen. Der Bakterienrasen setzt sich aus ca. 400 verschiedenen Keimarten zusammen und beinhaltet ca. 700 Milliarden Mikroben. Im Vergleich dazu besitzt die Haut 2 Milliarden Keime an ihrer Oberfläche und besteht aus 2–2,5 m². Die Luftwege inklusive der Lungen haben eine Oberfläche von 80 m².

Becherzellen sind schleimbildende Zellen in der Schleimhaut des Darmkanals.

Lieberkuehn-Zellen (Glandulae intestinales) sind schlauchförmige Epitheleinsenkungen im Bereich der Lamina propria des Dünn- und Dickdarms. Sie dienen der Oberflächenvergrößerung und der Sekretion. **Paneth-Zellen** befinden sich am Grund der Krypten und enthalten die typische azidophile Körnelung, deren Bedeutung im Immunsystem des Darms nicht geklärt ist.

Die oberflächlichen Schleimhautzellen besitzen an ihrer Oberfläche feinste Haare, die **Zilien**. Deshalb wird die Oberfläche auch Bürstensaum genannt. Eine Zerstörung der Zilien hat zur Folge, dass die Zelle nicht mehr im Sinne der Absorption oder Sekretion arbeiten kann. Solche diskreten Zerstörungen sind funktional eindeutig wirksam und nur über histologische Untersuchun-

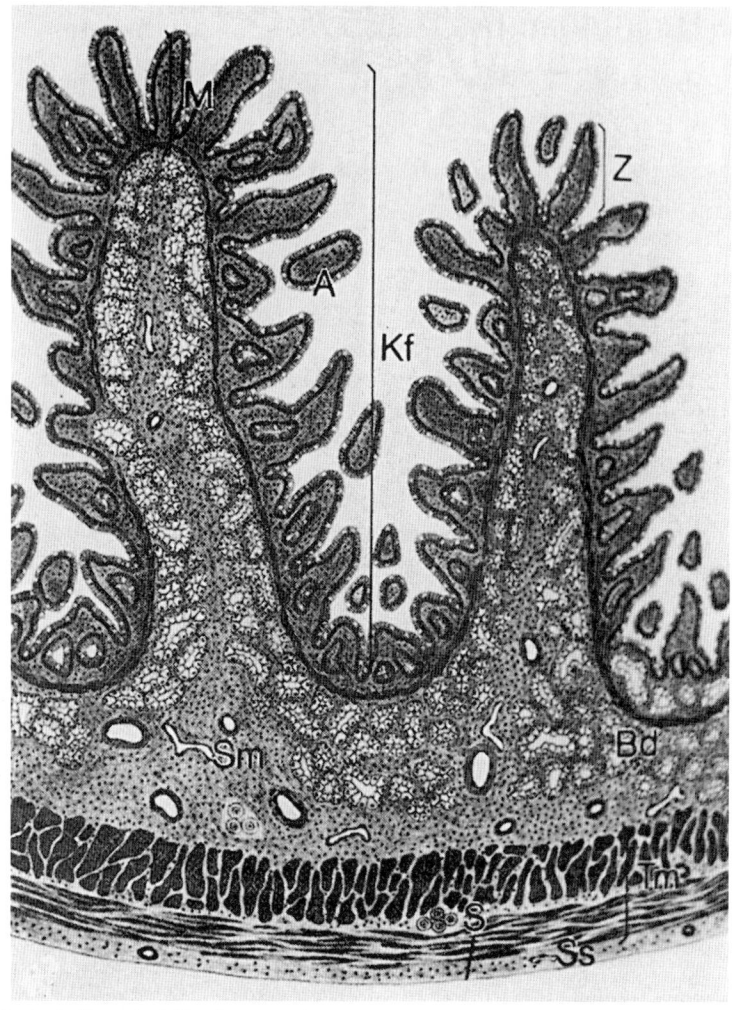

Abb. 1: Aufbau der Dünndarmwand.
Kf = Kerckringsche Falten, Z = Zotten, Bd = Brunnersche Drüsen, Sm = Submukosa.

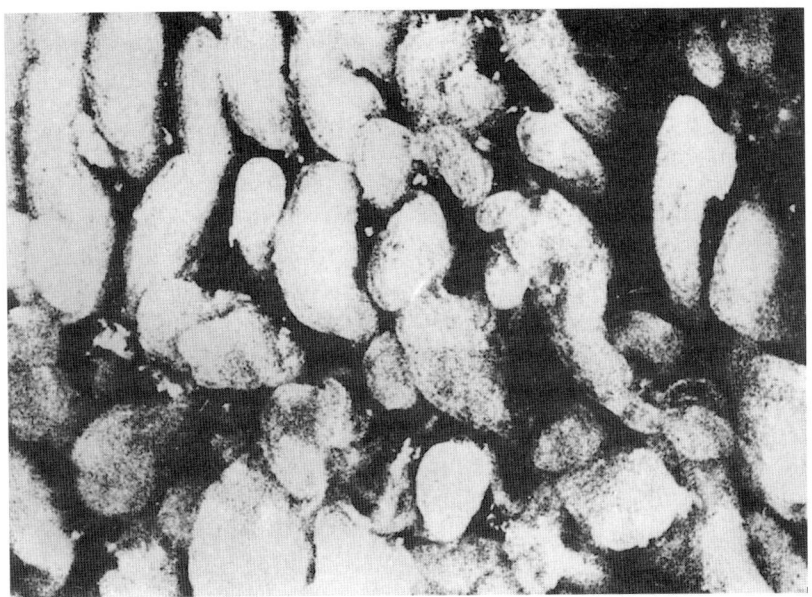

Abb. 2: Auflichtansicht von gesunden Dünndarmzotten.

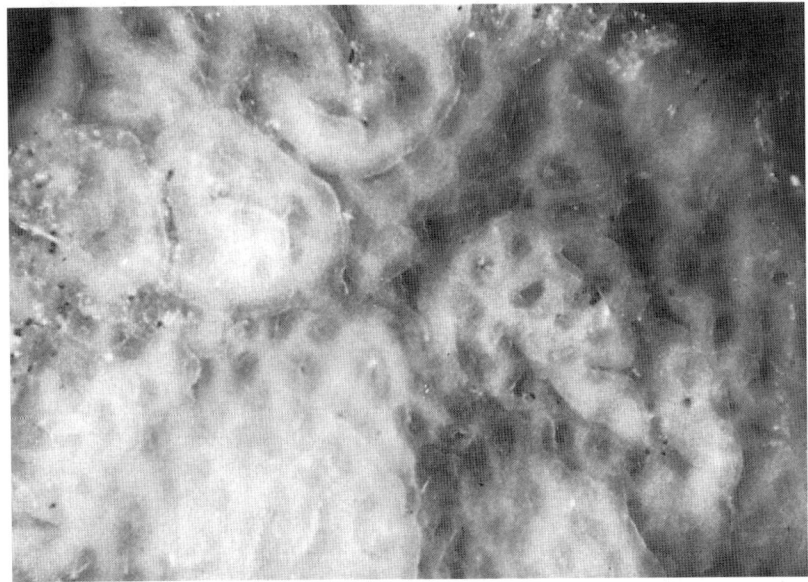

Abb. 3: Auflichtansicht einer subtotalen Zottenatrophie.

27

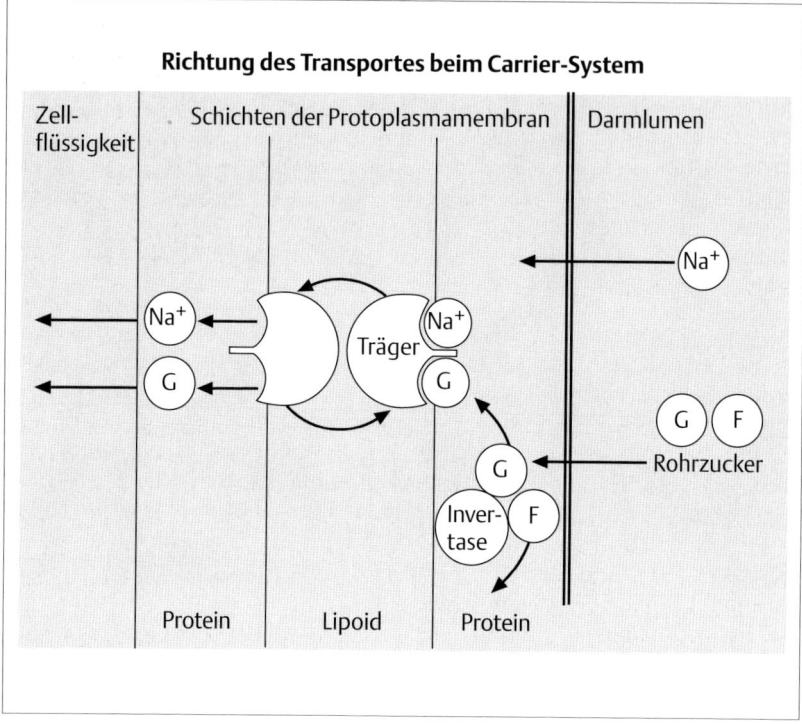

Abb. 4: Carrier-System.
Modell der Vorgänge bei der Aufnahme von Disacchariden durch die Darmschleimhaut (modifiziert nach *Crane* 1966). Rohrzucker wird von membrangebundener Saccharose (Invertase) gespalten, und die entstandene Glukose (G) wird zusammen mit Na⁺ durch einen Carrier-Mechanismus aktiv in die Zelle transportiert. Die Fruktose diffundiert passiv durch die Zellmembran.

gen (durch Biopsie) nachweisbar. Sie sind ein deutliches Zeichen der enteralen Allergie.

2.2 Verdauungsleistungen

Die Verdauungsvorgänge sind mehrheitlich von den verschiedenen **Enzymen** abhängig. Diese sind in den Schleimdrüsen der Mucosa enteralis, in der Bauchspeicheldrüse, aber auch in der Leber zu finden. Die Enzyme (frühere Bezeichnungen: Fermente, Proteine) haben immer dieselbe Funktion, nur in verschiedenen Organen. Die Funktion ist an die intakte Raumstruktur und an die Kettenfiguration gebunden. Sie können jeweils nur *ein* Substrat katalysie-

ren. Viele Enzyme liegen intrazellulär und werden bei Verletzungen der Zellmembran wirksam, wie beim Infarkt oder bei der Allergie. Ein sehr wichtiges
Enzym, die Phospholipase, wird bei der Zerstörung jeder Zellwand aktiv und
spaltet das ebenfalls in der Zellwand liegende und durch die Zerstörung freigesetzte Phospholipid zur Arachidonsäure. Die Folge ist permanenter Juckreiz
(siehe Neurodermitis, S. 103). Die Verdauung der verschiedenen Speisenteile
hängt auch vom pH-Wert, der Säure-Ionen-Konzentration, ab. Hier kann die
Mucosa enteralis mit den Natrium-Hydrogen-Ionen gut regulieren, sofern sie
intakt ist. Wenn sie atrophiert, wird es im Duodenalraum sauer und es entstehen Duodenalulcera.

Der Verdauungstrakt besteht nicht nur aus dem Darm alleine, sondern auch
aus seinen dem Verdauungstrakt zugerechneten Drüsen: der Leber und dem
Pankreas. Um der Verdauungsleistung des Dünndarms mit seinen Anhangs-
drüsen Pankreas und Leber gerecht zu werden, darf man nicht nur die einzelnen Enzyme und deren Funktionen aufzählen, sondern muss vor allem auch
berücksichtigen, welche **Geschwindigkeit** bei der Produktion und Sekretion
derselben möglich ist.[9] Es ist interessant, dass verschiedene Sekretionsleis-
tungen der Bauchspeicheldrüse bei der Zöliakie oder der Erwachsenen-Sprue
deutlich langsamer ausfallen als im gesunden Zustand. Dasselbe gilt auch bei
den enteralen Allergien. Den Praktiker wundert dies nicht, denn eine atrophische Darmschleimhaut ist wie ein einbeiniger Mensch: Die „Mondlandschaft"
(siehe Abb. 3, S. 27) einer atrophischen Mucosa enteralis duodeni kann nichts
mehr produzieren und das Narbengewebe anstelle des Zottenapparates dient
nicht einmal als Krücke. In jedem Fall sind dies keine intakten Schleimhautzellen. Einzelne Enzymreaktionen erscheinen deutlich verlangsamt, und
immer ist die Ursache eine atrophische Mucosa. Der Genauigkeit halber muss
man erwähnen, dass die Produktion der Enzyme und deren enzymatische
Leistung in der Bauchspeicheldrüse auch und vor allem von der Sekretion
ihrer Vorstufen in der Dünndarmschleimhaut abhängen. Das ändert nichts
am Ablauf, es erklärt aber das Geschwindigkeitsproblem. Eine durch allergische Vorgänge gestörte Mucosa enteralis kann, wenn überhaupt, dann nur
langsam Vorstufen bilden. Klinisch kann das zu einer sekundären Pankreas-
enzymmangel-Situation führen; im Idealfall, und das ist nicht selten, stellt
sich dieses Phänomen nur als ein Enzymmangel wegen zu geringer
Geschwindigkeit der Sekretionsleistung dar. Die Betroffenen haben sehr
schnell ein Völlegefühl und sind nach 1–2 Stunden wieder hungrig.

An der Verdauung der dem Organismus zugeführten Nahrung und an der
Resorption der entstandenen Substanzen sind zahlreiche Organe beteiligt, die
durch ihre anatomische Nachbarschaft und funktionelle Wechselwirkungen
vielfältig verknüpft sind.

---

[9] Rick W, Heinkel K, Schmidt H, Sickinger K. In: Wissenschaftliche Berichte, Merck 1971.

Die Verdauung beginnt in der Mundhöhle und wird dadurch eingeleitet, dass die Nahrung mechanisch zerkleinert und mit dem von den Speicheldrüsen sezernierten Speichel gut durchmischt wird. Die Verdauung der beiden Polysaccharide Stärke und Glykogen beginnt bereits in der Mundhöhle mittels der im Speichel enthaltenen alpha-Amylase. Die Nahrung gelangt weiter in den Magen mit seinem bedingt durch die Wasserstoff-Ionen stark sauren Milieu.

Ein Viertel des in der Nahrung vorhandenen Eisens wird bereits in der Magenregion freigesetzt. Die Nahrungsproteine werden denaturiert und die Vorstufen der Magen-Proteasen, die Pepsinogene, aktiviert. Ebenso gehen die mit der Nahrung zugeführten Mikroben bei dem stark sauren pH-Wert zugrunde, sodass der Inhalt des Duodenums bei normaler Mischnahrung und optimalen Magenverhältnissen steril ist. Die Belegzellen des Magens sezernieren neben der Salzsäure auch den Intrinsic factor, der das Vitamin B_{12} (Cobalamin) im Dünndarm bindet und resorptionsfähig macht. Die Resorption des Cobalamin erfolgt im unteren Ileum. Im Magen gibt es zwei Primärsekrete, das saure Sekret der Belegzellen und das alkalische der übrigen Magenzellen. Das alkalische Primärsekret enthält die Pepsinogene, das sind die inaktiven Vorstufen der proteolytisch wirksamen Pepsine, sowie Schleimstoffe zum Schutz vor Andauung und die Magenlipase. Dieses Enzym hilft Säuglingen bei der Verdauung des Milchfettes, da es auch in Abwesenheit von Gallensäuren die in der Milch enthaltenen Fette hydrolysieren kann.

Die weitere Verdauungsarbeit übernimmt mehrheitlich das Pankreas. Die fehlende Produktion von Enzymen im Pankreas muss therapeutisch immer substituiert werden. Bei gemischter Kost sezerniert diese Drüse in 24 Stunden etwa 1000–2000 ml einer alkalischen, proteinreichen Flüssigkeit. Die alkalische Reaktion ist durch die hohe Konzentration an Bikarbonat-Ionen bedingt. Die Pankreas-Amylase spaltet die Polysaccharide weiter zu Glykogen. Als Produkte der Amylase-Aktivität finden sich Maltose, Isomaltose und etwas Glukose im Darmlumen.

Die Triglyzeride der mittel- und langkettigen Fettsäuren werden durch die Pankreas-Lipase hydrolysiert. Triglyzeride sind nicht wasserlöslich, sollten aber bei der enzymatischen Spaltung in emulgierter Form vorliegen. Die Emulgierung wird durch die Salze der Gallensäuren erreicht. Die Resorption der Spaltprodukte erfolgt in Form der fettsauren Salze und der Monoglyzeride.

Proteasen und Peptidasen werden vom Pankreas nicht als enzymatisch wirksame Proteine, sondern in Form inaktiver Vorstufen, der so genannten Zymogene, sezerniert. Die Pankreasenzyme entfalten ihre Wirkung vornehmlich im Jejunum, in geringerem Ausmaß auch im Ileum. Die Hauptzahl der katalysierenden Prozesse läuft im Darmlumen ab, also innerhalb des Chymus. Die

Inaktivierung der Pankreasenzymtätigkeit erfolgt teils durch thermischen, teils durch proteolytischen Abbau.

Für einen gastroenterologischen Arzt ist es enorm wichtig, die Patienten immer wieder darauf hinzuweisen, dass die Verdauung auch von der unbewussten Einstellung abhängt. Man sollte nicht vergessen, dass dem Nervus vagus, der verantwortlich für eine gesamtkörperliche Ruhe ist, bei der Verdauung eine stimulierende Wirkung zukommt. Der Sympathikus, der alle gesamtkörperlichen Reaktionen beschleunigt, hat bei der Verdauungsarbeit jedoch eine hemmende Wirkung. Das beweist das Sekretin. Die Stimulierung der Pankreassekretion hängt nicht nur von der Sekretion der Vorstufen der Enzyme durch die Mucosa enteralis ab, sondern wird teilweise vom Hormon Sekretin übernommen, das wiederum von den cholinergen sekretorischen Nerven abhängt. Nur Ruhe beim Essen lässt die Verdauung abschnitts- und zeitgerecht erfolgen.

Die Tätigkeit der Gallensäuren beinhaltet vornehmlich die Emulgierung der Triglyzeride und die Bildung von so genannten Mizellen. Das sind wasserlösliche Aggregate von Salzen der Gallensäuren und nicht wasserlöslichen Lipiden. Kurz gesagt: Mit Hilfe der Mizellen werden fettlösliche Stoffe zu wasserlöslichen und damit ist auch die Absorption der Fette gesichert. Die Lipide werden im unteren Teil des Ileums und die Gallensäuren im obersten Teil des Kolons absorbiert (siehe Fettstühle, S. 47).

Die Verdauung im Dünndarm ist vor allem durch den Metabolismus des **Darmsaftes** geprägt. Die Sekretion des Darmsaftes, des Serumalbumins, und seine Absorption ist eine Meisterleistung der Mucosa enteralis. Zugleich sind in diesem Sekret die Epithelien der Darmschleimhaut enthalten, deren Menge bei dem raschen Zellumsatz der Mucosa enteralis beträchtlich ist. Nebenbei werden große Mengen von Wasser und von den Endprodukten der hydrolytischen Prozesse über das Serumalbumin absorbiert. Generell werden durch die Pankreastätigkeit aus den großen Molekülen kleinere Stücke, wie aus Disacchariden die Monosaccharide, oder aus Triglyzeriden die Monoglyzeride und die freien Fettsäuren, sowie aus Proteinen freie Aminosäuren, Di- und Oligopeptide.

2.2.1 Verschiedene Möglichkeiten der Nahrungsaufnahme in das Körperinnere

Für die Absorption steht die Schleimhaut des gesamten Dünndarms zur Verfügung, wobei das obere Jejunum den Schwerpunkt dieser Arbeit übernimmt. Einzelne Stoffe, wie die Fette und das Eisen, werden im unteren Ileum absorbiert.

Die Absorptionsmechanismen für den Großteil der Nahrungspartikel bestehen aus zwei verschiedenen Möglichkeiten:

- **Diffusion**
  Diesen passiven Weg wählt eine Großzahl von Speisenteilen, vor allem die Proteinteile, wobei die treibende Kraft das Konzentrationsgefälle zwischen Darmlumen und Körperinnerem ist. Das heißt, je mehr Eiweiß im Speisenbrei enthalten ist, umso stärker ist das Gefälle und umso mehr Protein gelangt in das Körperinnere.
- **Absorption**[10] (siehe S. 32)
  Die Absorption beginnt, indem eine Substanz an die Zellwand herantritt und mit einem bestimmten Teil der Zellwand reagiert. Dieser wichtige Vorgang erlaubt einen Transport selbst gegen ein mögliches Konzentrationsgefälle des zu transportierenden Agens. Das ist ein etwas komplizierter und energiereicher bzw. energiefordernder Prozess sowie ein aktiver Transport mit einer großen Menge von notwendigen Carriern. Diese Form verlangt einerseits immer Energie und andererseits eine gesunde Darmschleimhaut, bei der auch die Zilien der oberflächlichen Zellen (Bürstensaum) in Ordnung sein müssen.

Spezielle Formen der Absorption

Bei der **erleichterten Diffusion** handelt es sich um eine Mischung zwischen dem System mit Carriers und der Diffusion. Eine Absorption gegen das Konzentrationsgefälle ist hier allerdings nicht möglich.

Ein weitere **spezielle Form** der Nahrungsaufnahme betrifft die **Disaccharide**. Während die Aufnahme der Monosaccharide per aktiver Absorption kein Problem darstellt, werden die Disaccharide wesentlich komplizierter absorbiert. Die Disaccharide werden nicht im Chymus hydrolysiert, sondern von den Enzymen des Bürstensaumes, den Disaccharidasen. Diese Enzyme sind eng mit den Transportmechanismen verbunden und man nimmt an, dass eine gleichzeitige Kopplung von Spaltung der Disaccharide zu Monosacchariden und deren Transport durch die Zellwand besteht.

Aufnahme der intakten Proteine

Bei der **Pinozytose** (griech. Trinken von) lagert sich das Protein an die Zellmembran an. Dadurch wird eine Kontraktion des angrenzenden Zytoplasmas ausgelöst, wobei sich die Zellmembran mit dem Material bläschenförmig in die Zelle einstülpt (Endozytose) und sich die umgebende Zellmembran anschließend auflöst. Intakte Proteine können nur in ganz geringem Ausmaß

---

[10] Internationaler Ausdruck für Resorption.

aufgenommen werden. Der Säugling hat diese Fähigkeit, da die in der Muttermilch vorhandenen Immunglobuline nicht denaturiert durch die Schleimhaut durchtreten können, diese aber im ursprünglichen Zustand vom Brustkind benötigt werden. Damit wird die Immunität des Brustkindes möglich.

Beim Erwachsenen erklärt man sich mittels der minimalen Absorption von nicht oder nicht vollständig hydrolysierten Eiweißkörpern das Vorhandensein von serologisch positiven Nahrungsmittelallergien. Diese Partikel befinden sich nach der Aufnahme im Körperinneren und sind somit der körperlichen systematischen Immunantwort unterworfen.

Wichtig: Der stark überwiegende Anteil der oral zugeführten Proteine wird jedoch zu Oligopeptiden und Aminosäuren aufgespalten.

Der Bürstensaum liefert neben den Disaccharidasen auch Dipeptidasen. Nur ist deren Aktivität nicht auf den Bürstensaum alleine gerichtet und hat keinen Zusammenhang mit den Absorptionsvorgängen der Disaccharidasen.

Weitere Absorptionsvorgänge

Das **Eisen** wird von den Mucosazellen nur in ionisierter Form (zweiwertiges Eisen) aufgenommen. Die **Vitamine** werden großteils über die aktive Absorption in den Körper transportiert. Als einzige Ausnahme benötigt das Cobalamin eine vorherige Bindung an den Intrinsic factor, ein Protein, das in den Belegzellen des Magens gebildet wird. Das Vitamin B_{12} (= Cobalamin) wird wie die Fette im unteren Ileum resorbiert. Die fettlöslichen Vitamine A, D, E und K können nur in Gegenwart von gallensauren Salzen aufgenommen werden.

2.3 Die Bedeutung der Darmschleimhaut (Mucosa enteralis)

Die Hauptaufgaben der Mucosa enteralis sind:

- Verdauungsarbeit,
- Immunologische Arbeit,
- Sekretion von IgA,
- Boden zu sein für Bakterien und deren Arbeitsmöglichkeiten.

2.3.1 Immunglobulin A (IgA) und seine Funktionen

Das Immunglobulin A (IgA) besteht aus zwei Subklassen: IgA1 und IgA2. Beide zusammen machen rund 20% der Summe aller Immunglobuline aus. Die Darmschleimhaut ist neben der Lungenschleimhaut der wichtigste und größte Produzent für das menschliche Immunglobulin A. Zugleich ist das IgA neben dem Darmsaft das wichtigste Sekret der Darmschleimhaut. Es wird nach Kontakt des Organismus' mit einem von B-Lymphozyten bzw. Plasmazellen präsentierten Antigen gebildet. Es ist ein vorherrschender Antikörper in seromukösen Sekreten (Speichel), in der Tränenflüssigkeit, in dem Nasen- und Tracheobronchialsekret, in intestinalen und urogenitalen Sekreten und auch im Kolostrum. Der IgA-Antikörper ist für die humorale Immunität sehr wirksam. Die besondere Bedeutung von IgA liegt in der Bildung einer immunologischen Schleimhautbarriere. Es dient der Agglutination (Anheftung, Verklumpung) von Bakterien und Viren sowie der Neutralisation von Toxinen.

Das IgA dient neben den allgemeinen Abwehrarbeiten vornehmlich der Erhöhung der Sicherheitseinrichtungen der Darmschranke. Eine spezielle Form des Immunglobulins A ist das **sekretorische IgA (s-IgA)**. Dieses wird nach lokaler antigener Stimulation im lymphatischen Gewebe des Verdauungs- und Respirationstraktes gebildet.

Es gibt noch eine weitere Form von IgA, die eine besonders wichtige Schutzfunktion inne hat. Immer wieder wird behauptet, dass das IgA die Plazentaschranke nicht passieren kann und doch erkennt man mittels spezieller Untersuchungen in der postpartalen Serologie auch mütterliche IgA-Anteile. Sie sind sehr gering, aber vorhanden. Dieses maternale IgA stammt aus der Muttermilch. Solche so genannten intakten Proteine kann nur der Säugling problemlos absorbieren (Pinozytose); Erwachsenen gelingt dies nur vereinzelt (siehe S. 32).

2.3.2 Spezielle Aufgaben des Immunglobulins A (IgA)

Tab. 3: Funktionen des IgA.

Leistungen	Mangelsyndrome von IgA
Schleimhaut-Oberflächen-Abdichtung	Leaky-Gut-Syndrome, Porosität, Autointoxikation nach Reinstein
Markierung der Bakterien, Viren, Toxine, invasiven Pilzformen	Ungehemmte Invasion Mykotische Belastung
Bildung von Immun-Komplexen Coating	Sero-negativer Rheumatismus Fehlen von ASLO (ASR), CrP
Unterdrückung der IgE-Histamin-Schiene	Vermehrte Degranulation der Mastzellen, ▶ Kolitis, Irritable Bowel Syndrome, Asthma, Neurodermitis
Unterbindung der Bildung von Komplement durch IgM und IgG	Entzündungsausbruch trotz strikter Einhaltung der Anordnungen

Schutz der Mucosa-Oberfläche

Der Schutz der Oberfläche der Darmschleimhaut wird nicht nur von innen, also vom Organismus selbst gewährleistet, sondern vor allem durch das in das Darmlumen sezernierte sekretorische IgA (s-IgA). Die Abgrenzung zwischen außen und innen ist für den Körper immer eine wichtige Angelegenheit. Das sieht man an der Haut oder an der Darmbarriere. Die Haut besitzt ein dichteres Oberhautgewebe, das deutlich von den darunter liegenden Lymph- und Blutgefäßen bei der Abwehr bzw. Elimination eingedrungener Fremdkörper unterstützt wird. Der Darmraum ist vom Körper nicht nur durch eine Schleimhaut abgegrenzt, sondern auch durch die tiefer liegenden Lymphgefäße und Lymphknoten. So wie die enterale Mucosa eine Spezialaufgabe mit der Sekretion von s-IgA übernommen hat, so haben auch diese submukös gelegenen Lymphorgane (Peyer-Plaques) spezielle Abwehraufgaben bekommen. Sie bilden die T- und B-Lymphozyten heran.

Der Schutz der Oberfläche der Darmschleimhaut wird demnach von mehreren Einrichtungen übernommen:

- von der Darmbarriere (Lymphgefäßapparat),
- dem sekretorischen IgA (s-IgA),
- dem Bakterienrasen.

Die wichtigste Funktion des **s-IgA** erfolgt am Darmorgan selbst mit der Abdichtung von Löchern in der Darmbarriere (Porosität). Bezüglich der **Porosität** gibt es mehrere Möglichkeiten:

- Öffnung des oberflächlichen interzellulären Raumes,
- partielle Zerstörungen der Schleimhautzellen,
- großflächige Oberflächenzerstörungen.

Wenn der **interzelluläre Raum geöffnet** ist, finden sich kleine Öffnungen an der Oberfläche im interzellulären Raum. Das ergibt sich durch Ermüdung des Dichtmaterials oder durch Neubildung von Schleimzellen.

Partielle Zerstörungen der Schleimhautzellen und/oder der Zilien sieht man häufig bei subakuten allergischen Entzündungen, vor allem bei nicht strikter Einhaltung der Diät ohne die Primärantigene.

Bei allergischen Schüben treten explosionsartig oder ähnlich einem speienden Vulkan partielle bis **großflächige oder sogar subtotale Zerstörungen der Oberfläche der Mucosa** auf. Dabei bilden sich große Wunden, die zwar keine Schmerzen im eigentlichen Sinn erzeugen, aber eine schwere Beeinträchtigung für das Darmorgan und den Organismus darstellen. Einerseits geht ein Teil der Produktionsstätten für das s-IgA verloren, andererseits benötigt man mehr Immunglobulin zur Abdeckung der Schleimhautwunde. Solche Zerstörungen an der Schleimhaut können im Extremfall bis zu einigen Quadratmetern (!) groß sein. Bei der Koloskopie werden sie lediglich als Rötung der „Schleimhaut" festgestellt. Die eigentliche Verletzung der Mucosa wird nur über vergrößernde Geräte und über die Histologie verifiziert. Die offene Oberfläche sollte möglichst rasch mit IgA abgedeckt werden. Eine reizlose Abheilung und ein rascher Zottenaufbau wird aber nur durch das s-IgA garantiert. Wenn das nicht sofort erfolgen kann, kommt es im Nachhinein zu deutlich spürbaren kolikartigen Schmerzen oder Dauerschmerzen. Diese sind das Resultat einer Anschwellung der regionalen Lymphknoten oder sie sind durch stenosierende und die Fluktuation des Kotbreies hemmende Narbenbildung verursacht.

Eine Schleimhaut- und Zottenatrophie bewirkt (vermindertes IgA):

- Absorptionsschwierigkeiten
- Wachstumsstörungen ▶ Kopfumfang
- Untergewichtigkeit
- Durchfall, Verstopfung
- Schleimbildung herabgesetzt
- Fehlende bzw. eingeschränkte IgA-/s-IgA-Produktion
- Fehlende Markierung von Antigenen und Mikroben
- Vermehrte Mastzelldegeneration im Darmbereich ▶ Entzündlichkeit erhöht
- Atrophierte Peyer-Plaques mit eingeschränkter Bildung von T_3-T_4-Lymphozyten und B-Zellen
- Eingeschränktes Immungedächtnis
- Einschränkung der Makrophagentätigkeit
- Profuse Diffusion von Proteinen
- Säurelastigkeit
- Eiweißüberschuss
- Matrixbelastung
- Verlust von Zink, Mangan, Magnesium, Kalzium (Osteoporose)
- Profuse Diffusion von Schwermetallen

Porosität der Mucosa und ihre Folgen

Die Porosität kann weitreichende Folgen haben, z. B.:

- das Chronische Müdigkeits-Syndrom (auch Chronic-fatigue-Syndrome, CFS, genannt),
- das Leaky-Gut-Syndrome (auch Autointoxikation nach Reinstein genannt),
- Schwächung der Abwehr von Fremdmikroben, pathogenen Keimen bzw. Toxinen.

Das chronische Müdigkeitssyndrom oder das Chronic-fatigue-Syndrome (CFS)

Solange Bakterien oder andere Mikroben sowie Toxine durch die Poren in das Körperinnere gelangen, sind eine chronische Müdigkeit, eine rezidivierende chronische Krankheit oder Migräneattacken ohne weiteres möglich. Kein Therapeut glaubt zunächst an die geschilderten Beschwerden, da makroskopische Wunden nicht sichtbar sind. Hier muss der gastroenterologisch gebildete Therapeut an die intestinale Porosität denken.

Leaky-Gut-Syndrome oder die Autointoxikation nach Reinstein

Ein hoher Verbrauch an IgA ist auch in „gesunden Zeiten" vorhanden. Fast jeder Patient glaubt, eine Schädigung der Darmschleimhaut oder des Bakterienrasens muss Schmerzen oder funktionale Störungen verursachen. Wenn der Bauchraum nicht schmerzt, wähnt er sich gesund. Diese Meinung verschafft ihm das Immunglobulin A (IgA). Der IgA-Metabolismus ist groß. Ein hoher Verbrauch an IgA ist auch in „gesunden" Zeiten vorhanden. Das Eindringen der Bakterien, Pilze (Candida) oder Toxine bzw. Metaboliten hat eine Folge: Die eingedrungenen Substanzen irritieren das körperliche Immunsystem und dieses kann allergisch reagieren. Auch das ist eine Möglichkeit, sekundäre Allergien zu entwickeln, die aber serologisch und in Stuhluntersuchungen nachgewiesen werden können.

Interessanterweise werden von den Therapeuten vor allem bestimmte eingedrungene Pilzarten wie Candida gefürchtet. Die insuffiziente Darmschleimhaut ist die Ursache für die ungehemmte Invasion von mikrobiellen oder metabolischen Teilchen und einem daraus resultierenden Syndrom mit vielen klinischen Beschwerden. Das ist auch ein typisches Symptom von einem Patienten mit Antikörpern gegen die Primärantigene: Produkte aus Kuhmilch und Hühnerei. Dieses Syndrom wird heute als Leaky-Gut-Syndrome beschrieben. Die englische Bezeichnung verschweigt allerdings den Mediziner Dr. Reinstein[11], der bereits vor Jahrzehnten dieses Krankheitsbild und als erster dessen wahre Ursache beschrieben hat, was als „Autointoxikation nach Reinstein" in die Literatur einging. Im Einzelnen stimmen die Beschwerden mit denen der chronischen Müdigkeit fast überein, nur stehen hier statt der Müdigkeit die Symptome eines chronischen Krankseins mehr im Vordergrund.

Man sollte in jedem Fall von Porosität oder einer Verletzung der intestinalen Mucosa durch allergische Prozesse bedenken, dass in diesen Fällen die Darmschleimhaut meistens nicht in der Lage ist, eine genügend große Menge an IgA zu bilden. Somit bleiben immer eine atrophische Darmschleimhaut und

---

[11] Reinstein H. Der kranke Darm. Bad Wörrishofen: Sanitas; 1968.

eventuell auch verschieden große Narben zurück. Die Verordnung der Diät ohne die Primärantigene ist die einzig richtige Therapie.

Schwächung der Abwehr von Fremdmikroben, pathogenen Keimen bzw. Toxinen

Weiterhin wirkt das s-IgA auch als effektive Abwehr von Fremdkeimen und toxischen Produkten im Darmrohr selbst. Diese so über das s-IgA markierten Teile werden in allen enteralen Abschnitten an der Diffusion oder Absorption behindert. Allerdings gilt das nur für eine intakte Darmschleimhaut.

In diesem Zusammenhang darf man das Auftreten von **Würmern, Egeln** oder generell nicht ortsansässigen **Keimen** als ein Zeichen einer Störung der Darmschleimhaut, speziell der Schleimhaut-Atrophie und des davon abhängigen dysbiotischen Bakterienrasens annehmen. Als Pädiater denkt man sofort an die vielen Patienten im Kleinkindes- und Schulalter, die häufigen Wurmbefall aufweisen. Vielfach wird der Wurmbefall als eine Notwendigkeit zum Training des Immunsystems und zur Erhöhung der spezifischen Abwehr angesehen. Dem kann man nicht zustimmen. Hier möchte der Autor auf bestimmte Phänomene hinweisen. Im Säuglings- und Kindesalter werden mehr Patienten mit Gasbauch (siehe S. 50) gesehen, als das in irgendeinem pädiatrischen Buch beschrieben wird. Vielfach werden solche Kinder von den Eltern und Verwandten als gut genährt angesehen. Der Kinderarzt oder Schulmediziner rät zum Abnehmen.

Sobald in Rückenlage das abdominale Niveau über das des Brustkorbes geht oder die Kinder an so genannten „Nabelkoliken" bzw. an „Zweimonats- bis Viermonatskoliken" leiden, darf man mit 100%iger Sicherheit eine poröse und atrophierte Mucosa enteralis annehmen.

Zugleich sind diese Symptome klassische Zeichen einer Allergie gegen die Primärantigene. Die kolikartigen Beschwerden sind keine direkten Beschwerden des Darms, sondern resultieren aus Schwellungen der intraabdominell und rund um das Darmrohr gelagerten Lymphknoten. Die Lymphwege und Lymphknoten gehören zur Darmbarriere. Diese fängt die eingedrungenen Partikel der Bakterien, der Toxine und der Primärantigene auf und reagiert mit einer entzündlichen Abwehrreaktion. Das verursacht die schmerzhafte Schwellung der Lymphknoten, ein Zeichen der Lymphadenitis.

Neuerdings wird im plazentaren Kreislauf zwischen Mutter und Kind Ähnliches, eine teilweise oder partielle Toleranz der jeweils anderen Erythrozyten, vermutet. Beim Übertritt von Erythrozyten in den jeweils anderen Organismus werden die mit IgA markierten Erythrozyten von diesem „übersehen". Bis vor kurzem war man noch der Meinung, dass Fremderythrozyten, also mütterliche, beim Föten und umgekehrt fötale bei der Mutter, bestimmte immunologische Reaktionen auslösen müssen. Mittlerweile nimmt man an, dass zwar generell beide Kreisläufe getrennt agieren, die Plazentaschranke jedoch nicht so dicht ist, wie man es bislang annahm. Allerdings ist es ohne weiteres vorstellbar, dass die Mutter bei einem Defizit an IgA keine Markierung der fremden Erythrozyten durchführen kann. Das könnte die Ursache der schon bekannten immunologischen Reaktionen der Mutter sein und die alte Annahme im Einzelfall bestärken.

2.3.3 Signifikante Auswirkungen auf die Immunologie

Immunkomplexe, wie die Antigen-Antikörper-Reaktion, sind nur mit Hilfe des IgA möglich. Bei einem IgA-Mangel (rezidivierende Otitis, Angina, Bronchitis) ist das so genannte Coating (Antigen-Antikörper-Bildung: Schloss-Schlüssel-Funktion) nur spärlich bis gar nicht immunologisch durchführbar. Manches Mal trifft man auf Personen, die an einem seronegativen Rheumatismus leiden. Nach Sanierung der Darmschleimhaut bzw. der Darmverhältnisse wechseln sie zu seropositiven Rheumafaktoren wie positiver ASLO oder CrP. Das ist nur möglich, weil nach der Wiederherstellung der Mucosa enteralis genügend IgA produziert wird.

Die **Kontrolle der IgE-Histamin-Schiene** und damit der **Degranulation** der Mastzellen ist eine wichtige Aufgabe des IgA. Wie oft erlebt man in der Sprechstunde einen Patienten, der an einer Atrophie der Darmschleimhaut leidet und wegen eines plötzlich aufgetretenen Ausbruchs eines Kolitis-Syndroms oder einer anderen von der Degranulation der Mastzellen abhängigen Krankheit kommt. Zuerst glaubt man an einen Diätfehler. Die Messung des s-IgA im Stuhl zeigt mittels niedriger Werte eine noch bestehende Insuffizienz der Mucosa enteralis an und somit auch das Unvermögen, eine ausreichende Menge von IgA zu produzieren.

Somit ist eine intakte Darmschleimhaut auch ein Protektor für Menschen, die an einer von der Mastzell-Degranulation abhängigen Krankheit leiden, wie dem Kolitis-Syndrom, dem Irritable Bowel Syndrome (IBS), dem Asthma bronchiale asthmoides oder der Neurodermitis. Das IgA ist demnach ein gutes Antiallergikum.

Durch die Degranulation können diese Menschen sehr abrupt und schnell in eine lebensbedrohliche Situation gelangen. Es ist daher äußerst ratsam, bei diesen Menschen eine Therapie der intestinalen Mucosa-Atrophie in den geläufigen Behandlungsplan einzubauen.

Je mehr man sich bei den einzelnen Krankheiten mit der Abhängigkeit von der Darmschleimhaut bzw. ihrer Atrophie beschäftigt, umso mehr erkennt man, wie leicht diese Krankheiten heilbar sind. Wichtig ist es, die Funktionen des Immunglobulins A (siehe Tab. 3, S. 34) sowie die Symptome, die an eine Maskierung denken lassen (siehe Tab. 2, S. 16) zu studieren.

2.4 Der Bakterienrasen

Das Darmorgan ist als Resorptions- und Sekretionsorgan für die Nahrungsverwertung des Körpers verantwortlich. Neben der immunologischen Arbeit hat die Darmschleimhaut auch die Hauptarbeit für die Verdauung zu bewerkstelligen, was man immer im Zusammenhang mit dem Bakterienrasen sehen muss.

Die Gesamtheit der Darmsymbionten repräsentiert eine komplexe ökologische Einheit mit vielfältigen metabolischen Aktivitäten. Diesen Bakterienrasen kann man in mehrfacher Hinsicht unterteilen. Zunächst bestehen die 400–500 verschiedenen Kulturen im gesamten Darmbereich aus drei verschiedenen Bereichen:

- der aeroben bzw. fakultativ anaeroben Flora,
- der obligat anaeroben Flora sowie
- einzelnen Pilzgruppen.

Tab. 4: Die wichtigen Keime im Stuhl.

Aerobe Flora	Normwert
Escherichia coli	10^{6-7}
Enterococcus sp.	10^{6-7}
Proteus sp.	$<10^4$
Klebsiella	$<10^4$
Pseudomonas sp.	$<10^4$
Enterobacter sp.	$<10^4$
Citrobacter sp.	$<10^4$
Anaerobe Flora	
Bifidobacterium sp.	10^9-10^{11}
Bacteroides sp.	10^9-10^{11}
Lactobacillus sp.	10^{-5-7}
Clostridium sp.	$<10^5$
Pilzgruppe	
Hefepilz Candida albicans (fakultativ pathogen)	$< 10^3$

Die 100–400 verschiedenen Kulturen des unteren Ileums, des Kolons und des Rektums kommen in der Größenordnung von jeweils 10^{11} vor und bestehen aus strikt anaeroben Arten, wie Bacteroides vulgatus, Bifidusbakterien, Eubacterium aerofaciens, Coprococcus eutactus.

Die aerobe und eher wandständige Flora beträgt 10% aller Keime. Zu ihr gehören die allgemein anzüchtbaren Keime, wie Escherichia coli und Enterokokken (siehe Tab. 4).

2.4.1 Störungen des Mikrobenrasens (Dysbiose)

Der Bakterienrasen und die Schleimhaut bilden eine funktionale Einheit. Ist die Mucosa enteralis krank, leidet die Bakterienflora. Kommt es zu Störungen im Verhältnis der einzelnen Bakterienkulturen, muss die Darmschleimhaut mit ihren Sicherungsmaßnahmen einspringen.

Die Gesamtheit der Darmsymbionten repräsentiert eine komplexe ökologische Einheit mit vielfältigen metabolischen Aktivitäten. Eine Störung der endogenen Mikroflora kann zu erheblichen intestinalen und extraintestinalen Beschwerden führen.[12] Die physiologische Dünndarmflora setzt sich vorwiegend aus Laktobazillen und Enterokokken zusammen. Erst im distalen Ileum finden sich Keime des Dickdarms. Die wichtigen Keime des Dickdarms sind Bifidusbakterien, Bakteroides und coliforme Keime. Eine Fehlbesiedelung des Dünndarms führt zum **Overgrowth-Syndrome**[13], das eine massive Überwucherung des oberen Dünndarmtraktes mit Dickdarmflora darstellt.

Sobald eine Schädigung der Mucosa enteralis entsteht, kommt es automatisch zur Veränderung der Keimpopulationen hinsichtlich der Anzahl von Mikroben und/oder der Zusammensetzung der Keimkulturen. Eine Veränderung bringt entweder Ersatzkeime oder eine Überwucherung durch andere Keime (Overgrowth-Syndrome) mit sich. Eine vorwiegend überwuchernde Spezies ist z. B. Bacillus proteus.

Die Ursachen und zugleich gute Voraussetzungen für eine Überwucherung sind

- eine Schädigung der Mucosa durch enterale allergische Prozesse,
- eine verminderte Produktion der Magensäure (An-, Subazidität) mit fehlender antimikrobieller Wirkung oder
- eine herabgesetzte Motilität der Dünndarmabschnitte, in denen Chymus und Sekrete stagnieren,
- Erkrankungen oder sekundäre Störungen des Pankreas und der Leber.

---

[12] Abram GD. Am J Clin Nutr 1977;30:1880; Simon GL, Gorbach SL. Gastroenterology 1984; 86: 174. (Institut für Mikroökologie, Herborn).
[13] Prizont P et al. Gastroenterology 1975;69:1254. (Institut für Mikroökologie, Herborn).

In der Säuglingszeit verändert auch Fremdnahrung (z.B. Produkte aus Kuh-milch) die physiologische Zusammensetzung der Flora (siehe Tab. 5). Die Dickdarmflora, wie Bacterium coli oder Clostridien, wächst in den oberen Dünndarm ein und führt so zu erheblichen Beschwerden.

Tab. 5: Zusammensetzung der Darmflora von Brust- und Flaschenkindern.

Gestillte Kinder	Flaschenkinder
Bifidobakterien ++++	++++
Laktobazillen ++++	++++
Bacteroides ++	+++ <<<<
E. coli ++	++++ <<<<
Andere Enterobakterien +	++
Clostridien +	+++ <<<<
Eubakterien +	+++

Die Fehlbesiedelung des Dünndarms führt zu pathologischen Veränderungen der Darmschleimhaut sowie ihrer Absorptions- und Exkretionskraft. Die Folgen sind möglicherweise:

- **Malabsorption der Kohlenhydrate**
  Diese beruht auf einer Schädigung des Enterozyten durch die dekonjugierten Gallensäuren. In weiterer Folge ist das eine Konsequenz der fehlenden Mizellenbildung und führt zu vermehrtem Meteorismus und Flatulenz.
- **Steatorrhoe**
  Als Folge der nicht erfolgten Mizellenbildung, evtl. verhinderte Konjugation durch Bakterien.
- **Hypoproteinämie**
  Pathologische Verwertung durch Bakterien, fehlende Diffusion.
- **Vitamin-Malabsorption**
- **Wasser- und Elektrolytverluste**
  Bedingt durch Durchfälle. Aber auch die von der Fehlflora gebildeten kurz-kettigen Fettsäuren üben einen sekretorischen Effekt aus. Der pH-Wert des Stuhles wird sauer, und der Stuhl riecht stärker.

Die Pilzgruppe der Mikrobenkulturen im Darmraum

Pilze dienen einem bestimmten Zweck im Darmraum, speziell gilt das für die Candida-Mikroben. Die Candida-Keime (C. albicans, C. parapsilosis) sind a priori nicht des Menschen Feinde, sondern vielmehr seine Freunde.

Wichtig für jeden Therapeuten ist die Tatsache, dass es keine Pilzinfektion gibt. Jedes Pilzwachstum hängt vom jeweiligen örtlichen Milieu ab. Solange das Milieu für das jeweilige Organ normal oder physiologisch ist gibt es keine pathologische Vermehrung der Pilze oder ein vermehrtes Auftreten von pathogenen Candida-Arten.

Es gibt über 1000 verschiedene Candida-Arten, von denen nur wenige für den Menschen pathogen sein können. Prof. Dr. Enderlein[14] postuliert, dass das Milieu der entscheidende Faktor bezüglich des Pilzwachstums ist. Das vermehrte Auftreten von Candida albicans ist nur das Zeichen eines gestörten oder eines für das entsprechende Organ hoch pathologischen Milieus. Sofort nach Wiederherstellung des normalen Umfeldes verschwinden die Candida-Populationen.

Weiterhin übernimmt der Candida-Pilz eine „Staubsaugerfunktion" für Schwermetalle. Ähnlich den Algen Chlorella oder Spirulina nimmt auch er Schwermetalle in seinen Organismus auf (dabei sind in erster Linie die Amalgame im Mund eines Menschen gemeint), was ihn zu einer Art mobiler Entsorgungsmaschine macht. Der Autor hat bei quantitativen mikrobiologischen Stuhluntersuchungen sehr häufig bemerkt, dass eine deutliche Verminderung von E. coli (von normal 10^{8-10} auf 10^{4-5}) zugleich ein Pilzwachstum von 10^3 auf 10^{5-6} bedeutete. Nach entsprechender Isotherapie (siehe S. 193) gingen die Bakterienbefunde auf ihre Sollwerte zurück. Es liegt daher nahe, dass ein gewisser Pleomorphismus[15] zwischen dem E. coli und dem Candida bestehen muss.

Nach Matmann[16] verändern sich Candida-Pilze nach dem Kontakt mit Antimykotika zu so genannten **CWD** (Zellwandlose Formen). Das verschlimmert das klinische Bild zu einer länger andauernden, wenn nicht sogar chronischen, und stärker in Erscheinung tretenden Candida-Erkrankung. Zellwandlose Formen sind Mikroben, die zwar ihre Zellmembran behalten haben, aber die äußere Hülle, die Zellwand, mit all den immunologisch wichtigen Einrichtungen verloren haben. Sie gleichen gesichtslosen Landstreichern ohne Pass. Kein Immunsystem kann sie orten. Jede Sekretkultur wird negativ verlaufen. Im Übrigen verschlechtern Antimykotika das Milieu. Am besten ist, zunächst ein Umdenken beim Patienten zu bewirken und das Milieu des Dünndarms zu ändern. Das erfolgt ganz einfach, indem man die Darmschleimhaut wieder aufbaut. Man verordnet das beste Antimykotikum, eine

---

[14] Enderlein G. Bakterien-Cyclogenie. Hoya/Weser: Semmelweis Institut; 1915. 2. Aufl. 1981.
[15] Vielgesichtigkeit eines Wesens unter verschiedenen Gegebenheiten oder einem geänderten Milieu.
[16] Mattman L.: Cell Wall deficient forms, Stealth Pathogens. 3rd ed. Boca Raton, London, New York, Washington D.C.: CRC Press.

Diät ohne die Primärantigene (= Produkte aus Kuhmilch und Hühnerei), und erlaubt Gemüse und Obst in nur gut gekochtem Zustand.

Die Ursache einer Candida-Infektion ist in jedem Fall (auch beim Fußpilz und der vaginalen Verpilzung) die atrophische Darmschleimhaut. In diesem Fall ist die Diät ohne die Primärantigene das beste Antimykotikum.

Diagnose der Dysbiose

Eine Dysbiose oder Dysbakterie ist ein durch eine abnorme Darmbakterienflora hervorgerufener Krankheitsprozess. Dieses Syndrom zeichnet sich durch Bildung reichlicher Fäulnis- bzw. Gärungsprodukte aus. Diese Bezeichnung als Krankheitsbegriff ist aus mikrobiologischer Sicht nicht ideal. Es ist eine Folge der Atrophie der Darmschleimhaut, d. h. ein Symptom und keine eigene Krankheit.

> Die quantitative mikrobiologische Stuhluntersuchung (siehe Tab. 4, S. 40) ist der wichtigste Bestandteil in der Diagnostik pathologisch veränderter Floraverhältnisse und somit auch in der Diagnostik entzündlicher oder degenerativer Darmkrankheiten.[17] Diese Diagnostik ist für jeden gastroenterologisch interessierten Therapeuten unbedingt notwendig.

Die mikrobiologische Stuhluntersuchung benötigt man nicht nur bei enteritischen Erkrankungen, sondern auch und besonders bei Obstipationen mit und ohne Blähbauch, bei allen Folgekrankheiten der porösen Mucosa enteralis und nicht zuletzt bei allen Allergien.

Therapie der Dysbiose

Die Mehrheit der Therapeuten denkt bei Verdacht auf Dysbiose nur an den Bakterienrasen und verordnet Bakterienpräparate. Besser wäre es, an die Darmschleimhaut statt an die Mikrobenkulturen zu denken. Es ist ein grober Fehler, die Mucosa enteralis zu ignorieren. Sie ist der Boden und ein wichtiger Teil bei der Bildung des enteralen Milieus. Eine erfolgreiche medikamentöse bakterielle Wiederbesiedelung ist nur bei einer intakten Darmschleimhaut möglich. Die Standort-Flora in den einzelnen Darmabschnitten ist so stark, dass sie sich bei einer gut arbeitenden Mucosa enteralis von selbst erholt. Rezidivierende Dysbiosen sind in jedem Fall ein Hinweis auf eine schadhafte Darmschleimhaut und können nicht durch Medikamente mit Bakterienkulturen beseitigt werden. Der Bakterienrasen benötigt auf einer ausgeheilten Darmschleimhaut keine Rückbesiedelung. Das erinnert ein bisschen an Men-

---

[17] Institut für Mikroökologie, Herborn.

schen in der Wüste: Niemand mag alleine und ohne äußere Unterstützung in die Wüste gehen. Aber die Wüstenbewohner können mit der lebensbedrohlichen Umgebung gut umgehen und vergrößern sogar ihre Population.

Auf der anderen Seite braucht die Schleimhaut die Mikroben zur Ausführung ihrer Aufgaben. Neben der Aufspaltung von Speisenteilen sind es vor allem immunologische bakterielle Reize, die die Sekretion des Immunglobulins anregen oder Fremdbakterien markieren lässt. Wichtig ist, dass man beide Teile nicht isoliert betrachtet, sondern die funktionale Einheit erkennt. Bei Störungen im Darmbereich ist sie zu behandeln.

> Eine eubiotische Zusammensetzung des Bakterienrasens kann nur durch eine gesunde Darmschleimhaut garantiert werden. Demnach muss bei jeder Therapie der Darmflora die Behandlung der Mucosa enteralis gleichzeitig vorgenommen werden.

In jedem Fall ist hier die azidophile Flora wichtig. Sie muss wieder in den Dünndarmbereich zurückkehren und die alkalophile Fäulnisflora (im Dickdarm) an ihrer Invasion in den Dünndarmbereich (Ileum) hindern. Die Therapie von **chronischen Verstopfungen** wendet Therapeutika an, die sinnvolle Eingriffe in die Bakterienflora bewirken.[18] So lässt sich über die oral zugeführte Laktulose so manche chronische Darmträgheit, aber auch Enteritis auf einfache Art beheben. Die Laktulose wird im Magen und Dünndarm nicht gespalten und daher auch nicht absorbiert. Ihre Wirkung entfaltet sie im oberen Dickdarm, wo sie durch azidophile Keime abgebaut wird. Sie stellt für diese Keime eine Kohlenhydrat-Energiequelle dar. Bei ihrem Abbau entsteht Milchsäure, die zugleich das Wachstum der azidophilen Keime hebt und das Wachstum der alkalophilen Mikroben unterdrückt. Damit wird das Missverhältnis (Dysbakterie) zwischen azidophilen (saccharolytischen) und alkalophilen (proteolytischen) Keimen zu Gunsten der azidophilen Seite verschoben und es entsteht eine Eubiose. Das hat noch andere Folgen. Aus den Nahrungseiweißen bildet die Alkaloseflora (Fäulnisflora) Ammoniak und Amine, die zu einem Anstieg des Blutammoniakspiegels, eventuell zu Präcoma und Coma hepaticum führen können. Ammoniak ist ein farbloses Gas und ein menschliches Zellgift, das vom Menschen nur in geringen Mengen mit dem Urin ausgeschieden werden kann und überwiegend durch Bildung von Harnstoff in der Leber eliminiert wird. Das im Darm bei durch bakteriellen Abbau von Proteinen freigesetzte Ammoniak gelangt über den Pfortaderkreislauf in die Leber. Die Verdrängung der Fäkalflora in den Dickdarm verhindert die beschriebene Tendenz und erhöht die Eiweißtoleranz bei Leberpatienten. Das Wichtige ist die Ansäuerung, deren Wichtigkeit man bereits bei der Kinder-

---

[18] Laevolac – Lactulose Konzentrat-oral®.

nahrung kennt. Ganz nebenbei werden Kalzium und Phosphate besser resorbiert (Osteoporose-Rachitis-Vorbeugung).

2.4.2 Beschreibung des Stuhles

Eine Stuhluntersuchung sollte sich nicht mit der makroskopischen und mikroskopischen Beschreibung alleine begnügen, sondern noch weitere Daten erfassen, wie die Frequenz, die Konsistenz und auffällige Beimengungen.

Die **Frequenz** der Defäkation pro Tag hängt von verschiedenen Faktoren ab. Normalerweise stellt sich der Stuhldrang nach Auffüllen der Ampulle ein. Organische Störungen des Schließmuskels, schmerzende Hämorrhoiden oder Fehler in der Nervenfunktion des Dickdarms (Morbus Hirschsprung) können zu einer Verstopfung, wesentlich seltener zu einer Enteritis, führen. Ebenso kann eine zu geringe Nahrungsaufnahme eine Verstopfung vortäuschen. Besonders bei Kindern tritt eine Pseudoobstipation durch vermehrtes Schwitzen bei Fieber oder stärkerer Hitze auf. Dann wird das durch die Perspiration verbrauchte Wasser aus dem Darmraum genommen. Säuglinge, die voll gestillt sind, haben oft 3–4 Tage keinen Stuhlgang, da die angebotene Muttermilch voll verdaut wird.

Die Darmpassage beträgt von der Nahrungsaufnahme bis zur Entleerung gewöhnlich einen Tag. Normalerweise wird ein Erwachsener einmal pro Tag bis maximal zweimal in 36 Stunden defäkieren. Das Gewicht des Stuhles sollte 150–200 g betragen und die Form des Stuhles der Kotsäule im Darm entsprechen. Die 2–4 cm im Durchmesser betragende Kotsäule kann einen pastenartigen Charakter haben, von breiiger Konsistenz sein oder Stuhlknollen aufweisen. Bei mangelnder Darmfunktion können wir neben den Veränderungen in der Frequenz auch noch eine fehlerhafte Konsistenz und einen Mangel in der Stuhlzusammensetzung finden.

Einige außergewöhnliche Stuhlbefunde sollten hervorgehoben werden. Bei der **spastischen Obstipation** sieht man Stuhlknollen oder tastet sie bei der palpatorischen Untersuchung als Skybala im absteigenden Dickdarmbereich (linkes unteres Abdomen), die bei den seltenen Entleerungen Fissuren (Einrisse der analen Schleimhaut) bewirken. Ein zu lange verhaltener Stuhl, wie z. B. beim **idiopathischen Megakolon** (Morbus Hirschsprung), kann eine stärkere Darmsekretion verursachen. Dadurch werden die festen Kotmassen teilweise wieder aufgelöst, und es entleert sich mehrmals täglich ein dünner Stuhl. Man nennt das eine **Pseudodiarrhoe.**

Eine Erfahrung aus der Gutachtertätigkeit soll Ihre Sinne schärfen. Das **inkomplette idiopathische Megakolon** wird sehr oft übersehen. Die Pseudodiarrhoe täuscht. Das begleitende Abdomenbild bzw. der Damverschluss fehlen oder sind nur teilweise vorhanden. Wenn Sie nach der Frequenz des

Stuhlens fragen, schließen Sie in jedem Fall die Frage nach der Festigkeit der Stühle an. Es sollte eine Diarrhoe auch immer bezüglich der Dauer des Leidens abgeklärt werden. Immer wieder wird von den Therapeuten dieses Stuhlverhalten als eine banale Enteritis gewertet. Eine Abdomen-Leeraufnahme ist nötig (Spiegelbildung)!

Die übermäßige Anwendung von Klysmen und Abführmitteln bedingen eine **atonische Verstopfung** mit einem schlechten Tonus der Darmmuskulatur und einer ungenügenden Reaktionsfähigkeit des Dickdarms.[19]

Mögliche Störungen in der Stuhlzusammensetzung

- **Fettstuhl (Stearrhoe):** Hellgelber, massiger, auffallend glänzender Stuhl, wie bei der Zöliakie oder vermehrter Dekonjugation der Gallensäuren.
- **Hungerstuhl:** Dunkelbrauner Stuhl mit Schleimdetritus bis hin zu dunkelgrüner, wässriger Konsistenz.
- **Kalkseifenstuhl:** Fäkal riechender, grauer, besonders harter Stuhl, der sich durch seine Klebrigkeit schlecht abputzen lässt. (Dysbakterie, Enterale Allergien, Zöliakie)
- **Fäulnisstuhl:** Gelbgrüner bis schmutziger Stuhl, schleimige Konsistenz und von stechendem, durchdringend scharfem Geruch, Reaktion alkalisch.
- **Acholischer Stuhl:** Hellgrauer Stuhl von normaler Konsistenz und ohne Nachdunkelung an der Luft.
- **Gärungsstuhl:** Flüssiger bis schleimig-schaumiger Stuhl von grüner Farbe und saurer Reaktion.

Der Stuhl des Flaschenkindes ist hellgelb und homogen. Durch Zutaten von Speisen, wie Spinat oder Karotten, nimmt er deren Grundfarben an. Bananenbeifütterung gibt braune bis schwarze Fasern. Erhält ein Kind Sojamilch, kann diese ebenso einen grünen Farbton im Stuhl verursachen.

Der Stuhl des heranwachsenden Kindes wird umso eher dem Stuhl des Erwachsenen bezüglich Farbe und Konsistenz angeglichen, je mehr die Kost der Erwachsenen gefüttert wird.

2.5 Erkrankungen des Darms als Ausdruck eines allergischen Geschehens

Die enteralen Mucosa-Funktionen sind sehr komplex und sollen daher hier nur in groben Zügen beschrieben werden. Solange die Darmschleimhaut

---

[19] Schäfer KH. Die Erkrankung des Magen-Darm-Kanals. In: Fanconi G, Wallgreen A. Lehrbuch der Pädiatrie. Basel: Schwabe, o.J.

auch nur annähernd normale Funktionen aufweist, bemerkt niemand, auch kein Therapeut, Fehler im Ablauf der Absorption. Die häufigsten Fernwirkungen, die Maskierung der enteralen Allergie, können Sie in Tab. 2 (siehe S. 16) nachlesen.

Selbst Therapeuten interessieren meist nur grobe Details. Häufig stellen sie einzig die stereotype Frage: „Ist die Verdauung, der Stuhlgang in Ordnung?", worauf der Patient – meist aus Unkenntnis eventueller Defizite – mit „Ja" antwortet.

Nur spezielle Fragen führen den Patienten auf mögliche Ungereimtheiten und auf die Wichtigkeit des Darmorgans hin. Auf jeden Fall nimmt ein Großteil der Bevölkerung eventuelle Symptome als „normal" hin. Nochmals: Der Grund dafür liegt in einer mangelhaften Aufklärung über diskrete Beschwerden, die zugleich Hinweise einer isolierten oder völligen Fehlfunktion der Verdauungsvorgänge liefern.

Zusätzlich gibt es eindeutige Verdauungsstörungen, die durch eine Atrophie der Mucosa enteralis hervorgerufen werden, aber allgemein als eine Allergie gewertet werden. Das sind:
- die Störung der Fettverdauung, (siehe S. 48),
- das Unvermögen der Zellulosespaltung, (siehe S. 50),
- die Candidiasis, Verwurmung, (siehe S. 52),
- die Bildung der Sekundärallergene, (siehe S. 53),
- Kreuzallergien (siehe S. 17),
- und die Protein-Verzuckerung. (siehe S. 54).

2.5.1 Störungen der Fettverdauung und im Gallensäurenpool

Diese werden als das **Gallensäurenverlust-Syndrom** bezeichnet. Das Problem hat mehrere Gründe, nämlich die atrophische Dünndarmschleimhaut und die dadurch bedingten freien Gallensäuren.

Freie Gallensäuren: Die Gallensäuren sind der biologisch wichtigste Teil der Galle an sich und Abkömmlinge der Cholansäure. Sie sind an die Aminosäuren Glykokoll und Taurin gebunden. Der Anteil der an Glykokoll gebundenen Gallensäuren beträgt ab dem zweiten Lebensmonat 58%. Bei Frühgeborenen und in den ersten zwei Lebensmonaten von normal gewichtigen Kindern ist die Produktion der Gallensäuren und ihre Konzentration im Darmlumen noch sehr gering.

Die Bedeutung der Gallensäuren liegt vor allem in der Emulgierung der Fette. Dabei wird durch Senkung der Oberflächenspannung die Resorptionsfähigkeit und damit die Wasserlöslichkeit erreicht.

Die Bildung von **Mizellen** stellt man sich so vor, dass ein Fetttröpfchen im Zentrum von mehreren Gallensäuren kugelig in der Peripherie umgeben wird. Die Gallensäuren können mit den Abbauprodukten der Triglyzeride (Neutralfette) nur dann Mizellen bilden, wenn ihre Konzentration 2–3 mmol/l im Darmlumen nicht unterschreitet. Das ist allerdings nur möglich, wenn die Dünndarmschleimhautzellen oder das Pankreas genügend Natriumbikarbonat bilden.

Die Fette werden im unteren Ileum vor der Bauhin'schen Klappe rückresorbiert, die freien Gallensäuren nach der Klappe im oberen Zökum. Bleibt die Bikarbonatbildung aus, werden keine Mizellen gebildet und die Gallensäuren gehen als freie Gallensäuren ab, was Flatulenz und Diarrhoe mit sich bringt. Die Fette gehen dann als Fettstuhl ab.

In dieser freien, nicht konjugierten Form wirken die Gallensäuren jedoch als eines der reinsten und stärksten Abführmittel (Drastikum). Der Stuhl wird in „Sekundenschnelle", besser in variabler Zeit von wenigen Minuten bis hin zu einer halben Stunde nach dem Essen, durch den gesamten Darm mittels kolikartigen Bewegungen der Darmmuskulatur gedrängt. Der Patient erleidet einen heftigen und plötzlichen Stuhldrang und beschreibt diesen als flüssig und von vielen Winden durchsetzt. Nicht selten werden Tenesmen geschildert.

Sinkt die Gallensäurenrückresorption durch eine Atrophie der intestinalen Mucosa oder durch fehlende Mizellenbildung von rund 95% auf unter 80%, steigt zwangsläufig die Gallensäurensynthese von 300–400 mg täglich auf über 3000 mg an. Übersteigt der Gallensäurenverlust die mögliche Synthese, wird zusätzlich die kritische, zur Bildung von Mizellen notwendige Gallensäurenkonzentration im Jejunum unterschritten. Die Triglyzeridspaltung und deren Absorption ist somit auch gestört. Durch den kompensatorischen Anstieg der Gallensäurensynthese in der Leber und die gestörte und verminderte Rückresorption im oberen Zökum werden bis zu dreimal mehr Gallensäuren ausgeschieden. Die Gallensäuren wirken auf den Dickdarm wie Laxantien und steigern die Kolonperistaltik. Die Patienten verlangen nach Hilfe wegen der heftigen Durchfälle und der Bauchschmerzen. Nicht die Speisen sind der Anlass der Beschwerden, sondern die Atrophie der enteralen Mucosa und ihrer Konsequenzen (keine oder mangelnde Natriumbikarbonatbildung, fehlender Reiz auf das Pankreas). Bedenken Sie, dass solche Beschwerden sowohl bei einer mangelnde Mizellenbildung vorkommen als auch meistens die Hauptsymptome der Kolitis sind. Der Patient wird diese drastische Absetzung des Stuhles mit einer Allergie auf bestimmte Speisenantigene in seinem Speisenprogramm begründen und wird Sie, als Therapeut, mit vielen Fragen aufsuchen. Eine Sanierung mittels Diät ohne die Primärantigene (damit auch der Mucosa enteralis) bringt rasche Abhilfe.

Lassen die wässrigen Stühle nach, so kann das neben einer Wiederherstellung der Ileumschleimhaut auch eine Erschöpfung des Gallensäurenpools und eine dadurch verringerte Abgabe in das Darmlumen bedeuten. In Notsituationen greift der Körper zur Selbsthilfe. Bei der Gallensäuren-Malabsorption werden mehr glyzinkonjugierte Derivate gebildet als üblicherweise im Darm vorhanden sind. Sie besitzen ein besseres Diffusionsvermögen und können so den aktiven Transportmechanismus umgehen. Die Gallensäuren haben auch Einflüsse auf die Bauchspeicheldrüse, sie bewirken eine Verschiebung des pH-Werts, um so eine optimale Entfaltung des Trypsins zu gewährleisten. Über die Enterokinase üben sie Einfluss auf die Eiweißverdauung aus.

Der ungestörte Kreislauf der Gallensäuren ist ungemein wichtig für die Verdauungsvorgänge. Frühzeitige, schon in den ersten Wochen der Neonatalperiode gesetzte Schäden können erst viel später zu Tage treten, gleichgültig, ob sie iatrogen oder durch Diätfehler bedingt sind. Gerade in den ersten zwei Monaten ist jedes Medikament, aber auch eine nicht den individuellen Darmverhältnissen angepasste Nahrung imstande, den noch ungenügend ausgestatteten Gallensäurenpool zu erschöpfen. Dies ist ein weiterer Beweis dafür, wie wichtig die Brustmilch für den Säugling ist.

2.5.2 Unvermögen der Zellulosespaltung

Wie schon gesehen, bilden die Mucosa enteralis und der Bakterienrasen im gesamten Darmbereich eine Einheit. Nur der Bakterienrasen ist imstande, das Disaccharid Zellulose beim Menschen zu spalten. Diese Spaltung wird niemals von der menschlichen Darmschleimhaut oder über die Enzyme der Bauchspeicheldrüse durchgeführt.

Das Disaccharid Zellulose als ein lineares Homoglykan besteht aus ß-1,4-glykosidisch verknüpfter D-Glukose. Die Zellulose kommt im Gemüse und im Obst, aber auch im Trockenobst vor. Das Enzym Zellulase, eine Glykosidase, baut die Zellulose bis zur D-Glukose ab. Die Zellulase kommt beim Menschen in Bakterien und beim Wiederkäuer im Pansenmagen vor.

Gärung und Candidiasis infolge mangelndem Vermögen der Zellulosespaltung

Findet die Zerlegung von Zellulose in Monosaccharide nicht statt, bleibt das Obst und das Gemüse im Lumen des Darms liegen und geht in Gärung über. Dadurch entsteht der so genannte **Gasbauch** und der **Gaskotbauch**. Den Gasbauch kann man bereits beim Säugling und Kleinkind beobachten. Das bemerkt man bei einer Feststellung des abdominellen Niveaus in Rückenlage. Der Gasbauch weist immer ein höheres Niveau auf als das Thoraxniveau.

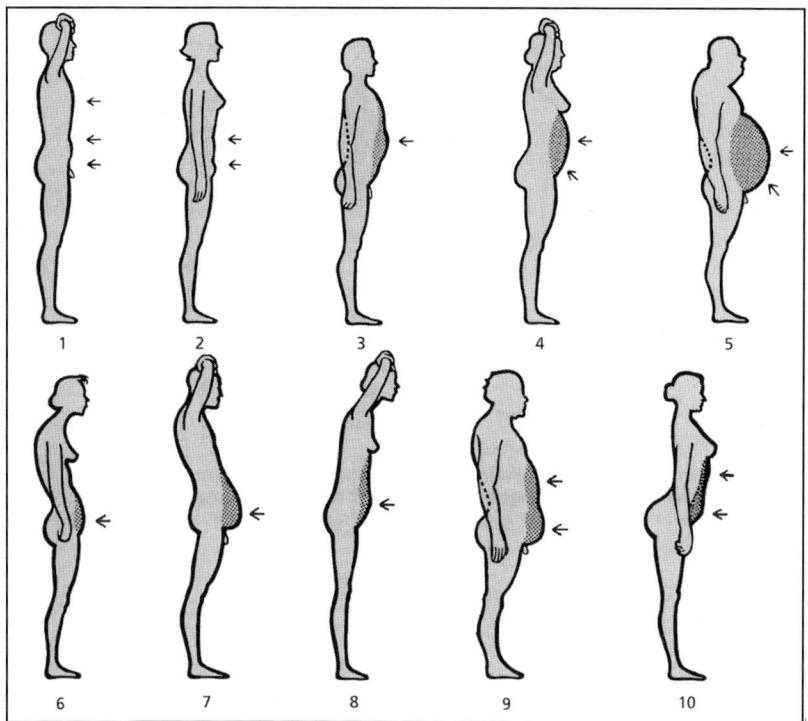

Abb. 5: Die Bauchformen nach F.X. Mayr. Gas- und Gas-Kotbäuche.
Quelle: Rauch E.: Lehrbuch der Diagnostik und Therapie nach F.X. Mayr. 2. Aufl. Heidelberg: Karl F. Haug; 1999.

Auch bei Schulkindern ist das Hervorstehen des Bauches nicht immer Zeichen einer schlechten Haltung, vor allem bei einer gleichzeitigen Hypertrophie der Tonsillen und adenoider Vegetationen. Bei Erwachsenen soll nur auf die Zeichnungen des Dr. F.X. Mayr verwiesen werden. An diesen Hinweisen kann man erkennen, wie oft eine Mucosa-Schädigung mit ihren Folgen vorliegt.

Die mikrobielle Fehlbesiedelung durch pathologische Ansäuerung bzw. als Folge einer Mucosa-enteralis-Schädigung ist weiter verbreitet als man denkt. Wer mit offenen Augen in den Straßen geht, sieht alle Typen der Dysbiose täglich mehrmals. Zugleich zeigt Prof. Dr. Pirlet, dass eine einseitige Kost, also vegetarische Kost oder nur kohlenhydratreiche Mahlzeiten, das intraluminale Milieu des Darms so verändern, dass Gärung entsteht. Gärung bedeutet immer Bildung von Gärungsalkoholen und diese schaden der Leber. Auf Abbildung 6 können Sie erkennen, dass eine Mischkost die geringsten Men-

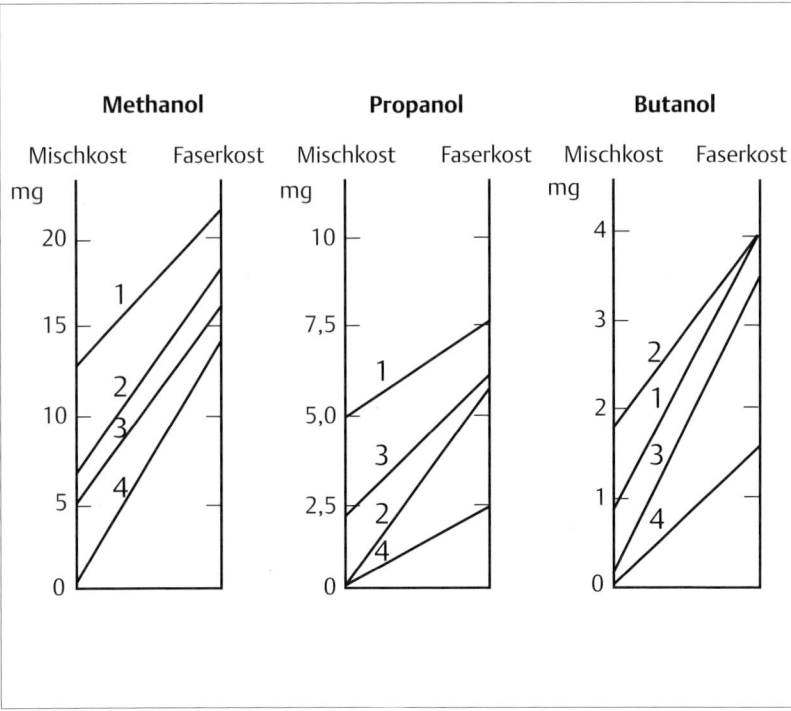

Abb. 6: Gärungsalkohole bei Mischkost und Faserkost.
Ausscheidung von Methanol, Propanol und Butanol im Stuhl bei leichter Mischkost und bei faserreicher „Vollwertkost". Täglich ausgeschiedene Menge. Mittel über jeweils 4 Wochen, 4 Versuchspersonen. (Nach Prof. Pirlet).

gen an Gärungsalkoholen erzeugt, also um einige Male besser für das Darmmilieu ist als ein reines vegetarisches oder rein kohlenhydratreiches Essen. Aus Erfahrung ist zu bemerken, dass viele Menschen glauben, sie müssen aus gesundheitsbezogenen Gründen vegetarisch essen. Dem ist leider nicht so. Die Gärungsalkohole sind bei Mischkost im Vergleich zu Faserkost mengenmäßig deutlich reduziert. Hier kann man nur den Rat geben, die Diätmaßnahmen nach Hay zu befolgen.

Candidiasis und Verwurmung

Sobald im Darmlumen Gärung entsteht, kommt es zur Ansäuerung. Dies hat ein vermehrtes Wachstum von Pilzmikroben zur Folge. An und für sich sind die Pilze, vorwiegend die Candida-Keime, ein normaler Bestandteil der Stuhlkulturen. Sie betragen im Schnitt bis zu 10^{-3} Mikroben pro Gramm Stuhl (d. h. 1000 Candida-Keime pro Gramm Stuhl). Allerdings muss man zwischen pathogenen und physiologischen Candida-Mikroben unterscheiden. Nur die pathogenen sind für eine Candidiasis relevant. Diese Unterscheidung ist nur wenigen Labors[20] vorbehalten.

Weiterhin besteht der Verdacht, dass die Zahl von Escherichia coli und von Candida-Pilzen in einem engen Verhältnis zueinander stehen (Werthmann). In über 100 Stuhlkulturen von Patienten (Kinder zwischen dem 2. und 14. Lebensjahr), die keine für Darmkrankheiten spezifische bzw. antibiotische Medikation bekamen, zeigte sich, dass bei 76% neben einer erhöhten Keimzahl von Candida zugleich eine deutliche Abnahme der E.-coli-Keime bestand.

Eine klinisch relevante Candidiasis ist nicht nur ein Hinweis auf Schwermetallablagerungen in der Matrix, sondern auch ein deutliches Signal einer Verletzung bzw. Atrophie der Mucosa enteralis. Das gilt auch für die Verwurmung. Ein unbeschädigter Bakterienrasen kann eine erfolgreiche Abwehr „vom Futternapf" betreiben. Solange die Mucosa enteralis ihre Funktionen vollständig ausführt, werden Würmer durch die Markierung mit IgA zum Abgang gezwungen. Beides schützt vor Infestationen. Das beweist sich immer wieder durch die Regeneration der Darmschleimhaut mit einer Kost ohne die Primärantigene. Sobald eine Erholung der Mucosa enteralis eintritt, verschwinden die Wurmbeschwerden, was eine deutliche Reduzierung der eosinophilen Leukozyten im Differentialblutbild eindeutig beweist.

Die Bildung der Sekundärantigene durch Zottenatrophie

Die Zotten dienen nur der Auffältelung der Darmschleimhaut und sind zugleich ein Stützapparat.

Die Zottenatrophie darf, besser muss, als eine Folge einer allergischen Reaktion angesehen werden. Meistens tritt sie gleichzeitig mit einer Atrophie der Mucosa enteralis auf, wohingegen eine Mucosa atrophica nicht unbedingt von einer im gleichen Maße ausgeprägten Zottenatrophie begleitet sein muss. Manchmal sind die Zotten nicht betroffen. Werden aber die Zotten betroffen, dann zeigen diese Areale immer eine Schleimhautatrophie.

Bei der Erforschung der Zöliakie oder Glutenallergie bzw. der Erwachsenen-Sprue (siehe S. 89) ist man erstmals auf die Zottenatrophie aufmerksam

---

[20] Institut für Mikroökologie, Auf den Lüppen 8, D-35745 Herborn; Tel. 02772/981–0; http://www.mikrooek.de/index1024.htm
Labor Dres. Hauss, Postfach 1207, D-24332 Eckernförde; Tel. 04351/ 712681; http://www.hauss.de

geworden, und sie wurde zum Signum dieser Krankheit. Inzwischen weiß man, dass die Zottenatrophie auch bei anderen allergischen Krankheiten im Dünndarm vorkommt.

Bei einer allergischen Reaktion können Quadratmeter von Schleimhaut mit Zotten zerstört werden. Die Natur versucht, diesen Schaden sehr schnell zu regenerieren. Das regenerative Wachstum und die Rückkehr zur alten Zottenhöhe hängen jedoch vom Alter ab. Je jünger der Mensch, umso schneller geht die Regeneration voran. Je älter der Mensch, umso weniger erreichen die Zotten ihre ursprüngliche Höhe. Ältere Menschen besitzen im Durchschnitt wesentlich niedrigere Zotten als Jugendliche, Säuglinge und Kleinkinder.

> Bei der Zerstörung der Zotten und ihrem nachfolgenden regenerativen Wachstum ist es wichtig, folgendes zu beachten: Solange die Zotten nicht wieder zwei Drittel ihrer vormaligen Höhe erreichen, sind sie ungeschützt gegenüber möglichen Allergenen.

Die Antigene müssen nur in genügend großer Zahl vorhanden sein. Sehr leicht können dadurch Empfindlichkeiten gegen weitere Stoffe entstehen. Dabei ist es egal, welches Alter der Patient hat. Hat die Zotte ein Wachstum von über zwei Drittel erreicht, ist sie gegenüber Allergenen unantastbar. In diese Gruppe fallen alle Allergien, ausgenommen die Primärallergien. Hier kann man z. B. alle Allergene aus der Reihe der Nachtschattengewächse, wie Kartoffeln, Tomaten, Gurken oder Erdbeeren, Zwiebeln, Knoblauch bzw. Lauchgewächse usw. erkennen. Jeder Stoff kann so zu einem Allergen werden, ausgenommen Kohlenhydrate.

Die Protein-Verzuckerung

Die Protein-Verzuckerung ist ein indirekter Schaden durch Nahrung mit einem Zuviel an Proteinen und Carbohydraten. Typische Beispiele einer solchen Kost sind die Leberkäse-Brötchen oder die Burger. Dafür kommt mehrheitlich die Altersgruppe der Senioren in Frage.

Nach Warnke[21] bilden die entstehenden Schiff'schen Basen (ein Kondensationsprodukt aus Aldehyd oder Keton mit einem primären Amin unter Wasseraustritt und Bildung einer C=N Doppelbindung) die Grundlage der Alterung eines Menschen und der Haut. Das ist kein eigentliches allergisches Leiden, hängt aber sehr deutlich von der Darmschleimhaut-Atrophie ab. Solange man genügend Makrophagen besitzt, werden diese die Protein-Verzuckerungsprodukte aufspüren und durch Phagozytose aus dem Verkehr ziehen. Nur die

---

[21] Warnke U. Risiko Wohlstandsleiden. Saarbrücken: Popular Academic Verlags-Gesellschaft, o.J.

Makrophagen müssen von den T_3-Zellen das toxische Produkt präsentiert bekommen. Leider sind die T_3-Zellen nicht präsent, da diese in den Peyer-Plaques gebildet werden. Solange eine Atrophie der Mucosa enteralis besteht, gibt es keine oder weniger Peyer-Plaques und keine Makrophagen – und so lange kann ich mich als alter Mensch nicht gegen das Altern wehren.

3 Allergene bei einer Nahrungsmittelallergie

Wie bereits gesehen gibt es im Zusammenhang mit enteralen Allergien zwei Arten von Allergenen: Primär- und Sekundärantigene.

3.1 Primärantigene

Als Primärantigene kommen Stoffe in Frage, gegen die das Immunsystem des Neugeborenen (also in der Zeit des ersten Lebensjahres) die ersten Allergien aufbaut. Sie stellen in jedem Fall die Ursache für die weiteren, oft lebenslangen Beschwerden dar. Die Primärantigene sind Stoffe, die an und für sich harmlos sind und doch durch ihren jahrtausendelangen Genuss bereits im menschlichen Immungedächtnis einen festen Platz einnehmen. Man nennt dies „genetische Fixation". Über vier Fünftel der Mitteleuropäer reagieren darauf sensibel!

Immunreaktionen in Form von Antigen-Antikörper-Reaktion (siehe S. 12) sind für die Primärantigene erst möglich, wenn sie die Darmbarriere durchbrechen und in das Körperinnere eindringen können.

Dabei kann es sich um Fremdproteine handeln, die das Kind in den ersten zwölf Monaten in ausreichend großer Menge zu sich nimmt und die es nicht bis zur Unbedenklichkeit für das Immunsystem abbauen kann. Es sind auch Allergene, gegen die das Immunsystem für die weitere Lebenszeit eine besondere Aufmerksamkeit entwickelt, denn „Der erste Eindruck ist der beste."

An erster Stelle der Primärantigene stehen die **Kuhmilch** mit dem Laktalbumin und das **Hühnerei** mit dem Ovalbumin. Nachfolgend kommen Allergien gegen die Körnerfrüchte **Weizen und Roggen** mit den spezifischen Proteinen, seltener Hafer und zu allerletzt die Allergie gegen das **Gluten**. Bei der Kuhmilch wird öfter auch das Kasein (lat. caseus = Käse) genannt, die wichtige Substanz ist aber das Laktalbumin.

Wie bereits angedeutet, können die letzten drei Allergene auch Sekundärallergene sein, da sie in überwiegender Zahl mit einer starken Kuhmilch-Empfindlichkeit einhergehen und in der Literatur zum Teil als Folge der Bindung der Phytohämagglutinine an die Enterozytenmembran der Mucosa enteralis beschrieben werden[22] (siehe Glutenallergie, S. 89)

---

[22] Douglas AP. The binding of a glycopeptide component of wheat gluten to intestinal mucosa of normal and celiac human subjects. Clin. Chim. 1976; 73:357–361.

Als Primärantigene kommen in Frage:
- Kuhmilch und alle ihre Produkte
- Sojamilch, Soja
- Hühnerei und alle seine Produkte
- Gluten
- Weizen, Roggen
- Eventuell Hafer

3.1.1 Kuhmilch

Seit das Rind vor über 10.000 Jahren domestiziert wurde, ist die Kuhmilch ein wichtiger Bestandteil der menschlichen Nahrung. Die Kuh besitzt das größte Euter und stellt somit den größten Milchlieferanten dar. Die Kuhmilch gilt in der Volkswirtschaft und auch bei den Eltern als ein beliebter Muttermilchersatz – weit gefehlt!

Hinsichtlich Allergien ist das Laktalbumin, das Eiweiß der Kuhmilch, das relevante Antigen. Manchmal wird das Kasein verantwortlich gemacht. Kasein stammt aus der Kuhmilch und beinhaltet daher ebenfalls Laktalbumin.

Abgesehen von der Antigenität der Kuhmilch weist diese jedoch auch große Differenzen bezüglich Protein- und Kohlenhydratanteil der Muttermilch auf. Will man aus Kuhmilch Babymilch produzieren, müssen Veränderungen vorgenommen werden. Nur der Vitamin A- und Ascorbinsäuregehalt ist nahezu identisch.

Die Verwendung von Kuhmilch reicht von der Käse-, Butter- und Joghurt-Erzeugung bis hin zur Ersatzmilch für die Muttermilch.

In allen Formen der Kuhmilch (wie Magermilch, Bifidusmilch, Joghurt, Käse, Molke, Butter oder Sahne) ist das Antigen **ß-Laktoglobulin** in verschiedenen Mengen enthalten. **Dieses Eiweiß (ß-Laktoglobulin) ist das Antigen** – niemals der Milchzucker oder die Milchsäure.

Der Milchzucker und die Milchsäure können keine Antigene sein. Die Milchsäure oder den Milchzucker als Antigen zu bezeichnen ist ein Fehler aus Wissensmangel. Beide Produkte werden in den verschiedenen Nahrungsmitteln künstlich hergestellt und stammen nicht aus der Kuhmilch. Das ist wichtig. Meistens bestehen die Globuli für Homöopathika oder Isopathika aus Milchzucker (Laktose), somit sind sie für einen Kuhmilchallergiker ohne weiteres tolerierbar. Allerdings sollte man eine gut entwickelte Darmschleimhaut besitzen, die diese Laktose zu Monosacchariden abbauen kann, denn bei einer Mucosa-Atrophie fehlt häufig das Enzym Laktase.

Ebenso wichtig ist Folgendes zu wissen: Sobald das Protein (Milcheiweiß) mit dem Allergen ß-Laktoglobulin (Magermilch, Milcheiweiß, Milchpulver, Sahne, Joghurt, „Kuh"-Käse) in einer Speise vorhanden ist – selbst in kleinster Konzentration – löst es bei sensibilisierten Menschen allergische Reaktionen aus.

Die Entwicklung der Rolle und Bedeutung von Milch

Sehr oft wird die Frage von Eltern, Patienten und Therapeuten gestellt, warum man erst in den letzten Jahrzehnten die Kuhmilch so kritisch betrachtet und nicht schon vor einigen Jahrhunderten. Hier sind einige Gründe:

Unterschiede in der Zusammensetzung

Die Kuhmilch wies vor Jahrhunderten, sogar noch vor hundert Jahren, eine differente Zusammensetzung zu der heutigen Milch auf. Auch die Viehhaltung hat sich mehr als deutlich geändert. Einerseits handelt es sich dabei um eine finanzielle Angelegenheit, denn das Rind ist heute für den Bauern ein wertvolles Gut als tägliche Einnahmequelle. In früheren Zeiten diente die Kuh mehr dem eigenen Bedarf.

Andererseits pflegt man alles gut, was Geld bringt. Das macht der Viehhalter auch mit seinen Tieren, zum Teil mit vielen Tricks. Eine Krankheit wird nach „modernsten" üblichen Verfahren mit Antibiotika oder Hormonpräparaten behandelt. Meist kennt sich der Bauer darin sehr gut aus und führt die Behandlung selbst durch.

Um den Milchertrag oder das Gewicht zu erhöhen, wurde das Futter verändert. In diesem Vorgehen zeigt sich ein großer Fehler unserer Zeit, wenn man die Physiologie des Rindes mit der des Menschen vergleicht. Ein Mensch ist als Allesesser ausgestattet. Er kann Kohlenhydrate, Eiweiß, Gemüse und Obst verdauen. Das Rind ist als Grasfresser bekannt, dennoch werden Kohlenhydrate und Eiweiß verfüttert. Außerdem sind noch einige Stoffe (Vitamine, Spurenelemente usw.) beigefügt, von denen der Normalverbraucher nichts weiß. Je mehr Protein Rindern verfüttert wird, umso kränker werden sie. Der Grund dafür liegt nicht alleine in der Überforderung des Verdauungstraktes, sondern vielmehr in der Qualität des Eiweißfutters. Zunächst muss es in das Bindegewebe eingebaut werden (Gewichtszunahme). Gelingt das nicht hundertprozentig, wird medikamentös nachgeholfen. Meist werden Fleischabfälle von Schlachtungen fragwürdig gesunder Tiere als Tierfutter verwertet.

Futtermehl ist demnach durchsetzt mit Rückständen von Arzneien, eventuell auch von Bakterien und Viren. Auf jeden Fall finden sich auch Anteile von Tiermehl. Vielleicht trägt es Anteile, die durch mehrere Verdauungsvorgänge

(Rindspassagen) gegangen sind, und ist mit Abdrücken von genetisch fixierten Krankheiten behaftet. Eiweißfutter ist kein artgerechtes Futter für Rinder, sondern ein Konglomerat von Stoffen, die für die Kühe unnatürlich sind. Hin und wieder kann man hören, dass selbst die Kälber nicht nur mit Kuhmilch groß gezogen werden, sondern ebenso einen Anteil von künstlichen, artfremden Futteranteilen erhalten.

Sogar das Gras, und somit auch das Heu, weist geänderte Beimengungen auf. Viele Wiesen liegen entlang stark befahrener Autostraßen, in der Einzugszone von Lande- und Startbahnen für Flugzeuge, und sind getränkt von Benzin- und Kerosin-Niederschlägen, haben Palladium, Blei, Zink und andere Schwermetalle in der Zellstruktur. Dazu kommt, dass die Kommunen ihre Fäkallasten an die Bauern verkaufen und diese damit ihre Wiesen und Felder „düngen". Darin sind auch Tenside (Weichmacher) oder Detergentien (Reinigungsmittel, die die Oberfläche von Fett und Öl zerstören und teils als Geschirrspülmittel verwendet werden) enthalten.

An den Belastungen für unsere Kühe sind auch wir Menschen beteiligt. Jede Pille zur Empfängnisverhütung, zur Behandlung bestimmter Krebsarten oder der Osteoporose besteht aus verschiedenen Hormonen. Diese Hormone werden in den menschlichen Körper aufgenommen und nach ihrer Arbeit wieder ausgeschieden. Der natürliche Kreislauf bringt es mit sich, dass solche Hormone auch auf die „schönen und grünen" Wiesen gelangen. Die Kühe fressen das Gras, das diese Stoffe enthält, bauen diese in ihr Fleisch ein und all die Eiweißteilchen, Medikamentenreste sowie Entzündungsrückstände erscheinen schließlich auch in der Milch wieder. Wir Menschen haben dann die größte Mühe, diese Lasten wieder auszuleiten. Meistens ist dies nicht mehr möglich.

Für die Säuglings- und Kleinkinderzeit ist somit die Kuhmilch ein schwer belastetes Lebensmittel geworden. Da Babymilch aus Kuhmilch besteht, versprechen natürlich die Hersteller, dass ihre Milchlieferanten nur bevorzugte Weiden verwenden und die beschriebenen Zusätze nicht in der Milch vorkommen. Das ist in der Realität nicht möglich. Tatsache ist nur, dass es für jedes Gift Obergrenzen gibt; solange die nicht überschritten werden, ist alles legal.

Einem Säuglingsdarm helfen diese „schützenden" Werte wenig. Selbst kleinste Dosen mehrerer Gifte können bei ihm durch den so genannten Summationseffekt einen unvorhersehbaren Schaden hervorrufen. Hinzu kommt noch die tägliche Menge von Produktions-Stoffen aus den Babymilchflaschen.

Ist Tier- und Kuhmilch hygienisch?

Diese Frage ist provokant, aber man muss sich ihr stellen. Sie wird nur von Eltern gestellt, die glauben, eine vom Biobauern gelieferte Kuhmilch oder eine andere Tiermilch ersetzt eine fabrikmäßig produzierte Babymilch. Auch wenn man – wie der Autor – ganz auf der Seite der Muttermilch und dem Stillen steht und daher Natur bevorzugt, muss man in diesem Fall trotzdem den modernen Babymilchen den Vorzug geben gegenüber der reinen, gewässerten oder puren Tier- oder Kuhmilch.

Im Urzustand ist die Tier- und Kuhmilch keineswegs steril. Man denke nur an die vielen Keimpopulationen am Euter, auch an den melkenden Händen oder an der Melkmaschine. Da die Säuglinge und Kleinkinder sicher kein so gut erprobtes Immunsystem besitzen, um all den Keimen, besonders aber den seltenen und sehr aggressiven Mikroben zu widerstehen, muss man eine gewisse Sorgfalt walten lassen.

Zunächst einige wichtige, die Hygiene betreffende Fakten.[23] Hier sind die Eltern gefragt, die ihre Kinder, als Muttermilchersatz oder nach dem Abstillen, mit purer oder gewässerter Tier- oder Kuhmilch (die Hälfte oder zwei Drittel Milch) und Kindergrieß füttern. Eine ausschließliche Säuglingsfütterung mit purer Tier- oder Kuhmilch ist nicht nur eine Belastung für das kindliche Immunsystem, sondern auch von der Ernährungsphysiologie her verboten. Es stellt nicht nur eine Bedrohung durch Keime dar, sondern vielmehr eine Schädigung durch eine Fehlernährung. Die Fehlernährung besteht darin, dass diese Milch im Gegensatz zu den hergestellten Babymilchen nicht adaptiert ist. „Adaptation" heißt, dass die Babymilch im Vergleich zur Muttermilch dieselben Prozentzahlen bezüglich Eiweiß, Kohlenhydraten und Fetten aufweist. Die fehlende oder mangelnde Adaptation führt zu einem Mangel oder Überfluss an Protein oder aber zu einem Überfluss an Kohlenhydraten (= Eiweißmangel = Kwashiokor). Solche untergewichtigen aufgeblähten Bäuche sieht man immer noch in der Sprechstunde. Zudem wird von vielen Eltern nicht wahrgenommen, dass Babynahrung aus Kuhmilch und Grieß der direkte Weg zur Kuhmilchallergie ist (siehe Tab. 2, S. 16). Damit kann man auf einen Schlag eine Primärallergie (Kuhmilch) und nachfolgend gleich eine Sekundärallergie (Grieß = Weizen) erzeugen.

Der Rohgenuss von Tiermilch, gleich welcher Art, ist in den ersten zwei Lebensjahren für Kinder generell nicht geeignet.[24]

---

[23] Werthmann K. Schafs- und Ziegenmilch. Hilfsmittel im Heilungsprozess. CH-Kirchlindach: ebi 1996.

[24] Schreier K, Eckert I. Ernährung und Umwelt, eine Bestandsaufnahme. Stuttgart: Thieme; 1977.
Borneff J, Borneff M. Hygiene. Ein Leitfaden für Studenten und Ärzte. 5. Aufl. Stuttgart/ New York: Thieme; 1991.

In den folgenden Zeilen erhalten Sie einige Informationen bezüglich der Kuhmilch nach den verschiedenen Fassungen des **Milch- und Fettgesetzes**[25] (1930/1931/1952, **2001**). Wichtig ist, dass der Begriff „Milch" nur die Kuhmilch meint. Jede andere Art von Milch ist genauer zu kennzeichnen, also Ziegenmilch, Schafsmilch.

Die Milch als solche ist infolge ihres Gehaltes an Proteinen, Kohlenhydraten, Fett, Mineralstoffen und Vitaminen in gelöster, grob disperser oder kolloidal verteilter Form durch verschiedene chemisch-physikalische Einwirkungen gefährdet und außerdem für die Mikroorganismen ein ausgezeichneter Nährboden. Deshalb sind die Anleitungen zur Behandlung der Milch zwecks der Verhütung der Übertragung von tierischen Krankheiten auf den Menschen (TBC, Listeriose, Milzbrand, Q-Fieber, Salmonellose) zu beachten. Personen, die an Krankheiten leiden, welche durch die Milch übertragen werden können, sind bei der Gewinnung und dem Verkehr von Milch ausgeschlossen, vorausgesetzt, diese Personen wissen um ihre Krankheit.

Diesem sehr wichtigen Absatz ist nichts hinzuzufügen oder wegzunehmen. Er gilt ebenso für jede andere tierische Milch.

Die **Milchgewinnung** ist nicht steril und deshalb liegt die Primärzahl an Keimen bei einer Größenordnung von (10^2/ml =) 100/ml. In ungekühlter Milch vermehren sich besonders die Milchsäurebakterien, unter ihnen in erster Linie Streptococcus lactis. Mit steigender Säurebildung unterdrücken sie das Wachstum der sich zu Beginn teilenden gramnegativen Keimflora (Kolibakterien, Bacteroides), deren Stoffwechsel weniger durch Laktosespaltung als durch Proteolyse (Eiweißabspaltung) und Lipolyse (Fettspaltung) charakterisiert ist. Bei der Kühllagerung der Milch auf dem Bauernhof überwiegt bis zur Verarbeitung, Abgabe oder bis zur Tiefkühlung die gramnegative Flora. Eine folgende Pasteurisierung vermag die Keimarten nur quantitativ zu vermindern, eine solche Milch säuert allerdings nicht mehr, sondern verdirbt.

Bei den **Krankheitskeimen**, die bei der Gewinnung der Milch ganz allgemein eine Rolle für den Menschen spielen, muss man zwei Gruppen unterscheiden:

Als tierische, auf den Menschen übertragbare Krankheitserreger in der Milch sind zuerst die **Tuberkulosebakterien** zu nennen. Als Eintrittspforte der TBC bei Säuglingen und Kleinkindern gilt zu 100% der Darmtrakt, bei den Erwachsenen mehr die Atemwege. Es gibt zwar weitgehend tuberkulosefreie Bestände, doch nimmt die Möglichkeit einer Infektion des Viehbestandes durch den Menschen zu, denn die TBC nimmt allgemein wieder zu. Immer mehr Kühe werden in immer kleinere Boxen gestellt. Das erhöht das Infek-

---

[25] Milch- und Fettgesetz – 29. Oktober 2001 (BGBl. I S. 2785, 2825).

tionsrisiko. Weiterhin sind zu nennen: die Brucellen, die Maul- und Klauen-Seuche-Viren, Coxiella burneti.

Auch bei den **Listerien** ist Vorsicht geboten. Sie treten als Infektionserreger nur bei Rohgenuss der Milch auf. Der Genuss von roher Schafs-, Ziegen- oder Kuhmilch kann zu einer Zoonose führen. Eine Infektion erfolgt häufig in der Zeit der Schwangerschaft und Rekonvaleszenz. Die Infektion mit Listerien verursacht bei den Erwachsenen meistens eine stumme Infektion, also ohne wesentliche Beschwerden. Sehr viel gefährlicher ist die diaplazentare Infektion in den letzten Schwangerschaftswochen, weil eine Fetopathie die Folge sein kann. All das gilt natürlich nicht für die pasteurisierte Milch.

Bedingt kommen noch Mastitis-Erreger (Entzündungserreger des Euters) der **Streptokokken der Gruppe B** in Frage, da sie in Ausnahmefällen für Menschen pathogen sind. Mehr zu beachten sind bei den Euterentzündungen **die Staphylokokken**, da die Streptokokken-Mastitis durch den Einsatz der Antibiotika wesentlich stärker zurückgegangen ist als die durch Staphylokokken verursachte Form.

Bei diesen Hinweisen ist zu beachten, dass die Kuhmilch **bei Bezug ab Hof** zu Hause pasteurisiert werden muss (auf 60 °C für eine Minute erhitzen), da die nicht pasteurisierte Form möglicherweise stark pathogene Keime enthält.

Kuhmilchprodukte

Neue künstliche Milchprodukte heben die Möglichkeit einer Allergisierung an.

So genannte „Frischmilch" kann jede Molkerei ohne weiteres auch aus den einzelnen Milchteilen zusammensetzen. Bei einem Besuch des Milchhofes in Innsbruck vor 50 Jahren wurde stolz vorgetragen, dass man sich in Notzeiten jederzeit helfen kann. Man „baut eine Milch zusammen", aus der Molke (gelagert in Wien) und dem Milchfett (gelagert in Innsbruck) usw. Was vor einem halben Jahrhundert als gangbar bezeichnet wird, geht logischerweise heute noch besser. Das sieht man an vielen neuen Produkten:

Durch Zusätze – wie Himbeersirup, Fruchtsirup, Obst, (Bifidus-)Bakterien, Antimykotika, Mittel gegen die Säuerung oder Gerinnung – lässt sich die Milch zu völlig neuen Produkten umbauen. Versuchen Sie z. B. einmal, eine Frischmilch stehen und daraus Sauermilch werden zu lassen. Das gelingt aufgrund der verschiedenen Zusätze nicht (mehr).

Vergessen Sie nicht Joghurt und Käse, auch diese Milchprodukte haben eine Vielzahl von Zusätzen. Magermilch oder fettarme Milch sowie Bifidusmilch sind ebenfalls Kuhmilchpräparate.

Zusatz von Darmbakterien

Sehr oft wird gefragt, ob der Zusatz von Darmbakterien günstig ist. Das mag für den Nichtallergiker gut sein, für einen Menschen, der an einer Kuhmilchallergie leidet, ist das allerdings nicht zulässig. Die Darmbakterien im menschlichen Körper sind standortfest und kommen bei einer Änderung des Milieus in Richtung Normalität sofort wieder zurück. Sie verschwinden aber auch sehr schnell wieder bei einem abnormen Milieu. Wichtig ist nur, die Mucosa enteralis, den Boden für die humanen Bakterien, wieder aufzubauen. Man benötigt deren Zufuhr nicht. Wenn schon, dann kann die azidophile Flora sehr leicht im Dünndarm zurückgewonnen werden, wenn die Stuhlpassage beschleunigt wird. Der Normalbürger leidet zu einem gewissen Prozentsatz an einer verlangsamten Stuhlpassage oder an einer Verstopfung. Es fehlen die Ballaststoffe, die die Passage beschleunigen. Um das in kurzer Zeit und ohne Medikamente zu ermöglichen, ist eine Kur nach F.X. Mayr angezeigt. Dieser Allgemeinpraktiker erkannte, dass man durch Fasten, gutes Kauen der Nahrung und über eine bestimmte Aufbaukur, also mit dem Verzehr von einer trockenen, 3 Tage alten Semmel und zusätzlich etwas (vormals Kuhmilch) Tee oder Schafsmilchjoghurt die allgemeine Entgiftung (Bindegewebe, Leber) und die spezielle Darmreinigung zu sehr guten Ergebnissen mit deutlicher Verbesserung des Allgemeinbefindens kommen kann.

Zusammenfassung

Bei der heutigen Verarbeitungstechnik der Kuhmilchbestandteile darf es nicht wundern, dass die Kuhmilch und ihre Produkte immer mehr in die Linie der Kritik kommen. Es ist nicht erstaunlich, dass man das Kuhmilchantigen, das **ß-Laktoglobulin**, nicht mehr alleine für die vielen Arten der klinisch und subjektiv erlebten Kuhmilchintoleranz verantwortlich machen kann. Die „Verfeinerung" der Kuhmilch erfordert chemische Veränderungen mit Zusatzstoffen und Estern zwecks Geschmacksveränderungen, Sämigkeit und Haltbarmachung. Solche chemische Umformungen vermehren die Möglichkeiten allergischer Reaktionen bei Personen, die bereits auf kleinste Mengen eines Kuhmilchproduktes überschießende körperliche Probleme erleiden. Gegenüber dem einzelnen chemischen Stoff müssen die Betroffenen gar nicht überschießend reagieren, aber das Zusammentreffen mehrerer Additiva kann eben auch andere oder zusätzliche Allergien auslösen.

Der menschliche Körper kann sowohl gegen das Fremdprotein Kuhmilch als auch zusätzlich gegen die Fremdzusätze in der Milch eine Allergisierung erfahren. Diese Möglichkeiten bestehen bei atopischen Kindern bereits in den ersten Wochen der Säuglingszeit, sowie generell bei jedem Kind in den ersten 10–12 Lebensmonaten. Dieser Punkt ist deshalb von großer Wichtigkeit, weil viele Mütter wahllos Milchprodukte einkaufen und essen – und zugleich stillen. Besonders gerne tun sie das in der Schwangerschaft und in der Stillzeit. Man sollte immer bedenken, dass alles, was gegessen wird, über die Brustmilch auch in den kindlichen Körper gelangt. Gerade bei Atopien ist dies zu beachten.

3.1.2 Hühnereiweiß (Ovalbumin)

Ähnlich wie bei der Kuhmilch darf man auch beim Hühnerei die lange Zeitspanne seit der Domestizierung des Huhnes als eine der Ursachen für die Allergisierung gegen das Hühnerei-Eiweiß annehmen. Hier ist das **Ovalbumin** das Allergen. Es kommt im weißen wie im gelben Teil des Eis vor, weshalb der Primärallergiker das ganze Hühnerei meiden muss.

3.1.3 Glutene (Kleberanteile des Getreides)

Das Gluten oder die Kleberanteile des Getreides sind teils ein primäres Antigen, teils ein sekundäres. Dabei sind vor allem die Kleber von Weizen oder Roggen gemeint. Alle anderen Getreidesorten enthalten ebenso Kleber. Nur werden sie seltener in den ersten 10–12 Lebensmonaten zugefüttert und erscheinen deshalb nicht als Antigene.

Da die Glutenallergie (oder kurz Zöliakie genannt) die erste enterale Allergie ist und sehr lange jede Getreideallergie unter dem Deckmantel Zöliakie geführt wurde, sind heute noch viele Therapeuten auf die Zöliakie eingestellt. Hier sollte sich jeder bemühen, genaue Differenzierungen durchzuführen. Der Autor ist sich nicht sicher, ob die Zöliakie (siehe S. 89) in sehr vielen Fällen nicht als Sekundärallergie aufgefasst werden muss, denn sie wird deutlich besser, wenn die Kuhmilch verboten wird.

3.1.4 Weizen und Roggen

Vielfach gelten diese beiden Allergien als Primärallergien und werden mehrheitlich von einer Kuhmilchallergie begleitet. Der Autor nimmt daher auch hier an, dass sie Sekundärallergien darstellen. Bitte differenzieren Sie die spezifische Allergie genau, denn eine Weizen- oder Roggenallergie ist keine Glutenallergie (Zöliakie).

3.2 Sekundärantigene (persönliche Antigene)

Die Sekundärantigene sind in jedem Fall eine Folge der primären Antigene. Das heißt, sobald man eine persönliche Darmallergie entwickelt, muss einmal eine Primärallergie entstanden sein. Meist weiß der Patient nichts von der Primärallergie, denn entweder ignoriert er unbewusst die Beschwerden oder er empfindet sie als „normal".

3.2.1 Allergie gegen pflanzliche Substanzen

Solche durch Sekundärallergene bedingten Krankheiten sind die isolierte Weizen- und Roggenallergie, wahrscheinlich auch die Zöliakie und natürlich auch die Pollenallergie (Kreuzallergie). Um allen Zweifeln zu entgehen, werden die wichtigen Sekundärallergene, manches Mal auch persönliche Antigene genannt, in Tabelle 6 aufgezählt.

Tab. 6: Mögliche Sekundärallergene.

Mögliche Sekundärallergene	Vorkommen
Gluten, Gliadin, Avenin, Nüsse	Klebereiweiße in Roggen, Weizen, Hafer; z.T. in Schokolade durch die Nüsse
Weizen, Roggen	Spez. Antigen im respektiven Getreide
Mais oder Kukuruz, Hirse	Sehr selten
Reis	In Europa nicht bekannt
Soja	Evtl. bei Kindern mit Ersatzmilch aus Sojabohnen
Zwiebel	Wichtig bei Nasenallergikern, bei Heuschnupfen, bei rezidivierender Sinusitis
Schnittlauch und Lauchgemüse	Allergen ähnlich der Zwiebel
Nüsse jeder Art (Cashew-Nüsse erlaubt = Bohnen)	Weglassen bei Primär- und Sekundärallergie, da Fettverdauung nicht möglich, sind auch mögliches Sekundärallergen
Tomaten, Gurken	Relativ seltenes Allergen
Kartoffeln	Relativ seltenes Allergen
Fische: Sardinen, Sardellen	Relativ selten
Fleischsorten	Schweine-, Kalb-, Rindfleisch, Wurstsorten

Die Sekundärantigene sind meistens leichter über Hauttests oder RAST zu erfassen (siehe S. 167) als es die Primärantigene erlauben. Der Grund für die Bildung eines Sekundärallergens ist immer ein zeitlicher Faktor. Es bedarf wiederholter Schädigungen der Darmschleimhaut, also einer Porosität und/ oder Schädigungen des Zottenapparates durch die Primärantigene, damit antigenes Material die Darmbarriere passieren kann. Kein Säugling bekommt in den ersten Lebensmonaten Fisch zum Essen, daher kann es sich nur um ein Sekundärallergen handeln. Wie aus Abbildung 7 ersichtlich, sind die

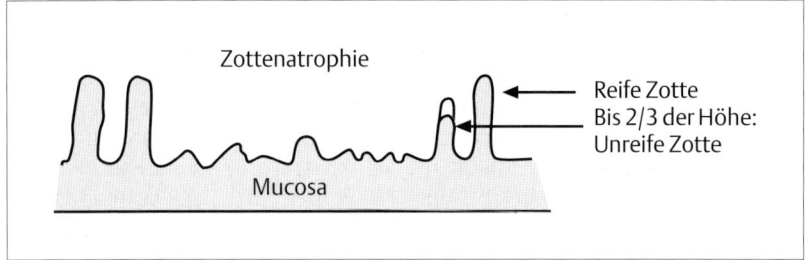

Abb. 7: Zottenaufbau bei einer Primärallergie.

Darmzotten während ihrer Regeneration und in ihrem Wachsen zurück zur ursprünglichen Höhe unreif und daher für antigene Stoffe (Sekundärantigene) angreifbar. Sobald sie zwei Drittel der ursprünglichen Höhe erreicht haben, werden sie unangreifbar.

Die **Therapie einer Sekundärallergie** schließt in jedem Fall auch die Karenz der Primärantigene ein, egal, ob diese gerade Beschwerden verursachen oder nicht. Die Ursache ist die Mucosa-Atrophie durch die Primärantigene, die aus Unkenntnis des Therapeuten oder des Patienten meist weiter verspeist werden. Solange dadurch aber Zotten verloren gehen, besteht die Möglichkeit einer weiteren Bildung von Sekundärallergien. Es hat sich nach den Erfahrungen des Autors an einer großen Zahl von solchen Patienten gezeigt, dass nur die absolute Karenz von Primär- und Sekundärallergenen eine Heilung der Beschwerden bringt.

Eine ähnliche Situation besteht im Säuglings- und Kleinkindesalter. Bei einem Durchfall wird selten nach der Ursache gefragt, sondern eine Teepause und langsamer Kostaufbau vorgenommen. Die Teepause ist frei von Allergenen, wodurch sich sehr schnell der Stuhlbefund bessert. In kurzer Zeit bekommt das Kind als Kostaufbau eine Kindermilch mit stark reduziertem Fremdeiweiß, zusätzlich Karotten und andere „stopfende" Speisen. Der Zottenaufbau geht allerdings auch im Kindesalter nicht in Sekundenschnelle voran, sodass einerseits ein Rückfall ohne weiteres möglich ist und andererseits auch die Bildung einer Sekundärallergie nicht ausgeschlossen werden kann. So kommt es, dass bereits Kleinkinder Reaktionen auf mehrfache Allergene zeigt. Das muss allerdings kein Zeichen einer Atopie sein.

Darmallergien haben ein sehr weites Spektrum. Wichtig sind die Berücksichtigung von zwei Tatsachen:
1. Es gibt keine Allergie gegen Zucker bzw. Kohlenhydrate. Schlimmstenfalls besteht eine Intoleranz, die aber eine Abbaustörung bedeutet (siehe Laktose-Intoleranz).

2. **Jedes Lebensmittel bzw. jeder über den Intestinaltrakt inkorporierte Stoff kann ein sekundäres Antigen werden.** Weiterhin können sich faktisch alle Proteine als Sekundärallergene bemerkbar machen, angefangen von den Fleischsorten bis hin zu allen Milch- und Käsesorten. Das Kochen kann durch Veränderung der verantwortlichen Substanz einzelne Lebensmittel zu Allergenen verwandeln und in seltenen Fällen einen als Allergen bezeichneten Metaboliten zu einem verträglichen Stoff verwandeln, letzteres durch eine Änderung in der Eiweißstruktur.

3.2.2 Allergie gegen Fisch und Fleisch

Wie bereits erwähnt, erhält kein Säugling in den ersten 9–12 Lebensmonaten Fisch und es sollte ihm auch kein Fleisch verabreicht werden. Zusätzlich gibt es keine generelle Allergie gegen Fisch oder Fleisch, sondern es kann immer nur eine Allergie gegen eine bestimmte Tier- oder Fischsorte gebildet werden. Die häufigste Form der Fleischallergien ist die gegen Schweinefleisch, beim Fisch die gegen Heringe und Sardellen sowie eingedosten Thunfisch. Patienten mit Fischallergien sollten den Fisch immer teils roh und teils gekocht ("blau") testen, niemals gegrillt oder gebacken bzw. eingedost, weil hier Zusätze eine Rolle spielen.

Fisch

Fisch und **Fleisch** sind wichtige Eiweißspender für den Menschen, wobei beim Fisch der hohe Gehalt an essenziellen Aminosäuren hervorzuheben ist. Der verschieden große Konsum von Fisch und Fleisch richtet sich nach geographischen Gegebenheiten, nach persönlichen Vorlieben aber auch nach dem Alter. Mit zunehmendem Alter deckt der Mensch den Eiweißbedarf mit Fisch und Fleisch. Die Fischallergien zeigen in der Symptomatik zu den Fleischallergien keinen nennenswerten Unterschied. Prinzipiell macht es bei den Fisch- und Fleischallergien keinen Unterschied, wie die Speisen zubereitet werden. Unter den Fischarten sind dem Autor immer wieder die Sardinen, der Karpfen, der Thunfisch (zumeist eingedost) und die Sardellen als potente Allergene aufgefallen.

Fleisch

Das **Fleisch** ist im Vergleich mit der Kuhmilch und dem Hühnerei eine selten in Erscheinung tretende allergische Substanz. Man muss manches Mal schon sehr scharf nachdenken, um solche Allergien aufzudecken. Der Grund liegt wahrscheinlich darin, dass bestimmte Beschwerden nicht als Bestandteil einer Fleischallergie gesehen, oder besser gesagt, erkannt werden. Folgendes wird für das Kleinkindesalter als normal angesehen: Kleinkinder im Alter von 2–6 Jahren zeigen einen mangelnden Gusto oder sogar ein Abwehrverhalten gegen das Essen von Fleisch. Leider kann der Autor das nicht begründen. Wahrscheinlich liegt das einerseits daran, dass die eventuell bestehenden Symptome der Primärallergie für Eltern und Therapeuten überaus mächtig erscheinen und die weiteren Beschwerden nicht auffallen. Andererseits ist es wohl in der mangelnden Aufmerksamkeit des Autors gegenüber diesem Phänomen begründet. Es gibt ein sehr wichtiges Kriterium, um eine Allergie zu erkennen: ich liebe oder ich hasse mein Allergen. Letzteres könnte der Anlass zu diesem Verhalten sein.

Allergien gegen Fleisch, egal ob von der Kuh, von Schafen und Ziegen oder anderen fremdländischen Tieren, sind bei Erwachsenen sehr selten. Allerdings kann man bei Patienten hin und wieder eine Abneigung gegenüber einzelnen Fleischsorten erkennen. Bei solchen Symptomen sollte man nach weiteren Beschwerden fragen, die eine mögliche Allergiediagnose erhärten. Einige Male konnte vom Autor eine Allergie gegen Kalbfleisch eruiert werden. Hier soll nur erwähnt werden, dass das Kalbfleisch zwar geschmacklich als ideal angesehen wird, aber der Nutzwert gering ist. Obwohl es in einigen so genannten „Junior-Menüs" enthalten ist, ist Kalbfleisch kein geeignetes Fleisch für Kleinkinder, schon gar nicht für Säuglinge.

Schweinefleisch

In Mitteleuropa ist das Schweinefleisch sehr geschätzt. In Österreich und Deutschland beträgt der Verbrauch an Schweinefleisch ungefähr das Vierfache gegenüber Geflügel und das Achtfache gegenüber Rindfleisch. Das führt zwangsläufig zu einer gehäuften Empfindlichkeit bis Allergie gegen Schweinefleisch. Nicht nur der stark überhöhte Verbrauch dieser Fleischsorte führt zu einer Allergie, sondern auch der Umstand, dass Schweinefleisch vermehrt Histamin bildet. Der Schweinefleischallergiker reagiert auf jede Form des Schweinefleisches, egal ob in Form des Schweinebratens, der Sülze, des Specks, des Geräucherten (Geselchten) oder ob es in der Wurst versteckt ist.

Die Allergie gegen das Schweinefleisch besteht vornehmlich aus folgenden Symptomen:

- Suchtverhalten oder Abneigung, beides im allergischen Sinn,
- Völlegefühl, verbunden mit digestivem Unbehagen,
- Auftreten einer eitrigen Dermatitis, evtl. Juckreiz.

Diese Allergie zeichnet sich allerdings durch eine Menge von Nebenerscheinungen aus, die es einerseits wert sind, beschrieben zu werden, und andererseits die vermehrte Sensibilität des Patienten auf die Sutoxine (lat. Schweine-gifte) offenkundig machen.

Die Schweinefleischallergie wird von Laien, aber auch von Ärzten und Thera-peuten, mit Leber- und Gallenblasenerkrankungen in Verbindung gebracht. Dabei ist es sehr einfach, eine Lebererkrankung durch die Erhöhung der Transaminasen aufzudecken. Ebenso wird eine Steinblase oder eine durch Entzündungen weniger kontraktile Gallenblase mit Hilfe der Laborwerte und eines Röntgenbildes leicht nachgewiesen. Aber auch klinisch kann man den Intoleranten von einem Leber- und Gallenblasenkranken unterscheiden. Der Allergiker meidet wohl das Fett, isst aber zur gleichen Zeit genussvoll seinen „mageren" Schweinespeck. Das kann der Leber- und Gallenblasenkranke meist nicht ohne Reaktion der Gallenblase.

Da nicht jeder Mensch, der mit Genuss Schweinefleisch isst, zugleich ein Allergiker gegen Schweinefleisch sein muss, sollte man immer an die Maskie-rung (siehe Tab. 2, S. 16) denken. Das ist die Unfähigkeit des Körpers, bei häufiger Zufuhr eines nutritiven Immunogens rasch auf dieses zu reagieren. Diese Maskierung bildet psychische Beschwerden, Neigung wie Abneigung für das Allergen aus. „Neigung" kann hier auch durch „Sucht" ersetzt werden. Um Missverständnissen vorzubeugen, es gibt keine Schweinefleischsucht, es gibt aber eine Schweinefleischallergie, die sich im Suchtcharakter äußern kann.

Von Bedeutung ist, auch wenn keine Schweinefleischallergie besteht und der Patient keine pathologischen Befunde hat, dass der Liebhaber von Schweine-fleisch stärker gefährdet lebt als der, der von dieser Fleischsorte nur wenig oder überhaupt nichts isst. Das beruht auf der Beobachtung einiger für den menschlichen Körper schädlichen Auswirkungen.

Tab. 7: Sutoxine (aus: Reckeweg. Homotoxikologie, 1981, modifiziert nach Werth-mann).

Einige Sutoxine und ihre möglichen Krankheiten	
Cholesterin	Hypertonie, Arteriosklerose, Karzinom
Histamin und Imidazolkörper	Juckstoffe, Herpes, Ekzem, Dermatitis
Schwefelreiche mesenchymale Schleimsubstanzen	Myogelosen, Adipositas, Rheuma, Arthritis
Wachstumsstoffe	Dicklichkeit, Übergewicht
Sutoxische Fettsäuren	Hypertonie, Adipositas
Grippevirus	übernommen von Schweinelungen

Wie man aus der Liste der möglichen Sutoxine erkennen kann, sind im Schweinefleisch auch Imidazolkörper enthalten. Imidazolkörper sind Stoffe, die chemisch einen 5-er Ring mit zwei Stickstoffatomen enthalten, von dem sich einerseits die Chemotherapeutika ableiten und die andererseits eine Allergie auslösen können: Histamin und Histidin. Beim Schweinefleisch besteht demnach eine doppelte Möglichkeit, eine latente oder im Moment ruhende Allergie zu wecken: über die Imidazolkörper und seine Derivate Histamin und Histidin (siehe Tab. 7, S. 69).

Bei vermehrtem Konsum treten diese Faktoren natürlich stärker in Erscheinung. Sowohl im Bindegewebe als auch in den Zellen selbst sind mehrere Stoffe eingebaut, die für die einzelnen Folgekrankheiten verantwortlich gemacht werden können. Nach Reckeweg kommt es nach Genuss von Schweinefleisch zu einer Anreicherung von Histidin-Polypeptiden, wie Histamin und Ergothionin, die als entzündungserregende Faktoren bekannt sind und gelegentlich Juckreiz hervorrufen können.

> Das Schweinefleisch besitzt dieselbe Position im allergischen Formenkreis wie das Hühnerei oder die Katzenhaare. Über die Histidin-Polypeptide kann es nicht nur als mögliches Allergen wirken, sondern vor allem durch die nachfolgenden Abbauprodukte auch jede andere, schon im Körper vorhandene Allergie verstärken. Deshalb verbietet der Autor bei jeder Allergie zunächst jeglichen Genuss von Schweinefleisch-, Hasenfleisch- und Sardinenprodukten. Der Hase und die Sardine besitzen in ihrem Fleisch einen ebenso großen Gehalt an Histamin, auch sie sind Fluchttiere.

Von Interesse ist, dass eines dieser so genannten „Sutoxine" neben der Kohlenhydratüberlastung auch als Ursache für die Fettleibigkeit in Frage kommt. Neben dem höheren Kaloriengehalt im Essen und der verminderten körperlichen Arbeit, kann die Adipositas ohne weiteres schon eine Folge der Wachstumsstoffe im Schweinefleisch sein. Nebenbei besteht meist eine Bindegewebsschwäche, die sich in einer Insuffizienz der Venenwände und in Ulcera cruris äußert. Ursächlich kommen hier die mesenchymalen Schleimsubstanzen, das Cholesterin und die Fettsubstanzen in Frage. Wie bei allen Überlastungen beginnen die beschriebenen Vorgänge schleichend.

Die toxische Belastung durch den Genuss von Schweinefleischprodukten ist vor allem für Personen, die aus einer krebsbelasteten Familie kommen, von Bedeutung. Der vermehrte Genuss gibt Anlass zu der Annahme, dass das Zellwachstum eines Tumors, der sich im präkanzerösen Stadium befindet, beschleunigt wird.

4 Entstehung und Folgen von Nahrungsmittelallergien

Das Modewort „Allergien" macht Therapeuten vorsichtig. Das Schwierige daran ist, dass man außer Hautallergien keine Allergie sehen kann. Der Patient schildert seine Beschwerden und als Therapeut muss man das glauben. Manches Mal sieht man die Folgen, eine rinnende Nase, eine asthmoide Atmung. Die Darmallergien sind allerdings bei Laien und großteils auch bei Therapeuten ein unbekanntes Feld, dem man nur mit ein paar eingefahrenen „Therapiefloskeln" begegnen kann, wie Dysbioselenkung, Kuhmilch- oder Weizendiät, Bakterienpräparate, Diagnose per Pendeln, Kinesiologie oder elektronischem Gerät. Die Schulmedizin versucht es über die Blutwerte und Suche nach entsprechenden Antikörpern. Eine Nahrungsmittelallergie ist eine ganz spezielle Form der Allergie, da sie der Wegbereiter aller anderer Allergien ist. Wie bereits besprochen, sind die ersten 10–12 Lebensmonate entscheidend. In dieser Zeitspanne initiiert die Zufuhr eines Fremdeiweißes im Körper, besser im kindlichen Darm, die ersten allergischen Reaktionen: Zerstörung des Bürstensaumes ▶ Zerstörung der Schleimhaut bzw. Zotten ▶ Verlust der Sekretion von Enzymen und IgA. Da nahezu 100% der Mütter im ersten Lebensjahr des Kindes abstillen oder zufüttern und da wiederum beinahe 100% aller zufütternden Mütter handelsübliche normale Kuhmilch oder Babymilch-Präparate aus Kuhmilch verfüttern, ist die Kuhmilch das erste Fremdeiweiß im Leben fast aller Kinder. Relativ rasch folgt eine Speise, in der neben Kuhmilch auch das Hühnerei vertreten ist. So wird das Hühnerei das zweite Fremdeiweiß für das kindliche Immunsystem. Beide werden so zu Primärantigenen.

4.1 Ausbildung der intestinalen Allergie

Für die eigentliche Darmallergie ist nur der Darmraum zuständig. Für das Erkennen einer Darmallergie bzw. Begreifen, dass der kleine Erdenbürger ein Allergiker ist, braucht man eine Sicht für außerintestinale körperliche Beschwerden.

Allergien sind ähnlich einem Vulkanausbruch plötzlich auftauchende und auf enterale Antigene überschießende Reaktionen der Abwehrorgane in der Darmschleimhaut. Neben der Mucosa enteralis sind vor allem die Peyer-Plaques am Boden der Kerkring'schen Falten gefragt. Sie sind Ansammlungen von Lymphknoten und erzeugen die wichtigen lymphozytären Zellen, die T_3-Helfer- und die T_4-Suppressorzellen. Zusätzlich werden auch B-Zellen produziert, die sich nach Präsentation des Antigens durch die T_3-Helferzellen und nach einer Wanderung durch den übrigen Körper als so genannte Plasmazellen darstellen. Diese sind insofern sehr wichtig, da sie das eigentliche Immungedächtnis repräsentieren. Nach einer weiteren Präsentation des Antigens durch die T_3-Zellen können die B-Zellen innerhalb kurzer Zeit zwischen 16–20 Millionen (auf das spezielle Antigen sensibilisierte) geklonte Zellen bilden, die das Antigen vernichten bzw. aus dem Verkehr ziehen. Eine klonungsfähige Zelle mit der speziellen Kenntnis des Antigens bleibt übrig und wartet auf das nächste Erscheinen desselben.

Doch zunächst leistet das Immunorgan Darmschleimhaut als solches die eigentliche Arbeit der Abwehr. Es ist ein ganz spezifisches Vorgehen, das bezüglich der Primärantigene und Sekundärantigene auf Seite 178 genau beschrieben und dort nachzulesen ist.

Wie bereits angedeutet ist jede herkömmliche „Babymilch" aus Kuhmilch hergestellt. Somit ist die Babymilch eine Fremdmilch, denn das Protein ist tierischer Natur. Natürlich wird diese Babymilch den Eigenschaften der Muttermilch angepasst, besonders wird auf das Verhältnis der Fette, der Kohlenhydrate und des Eiweißes untereinander geachtet. Es werden auch bestimmte Vitamine und essenzielle Stoffe beigefügt. Zum Teil werden sie aus einem Protein gebaut, das eine Größe unter 1000 Dalton besitzt, also eine kleinere allergene Provokation darstellt. Die verfütterten Kuhmilchpräparate verändern sofort den enteralen Bakterienrasen. Die azidophile Säuglingsflora verschwindet weitgehend und die alkalophile Erwachsenenflora erscheint im oberen Dünndarm. Die Folgen der Verfütterung einer Fremdmilch (Kuhmilch) statt der arteigenen Muttermilch sind schwerwiegende Schädigungen an der äußeren, dem Darmlumen zugewandten Darmbarriere. Die Oberfläche wird durchlässig und die Bakterien und Metaboliten können diese ohne großen Aufwand passieren. Sie durchdringen nicht nur die Darmbarriere, sie gelangen auch in die intraabdominalen Lymphgefäße, diese schwellen an und das schmerzt! Klinisch äußern sich solche Schmerzen als „Zweimonats- oder Dreimonatskoliken", als „Nabelkoliken" und diese werden mit „Wind-Salben" oder „Wind-Wässerchen" behandelt. Die Ursache sind aber weniger die Winde als die Schwellungen der örtlichen Lymphknoten. Die beschriebenen Schleimhautentzündungen schmerzen nicht selbst, sie lassen sich auch nicht oder nur sehr selten an den direkten Beschwerden des Darmorgans, wie Verstopfung oder Durchfall (weicher Stuhl bis mehrmaliges Absetzen von Stuhl) erkennen. Es ist immer die Schwellung der Lymphknoten oder Lymphwege.

Ein weiterer wichtiger Bestandteil des Immunsystems ist der Bakterienrasen. Er kommt bei den Beschreibungen von Darmstörungen viel zu kurz, obwohl er ebenfalls wichtige Immunarbeiten leistet. Um der Abwehr zu dienen, benötigt man eine altersgerechte und abschnittsgerechte physiologische Standortflora. Nur sie kann ortsfremde Keime eliminieren. Je aggressiver eine

Mikrobe ist, umso schwieriger ist ihre Elimination. Man darf dabei nicht vergessen, dass ein hoch pathologisches Milieu auch hoch pathogene Keime erlaubt. Auch der Bakterienrasen macht seine Erfahrungen mit den Fremdproteinen. Die Spaltung des Proteins erfolgt nicht entsprechend den in dieser Zeit üblichen Gesetzen, sondern erfordert neue Strategien oder neue Keimpopulationen. Bacterium coli wächst vermehrt ein. Es kommt ebenfalls zur Gasbildung. Saurer pH-Wert begünstigt sogar pathologischen Candida. All das wird mehrheitlich von den Eltern wenig bis gar nicht wahrgenommen. Von den Ärzten wird es als zeitgemäße Erscheinung herabgespielt (Zweimonats- oder Dreimonatskoliken). Nach den Erfahrungen des Autors sieht man solch tief greifende Ereignisse wie es die enteralen Allergien sind, nicht immer direkt am Darm (siehe Maskierung Tab. 2, S. 16). Ein möglicher Hinweis könnte auch die Veränderung der Stuhlqualitäten (siehe S. 47) sein, jedoch verleitet das Verwenden von Wegwerfwindeln zum schnellen Säubern und erlaubt daher keine besondere Klassifizierung der Stühle.

Jene Organe, die nach herkömmlichen medizinischem Verständnis in keinem Zusammenhang mit dem Verdauungsorgan stehen, sind die **Schwachorgane**. Ein Schwachorgan kann man über die Maskierung (siehe Tab. 2, S. 16) erkennen. Es löst die Darm- oder Entgiftungsprobleme und ist genetisch fixiert. Das erkennt man schon daran, dass es viele Familien gibt, in denen der Großvater, der Vater und das Kind am selben Organ erkranken. Wegen der intestinalen Verletzungen werden die enteralen Allergiespaltprodukte Histamin, Serotonin und Histidin nicht über den Darm eliminiert. Der Hinweis von Burgerstein[26], orthomolekulare Nährstoffe zur Minderung der Folgekrankheiten einer enteralen Allergie (Maskierung) zu verordnen, kann ohne weiteres genutzt werden. Es wird die Ergänzung fehlender wichtiger Nährstoffe empfohlen: Kalzium 600 mg, Magnesium 300 mg, Eisen 10 mg, Molybdän und Chrom je 150 mg.

Eventuelle systemische Reaktion auf die Primärantigene

Systemische Reaktionen sind Reaktionen, die nicht alleine im Darm erfolgen, sondern vom gesamtkörperlichen Immunorgan getragen werden. Solche Reaktionen lassen sich im Blut über IgA-, IgG- oder IgM-Antikörper nachweisen. Im Gegensatz dazu bilden die enteralen, noch außerhalb der körperlichen Hoheit sich befindlichen Antigene keine im Blut nachweislichen Antikörper.

Natürlich können die Primärantigene, die durch die Darmbarriere in das Körperinnere gelangen, auch systemische Reaktionen bedingen. Das ist bei ente-

---

[26] Burgerstein UP, Schurgast H, Zimmermann M. Burgersteins Handbuch Nährstoffe. 10. Aufl. Stuttgart: Haug; 2002.

ralen Antigenen und den daraus resultierenden Immunreaktionen nicht der übliche Weg, denn in solchen Fällen muss das Antigen aus dem intraenteralen Raum in den Körper übertreten. Nach Ansicht des Autors ist diese Vorgangsweise eine Eskalation durch eine weitere Störung. Die Ursachen dieser unüblichen immunologischen Abfolge können die Porosität oder eine größere Verletzung der Mucosa (siehe S. 35) sein, die Pinozytose (siehe S. 32) oder ein s-IgA-Mangel (siehe S. 35) Das heißt, in einem solchen Fall reagieren die Immuneinrichtungen des Körperinneren systematisch auf diese Darmallergene. Das sind die Quellen, die dann Haut- und Bluttests auf enterale Allergene positiv werden lassen.

4.2 Häufigkeit

Grundsätzlich darf man die Nahrungsmittelallergien als die häufigste Form der Allergien ansehen. Nach allgemeinen Angaben und auch nach üblicher Ansicht wird in der Medizin den Darmallergien nicht der Stellenwert gegeben, den diese tatsächlich haben. Hier besteht eine große Differenz zwischen den Angaben der in der Praxis tätigen Therapeuten und den Angaben, die von einer universitären Anstalt stammen. Das Problem liegt in dem Umstand, dass sich die Darmallergien nur unter schwierigen Umständen, das heißt sehr selten, nach den herkömmlichen Methoden nachweisen lassen. Die Kliniken und Labors benützen nur Nachweisverfahren über IgE oder Hauttests sowie über den RAST, und alle liefern aus schon erwähnten Gründen und in hohem Prozentsatz negative Befunde. Die Ursache der spärlich positiven Reaktionen auf die Darmallergene ist die meist intakte Darmbarriere.

Aus dem Patientenklientel des Autors einer über 30-jährigen, vorwiegend gastroenterologischen Praxis darf man annehmen, dass sicher über 60–70% (!) der mitteleuropäischen Bevölkerung an manifesten, aber klinisch am Darmorgan kaum sichtbaren Überempfindlichkeiten auf spezielle Lebensmittel und deren Produkte leiden. Das ist nicht übertrieben, denn diese Zahl wurde korrekterweise bereits deutlich reduziert, da der Autor eine auf chronische Krankheiten, besonders Darmkrankheiten spezialisierte Praxis führte und zusätzlich etwa 10% der diesbezüglich kranken Patienten aus dem europäischen Ausland stammte. Trotz allem zwingen die Erfahrungen des Autors zu einer weiteren Annahme: Ein Patient mit einer chronischen Krankheit leidet bereits lange vor dem Ausbruch der aktuellen chronischen Krankheit anamnestisch und klinisch an einem kranken Darmorgan. Die in der Krankengeschichte vom Patienten so nebenbei erwähnten intestinalen Störungen tragen in überwiegendem Ausmaß die Zeichen der enteralen Allergie (siehe Tab. 2, S. 16). Wird dieser Aspekt ernst genommen, so darf man nach vorsichtiger Schätzung annehmen, dass obige Prozentangaben stimmen. An der

Empfindlichkeit bzw. Allergie gegen die Primärantigene leiden in Europa, wahrscheinlich auch im amerikanischen Raum, rund 70% der Menschen.

4.3 Ursachen der enteralen Allergien

In der Tabelle 13 (siehe S. 175) sind die Primärantigene ihrer Häufigkeit nach eingeordnet. An erster Stelle stehen in jedem Fall die Antigene der Kuhmilch, das ß-Laktoglobulin, und die des Hühnereis, das Ovalbumin. Sie wird man in jedem Fall einer enteralen Allergie immer mit austesten (Suchtest, evtl. Elektroakupunktur), da diese beiden Antigene öfter vorkommen als angenommen. Vielfach wird behauptet, die Weizenallergie sei die häufigste kindliche enterale Allergie. Dem ist nicht so.

Generelle Ursachen für enterale Allergien sind meistens die **Menge des Allergens und der Zeitfaktor:**

Der Ausbruch einer Allergie benötigt eine gewisse Menge des Allergens, die auf das Immunsystem einwirkt. Ebenso spielt auch der Zeitfaktor eine Rolle. Ein Granula macht primär noch keinen allergischen Ausbruch. Der erste Kontakt ist die Sensibilisierung des Abwehrsystems und erst nach zwei Tagen bis einigen Wochen Latenzzeit kommt es zur Allergisierung. Als gutes Beispiel dient der Weizen. Die Menge an Kuhmilch in einer Babyflasche ist einige Male größer als die des Weizens. Daher tritt die Kuhmilch leichter als Allergen auf. Nach Meinung des Autors sind die Allergien gegen Weizen und Roggen in hohem Maße Sekundärallergien, die als Folge der Primärallergien auftreten. Weiterhin spricht für diese Annahme, dass bei gegen Weizen allergischen Personen eine deutliche Empfindlichkeit auf Produkte aus Kuhmilch besteht. Bei strikter Einhaltung der Karenz der Kuhmilchprodukte gelingt es nicht selten, eine Toleranz und somit eine mögliche Verfütterung dieser individuellen Antigene zu erreichen. Das gilt vermutlich auch für die Zöliakie. Das Vorkommen der Zöliakie macht etwa 5–10% aller enteralen Allergien aus.

Wie viele Faktoren sind zum Ausbruch nötig?

Aus naturheilkundlicher Sicht gibt es sicher mehrere Gründe, bis jetzt kennt man jedoch nur die Zeit und die Menge die dafür nötig sind.

Es scheint nicht geklärt, ob viele oder nur einzelne Antigene zum Ausbruch nötig sind. Für den Autor sind dabei zwei Umstände besonders wichtig: Einerseits der Zeitfaktor sowie die Dauer des Einwirkens und andererseits die genetische Fixation im Immungedächtnis, wie atopische Familien belegen. Sobald beide Elternteile an einer mehr oder minder starken Allergie leiden, ist die Wahrscheinlichkeit für das Auftreten einer Allergie bei einem gemeinsamen Kind wesentlich größer als bei Familien mit nur einem allergischen Elternteil.

Wie bereits angedeutet, ist die atopische Familie viel öfter vertreten als man meint. Man muss sich nur die Tabelle der maskierten Krankheiten (siehe Tab. 2, S. 16) ansehen, die alle ihren Ursprung in der atrophischen Darmschleimhaut haben und damit enteraler (allergischer) Herkunft sind.

Weitere Möglichkeiten bzw. verstärkende Momente zur Entstehung einer Allergie liegen in der Familie selbst. Die Zwanglosigkeit bzw. Ungeschicklichkeit der Eltern im Umgang mit der Kuhmilch ist manches Mal erschreckend. Aus irgendwelchen Gründen lässt man das Kind an allen Mahlzeiten durch Kosten teilnehmen. Ob man will oder nicht, das Stillen ist die einzige physiologische Möglichkeit der Fütterung des Nachwuchses. Man gibt einem Kalb auch nicht die Milch von Schweinen. Selbst Katzen vertragen die Kuhmilch nicht, wie das immer wieder von Veterinärärzten bemerkt wird. Wenn das Stillen überhaupt nicht geht, wenn das Vollstillen nicht 9–10 Monate möglich ist, muss man dies leider zur Kenntnis nehmen und mit den kuhmilcharmen bis kuhmilchfreien Ersatzmilchen füttern. Das freiwillige Nichtstillen und die konsekutive Fütterung mit Kuhmilch-Kindermilch-Präparaten erhöht generell und besonders bei allergischen Familien die Erkrankungsrate für enterale Allergien. Da hilft auch nicht die Meinung, ein frühes und oftmaliges Verabreichen des Antigens trimme das Immunsystem. Das ist reiner Nonsens.

Der Autor kann nur nochmals darauf aufmerksam machen, dass auch die Kleinkindphase zu beachten ist. Die zusätzliche Belastung des Kindes mit allen möglichen Speisen auf Kuhmilchbasis in den ersten Lebensjahren sollte genau überlegt werden. In einer pädiatrischen Praxis hört man oft, dass die ursprünglichen, im ersten Lebensjahr bestandenen Symptome sehr minimal waren und in den folgenden Jahren massiv zunahmen. Nach entsprechender Befragung bestätigen die Eltern die starke Zunahme an Speisen, die viel Kuhmilch enthalten. Eine Mutter meinte: „Warum soll man nicht alles kennenlernen, was einem angeboten wird?" Dem ist zu entgegnen: „Bitte alles zu seiner Zeit, und wenn es aus körperlichen Gründen nicht geht, ist es eben zu vermeiden!"

Auch der sorglose Umgang mit dem Hühnerei fördert die Allergien. Dabei wissen die meisten Menschen nicht, dass das Hühnerei nicht nur ein Primärantigen ist, sondern eine Verstärkung einer jeden Allergie darstellt.

Auf die anamnestisch wichtige Frage: „Wie viele Familienmitglieder hat die Familie bzw. wie viele Eier pro Woche werden benötigt?", ergeben die Antworten bei über 60% der Befragten einen Verbrauch von einem halben bis einem Ei pro Person und Tag im Familienverband. Ganz wenige Familien benötigen weniger und der Rest wesentlich mehr. Neben dem Frühstücksei verbraucht die Durchschnittsfamilie Eier für Kuchen und Torten sowie für Paniertes. Beides, Kuchen wie panierte Speisen lässt man den Säugling am Familientisch bereits im Alter von 6–7 Monaten kosten. Diese „Mixturen" von Kuhmilch und Hühnerei (Kuchen und Torten) sind verstärkende Faktoren bezüglich der Auslösung von Primärallergien.

4.4 Wie erkrankt man an einer enteralen Allergie?

Generell gilt: Eine enterale Allergie entsteht immer in der Zeit kurz nach der Geburt durch die Aufnahme von Fremdeiweiß.

Die intestinale allergische Erkrankung hat Besonderheiten. Zunächst soll die erbgenetische Fixation erwähnt werden. Aus heutiger naturheilkundlicher Sicht sind die Primärantigene (Kuhmilch und Hühnerei) bereits in der erbgenetischen Struktur fixiert. Sie sind Erbnosoden. Die Homöopathie bezeichnet Krankheitsstoffe in höchster Verdünnung, die jeder Mensch mehr oder minder deutlich bereits in seiner genetischen Struktur eingebaut besitzt, als Erbnosoden. Das heißt, solche Erbnosoden sind im Moment nicht aktiv, sie sind aber im Immungedächtnis deutlich verankert und werden das Krankheitsgeschehen immer als eine minimal einflussreiche Komponente ein wenig abändern. Das Leiden eines Patienten kann eine minimale Abänderung erfahren, entsprechend der Erbnosoden. Das kann man besser an einer anderen Erbnosode, nämlich am Luesinum erklären. Die Lues wurde 1492 durch Columbus nach Europa gebracht und breitete sich wie die Pest in epidemischen Wellen mehrmals über den ganzen Kontinent aus. Erst die Erfindung des Penizillins 1945 beendete weitgehend diese Seuche. Von diesem Leiden war seit dem Ausbruch jede europäische Familie mindestens einmal betroffen, teils durch die sich anbahnende erbgenetische Fixation und teils durch ein akutes oder chronisches luetisches Leiden. Somit besitzen wir alle ein vererbtes „Geschenk" in der erbgenetischen Struktur unseres Immungedächtnisses, nämlich kleinste Teilchen des Lues-Genoms bzw. minimale energetische Impulse desselben. Nach Ansicht des Pulmologen Spengler[27] können diese luetischen Erbteilchen eine Krankheit mehr oder minder maskieren. Das kann bei einzelnen Menschen den Trend zur Maskierung erhöhen. Nachdem die Lues nur 500 Jahre zur erbgenetischen Fixierung benötigte, darf man die Primärantigene Kuhmilch und Hühnerei nach einem Gebrauch von 10 000

---

[27] Carl Spengler: Pulmologe, 1860–1937, Davos.

Jahren ohne weiteres als Erbnosoden bezeichnen. Sie sind sicher erbgenetisch fixiert, vielleicht auch die Sensibilität auf Gluten. Nur so kann man sich auch die Atopie erklären.

Ferner übersieht man meistens die Maskierung. Das Auftreten einer intestinalen Allergie ist klinisch leicht zu bemerken (siehe Tab. 2, S. 16), die Maskierung nicht. Bei einem Großteil der Patienten treten die von der Medizin und den Laien bei Darmallergien erwarteten signifikanten Darmsymptome, wie Durchfall oder Obstipation, nicht oder nur selten auf. Für den gastroenterologischen Laien völlig unverständlich erkranken statt dessen Organe, die im ersten Moment des Nachdenkens zu dem Darmorgan keinen besonderen Bezug haben, die so genannten Schwachorgane. Eventuell erklärt das, warum Eltern und Therapeuten die enteralen Allergien so häufig nicht früher diagnostizieren. Zusätzlich gibt es viele Gründe, die nachfolgenden Fakten anzuzweifeln, da sie große Einschnitte im privaten Leben hervorrufen.

4.4.1 Die Physiologie des Säuglingsdarms

Zur Zeit der Geburt und einige Monate danach sind der Zottenapparat und die Darmschleimhaut ein noch nicht vollends ausgereiftes und daher auch nicht voll funktionsfähiges Organ. In diesem Zeitraum können die Schleimhaut der oberen Dünndarmanteile und der azidophile Bakterienrasen nur die artgleiche Muttermilch ohne wesentlichen Arbeitsaufwand und ohne immunologische Schwierigkeiten verarbeiten und absorbieren. Die Unreife der Mucosa enteralis zeigt sich in einer nur geringen Sekretion des Immunglobulins A (IgA). Dieser Mangel wird teilweise durch das noch vorhandene mütterliche IgA ausgeglichen.

In der **Zeit von der Geburt bis etwa zum Ende des ersten Lebensjahres** sind nicht nur die Mucosa enteralis als solche, sondern auch der Zottenapparat und konsekutiv der Bakterienrasen sehr anfällig gegenüber Fremdnahrung und insbesondere gegen Fremdproteine. Sobald ein Fremdprotein, also ein nicht mütterliches (nicht humanes) Eiweiß in den Darmraum aufgenommen wird, können einerseits die unreife Mucosa enteralis und andererseits der intestinale Bakterienrasen des bisher voll gestillten Säuglings diese Fremdstoffe (Proteine) nicht bis zur Unbedenklichkeit für das Immunsystem abbauen. Das stellt eine Überforderung der verschiedenen enteralen Abwehreinrichtungen dar. Einerseits bilden sich neue Spaltprodukte, die durch die Gärung zu Methangas und Methanol metabolisiert werden und nervliche Irritationen hervorrufen. Das Kind wirkt verändert, es weint länger, es lässt sich zum Teil nicht beruhigen, es trinkt hastiger, schluckt Luft und hat Probleme mit dem Aufstoßen. Andererseits löst das die Bildung von Allergien aus.

4.4.2 Wann und warum soll eine Beikost verfüttert werden?

Unter Beikost versteht man neben dem Stillen ein erweitertes Nahrungsangebot an den Säugling.

Aus verschiedenen Gründen empfehlen die Stillkommission und die World Health Organisation WHO das Angebot einer Fremdnahrung neben dem Stillen.

● Das Nahrungsangebot über das alleinige Stillen ist für den Säugling im zweiten Lebenshalbjahr bezüglich Kalorien nicht mehr ausreichend.
● Da die Wissenschaft noch nicht über gesicherte Erkenntnisse verfügt, ob das alleinige Stillen über das erste Lebenshalbjahr hinaus tatsächlich einen Schutz vor Allergien bietet, wird zunächst eine Beikost ab dem 7. Lebensmonat vorgeschlagen.
● Das Kind erhält zu wenig Kalzium.

Hier nur einige kurze Hinweise, die genauen Gründe für und gegen das Vollstillen im ersten Lebensjahr lesen Sie bitte unter dem Kapitel 6.2.3 „Das Stillen" (siehe S. 122).

Für den Autor hat das Beikostfüttern ab dem 7. Lebensmonat so lange eine Berechtigung als es Kinder gibt, die keine Hinweise auf eine Darmallergie aufweisen. Sobald nur der geringste Zweifel besteht, dass möglicherweise eine intestinale Allergie pur oder über die Zeichen der Maskierung vorhanden ist, ist von diesen Vorschlägen der Stillkommission absolut abzuraten, egal, ob sie von Verwandten oder Therapeuten vorgebracht werden. Jede Fremdnahrung im ersten Lebensjahr hat Folgen am Bakterienrasen und an der Darmschleimhaut. Dazu muss ergänzend erwähnt werden, dass die überwiegende Zahl von bis zu einem Jahr voll gestillten Säuglingen eine normale Gewichtszunahme verzeichnen. In jahrzehntelanger Ausübung der pädiatrischen Praxis hat der Autor nur fünf Kinder gesehen, die bei Vollstillen unterernährt waren und auf zusätzliche kuhmilchfreie Nahrung umgestellt wurden. Das ist eine verschwindend kleine Zahl. Sie können das Gewicht jederzeit selbst prüfen. Für die Eltern und Therapeuten gibt es eine alte und bewährte Faustregel: In den ersten 6 Monaten soll sich das Geburtsgewicht verdoppelt, beim ersten Geburtstag verdreifacht haben. Der Spielraum beträgt 10% auf- oder abwärts. Nicht an der Brust genährte Kinder nehmen wegen des häufig höheren Energie- und Eiweißangebotes schneller an Gewicht zu, sodass nicht selten ihre Gewichtszunahme schon im 4. Lebensmonat verdoppelt ist. Eine so schnelle Gewichtszunahme ist aber keineswegs Ziel einer gesunden Ernährung und eines normalen Gedeihens.[28]

---

[28] H. Müller. In: Lust/Pfaundler 1994.

Des Weiteren muss angemerkt werden: Leider gibt es eine große Zahl von Pädiatern und anderen Therapeuten, die von der Maskierung noch nichts gehört haben. Hier müssen Eltern und Autor Geduld üben. Es soll nicht verschwiegen werden, dass die Meinung über die Kuhmilch als erstes Allergikum im Säuglingsleben über 20 Jahre benötigte, um eine teilweise Anerkennung dieses Faktums zu erfahren. Um das zu erreichen, war es ein mühsamer Weg mit Vorträgen vor universitärem Publikum, anderen Therapeuten und Eltern, und es benötigte eine große Zahl von fachbezogenen Arbeiten in mehreren Sprachen. Hier gilt der Satz: In Bezug auf die enteralen Allergien und ihre Maskierung ist dem Stillen bzw. der allergenfreien Kost im ersten Lebensjahr der Vorzug zu geben.

So lange Eltern annehmen können, dass weder sie selbst noch der Säugling Beschwerden aufweisen, die auf eine intestinale Allergie hinweisen, also die Zeichen der Maskierung fehlen, werden vom Autor keine Empfehlungen nötig sein. Das sind aber im besten Fall ein Fünftel aller Eltern. Sobald jedoch eine Familie Hinweise auf eine Atopie direkt oder über die Maskierung zeigt (siehe Tab. 2, S. 16), muss auf eine Stilldauer von 9–12 Monaten gedrängt werden. Ist das Vollstillen in diesem Zeitraum nicht möglich, dann sollte eine von Kuhmilch freie Babymilch verfüttert werden.

4.4.3 Die Einflüsse der Ernährung auf den Säuglingsdarm

In den ersten 9 Monaten nach der Geburt sind alle mütterlichen und kindlich körperlichen Einrichtungen für das **Stillen** aktiviert (siehe Kap. 6.2.3, S. 122). Das beginnt beim azidophilen Bakterienrasen, der einen Teil der Spaltarbeit der Muttermilch übernimmt und zugleich das Eindringen der alkalophilen Keimarten in die oberen Abschnitte des Dünndarms verhindert.

Die Natur hat für den Menschen eine volle Stillzeit von 9–12 Monaten vorgesehen. In diesem Zeitabschnitt reifen der Zottenapparat und die intestinale Schleimhaut. Wird beiden in dieser Zeit Fremdnahrung zugemutet, sind Zerstörungen und Allergien die Folge. Weiterhin darf man den Bichat-Fettpfropf nicht übersehen. Er dient zum Saugen. Der in beiden Wangen des Neugeborenen deutlich tastbare Fettpfropf bildet einen guten Abschluss des kindlichen Mundes rund um die mütterliche Mamille. Gegen Ende des ersten Lebensjahres verringert sich der Umfang des Fettpfropfes und er verschwindet nach dem ersten Geburtstag, was dafür spricht, dass für die menschliche Natur eine Stillzeit von ungefähr 10–12 Monaten völlig „normal" ist.

Die durchschnittliche Stillzeit in Mitteleuropa beträgt hingegen 10–14 Wochen, dann werden trotz großer Bemühungen der Nationalen Stillkommission viele Babys bereits teilweise oder sogar völlig auf normale „Kindermilch"-Präparate umgestellt.[29] Schon in diesem frühen Lebensalter des Kindes wird der Mutter von der Nachbarin, Großmutter, der Mutterberatung oder dem Hausarzt zusätzliche Beikost empfohlen. Dies hat allerdings weitreichende Folgen: Je mehr Beikost, desto weniger Sauglust des Babys, desto schneller der Rückgang der Brustmilch und desto kürzer die Stillzeit. Jeder gute Rat will das Beste – dieser Rat schädigt jedoch zugleich den Darm des Babys.

Auch die Geburtenstationen und die Hebammen machen oft grobe Fehler in den ersten Lebenstagen. Das hat sich heute durch ein Umdenken gebessert. Es soll aber trotzdem erwähnt werden[30], da vielfach die hypoantigene Babymilch (HA-Milch), aber auch das Alfare® als Sondernahrung für Glutenallergiker, eine Antigenität besitzen und bei atopischen Kindern bereits Sensibilisierungen hervorrufen können. Sie überbrücken die Zeit des Milcheinschießens, also die ersten 1–3 Tage nach der Geburt, mit hypoantigener „Babymilch", die aus Kuhmilch hergestellt ist. Somit ist die Babymilch eine Fremdmilch, denn das Protein ist tierischer Natur. Natürlich wird diese Babymilch den Eigenschaften der Muttermilch angepasst, besonders was das Verhältnis der Fette, der Kohlenhydrate und des Eiweißes untereinander betrifft. Es werden auch bestimmte Vitamine und essenzielle Stoffe beigefügt. Zum Teil werden sie aus einem Protein gebaut, das die Größe unter 1000 Dalton besitzt, also eine kleinere allergene Provokation darstellt. Aber für den Darm ist es Fremdeiweiß.

In diese Kerbe schlagen alle das Stillen fördernden Einrichtungen. Sie empfehlen eine Beikost ab dem 6. Lebensmonat des Säuglings. Damit stellt sich die Stillkommission und alle anderen so genannten das Stillen fördernden Einrichtungen auf den Standpunkt, 6 Monate Stillen seien gesund und ausreichend. Das ist ein grober Fehler. Man könnte sagen, besser als gar nicht stillen, *aber* nicht ausreichend zur Verhütung von Allergien!

Zurück zu den ersten Tagen nach der Geburt: Besser wäre es, das Kleine mit minimal Laktose (Milchzucker) im Tee zu versorgen und das Kind so oft als möglich an die Mutterbrust mit Anlegeversuchen zu fordern. Diese Milch ist sehr gesund und hat bereits einen immunologischen Einfluss.

Viele Mütter und Zahnärzte haben Sorgen wegen der Zuckergaben. Es ist jedoch ein großer Unterschied, ob man Zucker dauerhaft als Süßmittel verabreicht oder in den ersten Tagen den notwendigen Kalorienbedarf des Neugeborenen durch Zugabe von Laktose erfüllt.

---

[29] Siehe Kapitel 6.2.4.
[30] Im Kapitel 6.2.3 und 6.2.4. finden Sie einige weiterführende Hinweise zum Stillen.

Wie reagiert der Säuglingsdarm auf den verfrühten Übergang von Stillen auf die Zusatznahrung?

Bezüglich der Darmorgane und ihrer Bedeutung bei der Entstehung der chronischen Krankheiten sollte jeder Therapeut folgende Weisheit zur Kenntnis nehmen:

> Die Darmschleimhaut und der Zottenapparat bilden mit dem Bakterienrasen eine organische und funktionale Einheit.

Dieses natürliche Gesetz erfordert vom Therapeuten eine besser differenzierte Denkweise. Wird ein Teil partiell oder ganz zerstört, dann hat das Folgen. Es ist wichtig, die intraabdominalen, besser intestinalen Folgen von den extraabdominalen Beschwerden zu unterscheiden. Klinisch werden meistens funktionelle intestinale Folgen erwartet, d. h. Koliken, Stuhlveränderungen oder allgemein enterale Allergien und ein Immundefizit. Keiner oder nur wenige Therapeuten denken an die extraabdominalen Beschwerden, wie die Belastung der Schwachorgane oder eine systemische Reaktion nach Passieren der porösen Darmschleimhaut. Die intestinalen funktionalen Symptome sind entweder selten, und wenn, dann sehr diskret vorhanden oder entgehen durch das Auftreten von extraabdominalen Beschwerden der Aufmerksamkeit des Patienten.

Immundefizit

Eine allergische Reaktion im Darmraum hat das Ausmaß von der teilweisen Zerstörung des Bürstensaumes an der Oberfläche der Schleimhaut bis hin zur flächenhaften subtotalen (quadratmetergroßen) Zerstörung des Zottenapparates mit den **Peyer-Plaques**. Diese sind wichtige Lymphknoten, die mit der Bildung verschiedener Zellen betraut sind. Mit eingeschlossen ist in jedem Fall eine quantitative und/oder qualitative Veränderung des enteralen Bakterienrasens mit seinen über 400 verschiedenen Bakterienarten. Insgesamt hat das vielfältige Folgen, klinisch wie serologisch, aber auch in den einzelnen Stuhlbefunden.

Enterale Allergien

Ein verfrühter teilweiser oder völliger Abbruch des Stillens hat viele Folgen, nicht nur psychische. Alle statt der arteigenen Muttermilch verfütterten Kuhmilchpräparate, d. h. also auch die „Babymilch", verändern den enteralen Bakterienrasen sofort und führen zu schwerwiegenden Schädigungen an der äußeren Darmbarriere (z. B. zur Porosität der Mucosa enteralis). Ein gesunder Bakterienrasen ist jedoch ein wichtiger Bestandteil des Immunsystems. Für eine gute Abwehr benötigt man eine altersgerechte und abschnittsgerechte physiologische Standortflora. Nur sie kann ortsfremde Keime eliminieren.

Durch eine Schädigung des Bakterienrasens erfolgt die Spaltung der Proteine nicht entsprechend den in dieser Zeit üblichen Gesetzen, sondern erfordert neue Strategien oder neue Keimpopulationen. Je aggressiver eine Mikrobe ist, umso schwieriger ist ihre Elimination. Man darf dabei nicht vergessen, dass ein hoch pathologisches Milieu auch hoch pathogene Keime erlaubt.

Die azidophile Säuglingsflora verschwindet weitgehend und die alkalophile Erwachsenenflora erscheint im oberen Dünndarm. Die Oberfläche wird durchlässig und die Bakterien und Metaboliten können diese ohne großen Aufwand passieren (u.a. Bacterium coli). Nicht nur die teilweise Zerstörung der Schleimhaut und die damit verbundene örtliche Entzündung, sondern auch die durch die Darmbarriere geschlüpften Stoffe bzw. Keime erzeugen neben örtlichen Entzündungen Gasbildung und vor allem für den Laien erkennbare psychische Veränderungen. Die beschriebenen Schleimhautentzündungen schmerzen jedoch nicht selbst, sondern lassen die regionalen Lymphknoten anschwellen – und das schmerzt! Wie auf S. 72 bereits gesehen, äußern sich solche Schmerzen als „Zweimonats- oder Dreimonatskoliken", als „Nabelkoliken", die mit „Wind-Salben" oder „Wind-Wässerchen" (Aqua carminativa) behandelt werden. Solche „Wind-Wasser" bestehen aus Kräuterextrakten, von denen man annimmt, dass sie beruhigend auf den Darm wirken, wie etwa die Kamille. Diese Therapie geht am Problem vorbei und zeigt die Hilflosigkeit des Therapeuten bzw. der Mutter. Die Winde erzeugen nur Unwohlsein und Völlegefühl, aber keine Schmerzen. Das Einmassieren dieser „Wässerchen" ist noch das einzig vernünftige Therapieren. So lange das in Richtung des absteigenden Kolons, also vom rechten Unterbauch in Richtung Magengegend und weiter nach linkem Unterbauch erfolgt, werden die Gase zumindest weitertransportiert.

Nach den Erfahrungen des Autors sieht man solch tief greifende Ereignisse, wie es die enteralen Allergien sind, nicht immer direkt am Darm. Ein möglicher Hinweis könnte auch die Veränderung der Stuhlqualitäten sein, wie Verstopfung oder Durchfall (weicher Stuhl bis mehrmaliges Absetzen von Stuhl). Der Gebrauch von Wegwerfwindeln verleitet jedoch zum schnellen Säubern und erlaubt daher keine besondere Klassifizierung der Stühle.

Extraabdominale Beschwerden

- Belastung der Schwachorgane
- Eventuelle systemische Reaktion auf die Primärantigene

Generell hat der Körper mit dem Prozess der enteralen Allergie ein Problem. Wie, beziehungsweise mit welchem Organ kann er die Elimination der entstehenden Aminosäuren Histamin, Histidin und Serotonin sowie andere metabolische Substanzen erreichen? Man soll nicht dem Irrtum unterliegen, dass alle allergischen Reaktionen an der Darmschleimhaut oder am Bakterienrasen ablaufen. Wegen der intestinalen Verletzungen kann deren Ausscheidung nicht über den Darm erfolgen. Und deshalb erlebt man vermehrt klinische Beschwerden an anderen Organen. Die in den Kreislauf gelangten Allergieprodukte tangieren letztlich jedes Organ. Viele Organe sind auf diese Stoffe nicht ansprechbar und können sie kompensieren, aber die subjektiven, so genannten Schwachorgane reagieren. In diesen kommt es zu einer deutlichen Überlastung hinsichtlich der Eliminationsarbeit. Diesen Vorgang nennt man Maskierung der Beschwerden einer Allergie.

Belastung der Schwachorgane

Trotz normaler Stühle zeigen sich „neu auftretende" Symptome an weit vom Darmraum entfernten Organen (Maskierung). Solche Krankheiten sind z. B. die Neurodermitis, die asthmaähnliche Bronchitis, das kindliche Rheuma und die Infektanfälligkeit. Im Erwachsenenalter gesellen sich noch einige weitere Krankheiten dazu. Die Eltern – und sehr häufig auch die Therapeuten – denken dabei nicht an die Ursache (d. h. die Darmschleimhaut und das Primärantigen Kuhmilch). Eine alimentäre Gonarthritis oder Coxitis ist für viele Therapeuten undenkbar und doch sehr häufig. Doch Voll[31] hat bereits vor 50 Jahren mittels Elektroakupunktur solche Beziehungen gefunden. Bei derart gelagerten Fällen ist eine orthopädische Untersuchung nicht schlecht, doch eine herkömmliche Behandlung ist sicher nicht die richtige. Die einzig effektive Therapie ist die Karenz der Primärantigene.

Eventuelle systemische Reaktion auf Primärantigene

Das im ersten Lebensjahr unreife und durch den Genuss der Primärantigene geschädigte intestinale Immunsystem erkennt nicht nur die Fremdantigene, sondern wahrscheinlich auch die aufgrund von Änderungen im Bakterienrasen resultierenden und für die Immuneinrichtungen völlig neuen Spaltprodukte. Die Zerstörungen der intestinalen Schleimhaut durch die allergischen Prozesse werden durch den Zuwachs an allergisierenden metabolischen Substanzen vergrößert und vertieft. Die Mucosa wird porös und teilweise können sich Ulzera bilden. Die notwendige Kittmasse für die oberflächlichen Defekte, das Immunglobulin A (IgA), fehlt. Mitunter lassen die oberfläch-

---

[31] Voll R. Topographische Lage der Messpunkte der Elektroakupunktur. Textbd. 1. Uelzen: MLV; 1976.
Voll R. Topographische Lage der Messpunkte der Elektroakupunktur. Textbd. 3. Aufl. Uelzen: MLV; 1976.

lichen und tieferen Verletzungen der Darmschleimhaut zu, dass trotz der Bemühungen der Bakterienflora und der Mucosa enteralis Teile von Mikroben oder Metaboliten in das Körperinnere eindringen dürfen. Nach dem Eindringen der Fremdpartikel in den Organismus werden die körperlichen Immuneinrichtungen gefordert und es werden systemische allergische Reaktionen mit der Bildung entsprechender Antikörper gegen die Primärantigene bzw. Mikrobenteile möglich. Die Erstausbildung einer allergischen Reaktion auf diese intestinalen Stoffe ist allerdings von einer gewissen Menge des Allergens abhängig. Nur so kann man sich die geringen Möglichkeiten eines serologischen oder kutanen Nachweises einer enteralen Intoleranz erklären.

Sind in diesem jungen Lebensalter bereits allergische Reaktionen möglich?

Diese Frage muss ohne Einwand mit „Ja" beantwortet werden. Wie sich aus histologischen Untersuchungen von 10 Wochen alten Föten gezeigt hat, sind solche intestinalen allergischen Reaktionen durchaus möglich. Die diagnostizierten Veränderungen am Darmorgan erinnern bereits in diesem Alter an allergische Reaktionen. Man darf also annehmen, dass bereits in einer Zeit, in der manche Mutter erst kurz von ihrer Schwangerschaft weiß, bereits Reaktionen ablaufen, die auf besondere Empfindlichkeiten des Immunsystems hinweisen (siehe Abb. 3).

5 Formen der Kuhmilch- und Hühnereiallergie

Es zeigt sich immer wieder, dass man die Allergien entsprechend den klinischen Fächern einteilt. So gibt es Haut-, Darm-, Nasen- und Lungentraktallergien. Nach Meinung des Autors und entsprechend seiner über 40-jährigen Erfahrung im Umgang mit allergischen Personen jeder Altersstufe, ist das nicht richtig, denn die Grundlage aller allergisierenden Vorgänge im späteren Leben ist die Zerstörung des Schleimhautepithels im oberen Dünndarm in den ersten Lebensmonaten. In dieser Zeit werden Veränderungen gesetzt, die sehr tiefe Engramme im Immunsystem hinterlassen und den Menschen im gesamten Leben begleiten. Dabei ist es egal, welchem klinischen Fach die Beschwerden an den Schwachorganen zugeordnet werden.

Die Diagnose einer enteralen Allergie wird heute noch immer zuerst klinisch zu stellen sein. Alle auftretenden Beschwerden sind ursächlich mit der Läsion der Mucosa verknüpft. Erst nach klinischem Verdacht wird man weitere spezifische Befunde erheben. Der Beginn liegt meist in den ersten 12 Lebensmonaten, wobei sich durch längeres Stillen der Zeitraum in das zweite Lebensjahr verschieben kann.

Jede enterale Allergie wird durch folgende wesentliche Symptomatik auffällig:

- Eventuelle abnorme Stuhlbeschaffenheit,
- Gedeihstörung,
- psychische Veränderungen und eventuell
- **Fernstörungen** (siehe Tab. 2, S. 16)

wobei je nach Patient mal die eine oder die andere Komponente im Vordergrund steht.

Prinzipiell kann sich klinisch jede enterale Allergie auf verschiedene Art und Weise bemerkbar machen. Nach langjähriger Erfahrung hängt das immer davon ab, welches Schwachorgan der Patient besitzt (siehe Tab. 2, S. 16). Die Auswirkung einer intestinalen Allergie auf die Schwachorgane bezeichnet man auch als „**Maskierung der Allergie**" (siehe Tab. 2, S. 16). Diese Maskierung kann sowohl physischer als auch psychischer Art sein.

Nicht zu vergessen ist Folgendes: Wenn man rein symptomorientiert therapiert und die Wurzel des Geschehens, den Darm, dabei ausklammert, bessern sich die Symptome vielleicht kurzfristig – kommen jedoch nach Absetzen der Therapie wieder. Eventuell „wandern" sie dabei sogar auf ein anderes Organ weiter, welches dadurch zu einem neuen Schwachorgan wird. Ein bekanntes

Beispiel hierfür ist die Neurodermitis, bei der die Beschwerden häufig von der Haut auch zur Lunge wechseln.

5.1 Somatische Beschwerden

Die enteralen Allergien haben viele Gesichter, und das hängt vom jeweiligen Schwachorgan ab. Neben den somatischen Beschwerden stellen auch psychische Probleme eine Maskierung der Allergie dar. Fachspezifisch werden die somatischen Symptome der Maskierung immer über bakterielle und hämatologische Befunde sowie über spezielle Untersuchungsergebnisse erklärt. Sehr oft scheint der Patient medizinisch völlig gesund und die Symptomatik wird mit „Hysterie" begründet oder als „Wetterfühligkeit" verniedlicht. Eine gezielte Anamnese ergibt schnell Hinweise auf eine mögliche enterale Allergie. Die nachfolgende Karenz der Primärantigene bestätigt rasch den Verdacht, oft innerhalb von 2–3 Wochen. Abermals sei auf die Tabelle 2 (siehe S. 16) hingewiesen, die schnell und auf prägnante Weise zeigt, welche möglichen Erkrankungen der einzelnen Organe ein deutlicher Hinweis auf eine enterale Allergie sind.

5.1.1 Verdauungstrakt

Der Verdauungstrakt und speziell der Darmtrakt besteht aus mehreren Organen bzw. Organteilen, wobei jeder Teil für sich ein separates Organ darstellt und als Schwachorgan leiden kann. Somit kann das ganze Organ Darm bei der Beschreibung der Folgen der Atrophie der Mucosa enteralis oder besser bei den enteralen Allergien eine Doppelfunktion besitzen. Einerseits ist es das Organ Dünndarm, und hier besonders das Duodenum, das die Allergien bildet, und andererseits ist es das Organ Dickdarm, welches das allergische Leiden erdulden muss.

Die Folgen der enteralen Allergien sind die Atrophie der Darmschleimhaut, besonders im Duodenum, sowie eine konsekutive Dysbiose des Bakterienrasens. Die funktionellen Folgen der enteralen Allergie sind die Obstipation und die Diarrhoe sowie Veränderungen in der Stuhlzusammensetzung.

Als Krankheiten kommen in Frage:

- die Primär- und Sekundärallergien gegen die Primärantigene Kuhmilch und Hühnerei, aber auch gegen die **wahrscheinlichen Sekundärallergene** Weizen und Roggen, sowie gegen die Glutene: Zöliakie bzw. Sprue
- das Kolitissyndrom.

Isolierte Allergie gegen einzelne Getreidearten

Wie bereits angedeutet, sind diese Allergien meist so genannte Sekundärallergien, deren klinisches Bild durch die Symptomatik der Primärallergien, meistens gegen die Kuhmilch, überdeckt ist. Es gibt immer wieder Einzelfälle, bei denen die Allergie gegen das Primärantigen Kuhmilch nicht im Vordergrund der klinischen Beschwerden steht, sondern gegen das der Getreideproteine, was allerdings sehr selten ist.

Kurz ein historischer Abriss: Obwohl das Getreidekorn über 10% an Eiweiß aufweist und das alpha-Gliadin als Urheber der Kleberallergie nur einen Bruchteil der Eiweißfraktion ausmacht, wird oft die Antigenität gegen eine Getreidesorte automatisch zur Gliadin- oder Glutenallergie gestempelt. Das macht einen großen Unterschied. Einerseits hat jedes Getreide sein spezifisches Protein und dadurch seine entsprechende Antigenität. Das verwundert umso mehr, da bereits Hottinger 1963 neben dem Gliadin einzelne Getreidesorten als Träger antigener Strukturen beschreibt.[32] Ebenso konnte Etermann an Weizenkornschnitten Weizenantigene nachweisen.[33] Andererseits besitzen alle Getreidesorten das Gluten, das Klebereiweiß, welches das Mehl backfähig macht.

> Demnach kann ein Allergiker, der gegen eine einzelne Getreidesorte allergisch ist, nur dieses Getreide nicht essen, ein Glutenallergiker (siehe Zöliakie, S. 89) muss mehrere Getreidesorten meiden.

Die Getreideerzeugnisse bilden seit Jahrtausenden die wichtigste Ernährungsgrundlage der Menschheit. Für den größten Teil der Erdbevölkerung bilden die aus Körner- und Mehlfrüchten stammenden Nahrungsmittel mehr als die Hälfte der Nährstoffe. Ernährungsphysiologisch kommt den Getreideerzeugnissen wegen des hohen Energiewertes, des Gehaltes an Eiweiß, Mineralien und an Vitaminen ein hoher ernährungsphysiologischer Stellenwert zu. Weizen und Roggen sind am eiweißreichsten (12% bzw. 10%) und enthalten neben Albumin und Globulin in besonders großer Anzahl die glutaminreichen Klebereiweiße. Der Gehalt an Kohlenhydraten liegt bei Weizen und Roggen zwischen 47% und 67%. Sowohl der große Kohlenhydratanteil als auch die bessere Backfähigkeit von Roggen und Weizen haben den Anteil dieser beiden Getreidesorten am täglichen Brot besonders groß werden lassen.

---

[32] Hottinger, A. Symptomatologie allergischer Krankheiten. In: Fanconi/Wallgren.
[33] Etermann KP, Feltkamp TEW. Antibodies to gluten and reticulin in gastrointestinal disease. Clin. Exp Immunol 1978;31:92–99.
Eterman KP et al. Wheat grains: a substrate for the determination of gluten antibodies in serum of gluten-sensitive patients. J Immunol Methods 1977;14:85–92.

Nach Beobachtungen des Autors gibt es genug Patienten, bei denen keine Glutenallergie vorliegt und die trotzdem nach Verzehr von Brot und Backwaren intestinale Beschwerden bekommen. Das liegt immer wieder in Brotmehlmischungen von Roggen und Weizen begründet. Sehr leicht wird man über eine isolierte Testung der einzelnen Getreidesorten und je nach Reaktion am Schockorgan Darm die jeweilige isolierte Allergie gegen Getreide aufdecken. Soweit das übersehbar ist, halten sich die Allergien gegenüber Roggen und Weizen in der Verteilung unter der Bevölkerung die Waage. Sie treten als Primärantigen im Gegensatz zur Kuhmilchallergie sehr selten auf.

Die klinischen Beschwerden zwischen der isolierten Getreideallergie und der Zöliakie unterscheiden sich. So vertragen die auf Weizen oder Roggen bzw. Hafer intoleranten Patienten die Glutene des jeweils anderen Getreides generell sehr gut und zeigen keine wesentlichen Veränderungen an Mucosa und Bürstensaum. Allerdings leiden sie nach Genuss ihres Getreideallergens häufig an Bauchschmerzen, die durch kein pathologisches Substrat, außer mit dem eines Lymphgefäßspasmus', erklärt werden kann. Häufig zeigen sie auch Zeichen einer toxisch bedingten psychischen Veränderung. Bei der Suchdiät (siehe Kap. 7.7.1, S. 174) kommt es bei der Belastung der einzelnen Getreidesorten, die das Immunogen (Antigen) darstellen, zu deutlichen Schmerzen im Abdominalbereich, die selten eindeutig lokalisiert werden können. Meist tritt zusätzlich eine plötzliche Unruhe auf. Beide Beschwerden bringen bereits den Nachweis einer allergischen Enteropathie. Sehr häufig kommt es dabei zu einer begleitenden Rhinitis, zu Kopfschmerzen und bei Roggenallergikern zu vermehrten Blähungen.

Die isolierte Getreideallergie schließt auch Fälle mit einer Intoleranz gegen Hafer, Mais und Hirse ein. Wenn auch diese Getreidesorten noch seltener als Antigen auftreten, muss man bei besonders hartnäckigen Durchfallsformen auch an solche Möglichkeit denken. Häufiger besteht eine Allergie gegen Weizen und Roggen. Diese Form der enteralen Allergien wird daher ganz bewusst vor dem Kapitel der Glutenallergie (Zöliakie) erwähnt, da sie nicht unter die Diagnose Zöliakie fallen sollen.

Die Formen der Glutenallergie (Zöliakie)

Viele Therapeuten subsumieren unter dieser Diagnose alle möglichen enteralen Allergien. Damit tut man Eltern und Kind nichts Gutes.

Eine Glutenallergie ist meist unter dem Namen **Zöliakie** oder **Gee-Herter-Heubner-Syndrom** bekannt.

Samuel Gee beschrieb vor über 110 Jahren dieses Krankheitsbild erstmals und bezeichnet es als *coeliac*-disease-Bauchleiden, woher der Name „Zöliakie" stammt. Dies darf als der erste Hinweis auf Darmallergien in der Medizin gewertet werden. Noch 1967 war es nach Ansicht von Müller[34] eine Verdauungs- und Resorptionsstörung, für die fast alle Nahrungsbestandteile im gesamten Darm, besonders im Dünndarm, verantwortlich waren.

Die Zöliakie war der Beginn eines detaillierten Wissens um die enteralen Allergien. Vor Jahren wurde noch jedes unklare Krankheitsbild mit Malabsorption und Dystrophie dem „Zöliakiesyndrom" zugeordnet. Die Glutenallergie war vor 20 Jahren die erste ernst genommene enterale Allergie und wurde international ausgedehnt erforscht. Obwohl in Schweden die Forschung bereits auf die Kuhmilchintoleranz übergriff, wurde weltweit noch immer die subtotale Zottenatrophie als das Zeichen der Zöliakie angepriesen und dementsprechend auch die Dünndarmbiopsie als die einzige und wichtige Diagnosestrategie angewendet. Mittlerweile weiß man, dass die Zottenatrophie nicht nur das Signum der Zöliakie ist, sondern die Mucosa-Zerstörung bei allen enteralen Allergien mehr oder minder ebenso möglich und vorhanden ist.

Die Zöliakie oder Glutenallergie ist teilweise eine Primärallergie und teilweise eine Sekundärallergie. Dieses Krankheitsbild kommt in weniger als 10% der enteralen Allergien vor. Bei einem beachtlichen Teil der Zöliakiekranken sieht man bei der Verordnung von glutenfreier Nahrung keine deutliche oder wirklich zufriedenstellende Verbesserung. Erst durch eine zusätzliche Kuhmilchkarenz kommt es zu einem deutlichen Stagnieren der Symptome, was klinisch meist mit dem Laktasemangel begründet wird. Eine zeitlich genauere Erhebung der Anamnese hätte die Kuhmilchallergie viel früher zu Tage gebracht.

Das ist natürlich ein Nachteil für den Patienten und die Eltern. Nachfolgend zwei Hinweise:

1. Viele Hersteller von Baby- oder Sondermilchen haben im Beipackzettel den Hinweis: „glutenfrei". Sie enthalten aber Kuhmilchprodukte in unterschiedlicher Konzentration. So sind z. B. (als Vertreter für viele genannt) die Kindermilchpräparate: Aponti sm adaptiert®, Humana 1®, Pre-Aptamil®, PreBeba®, Nestle-Frühgeborenen Nahrung®, Aletemil® und viele mehr mit dem Hinweis „glutenfrei" versehen. Das ist sicher kein Fehler der einzelnen Präparatehersteller, sondern mangelhafte Information seitens der Kinderärzte an die Industrie. Das zeigt aber auch, dass die Pädiatrie die mehrheitlich vorhandene Kombination von Gluten- und Kuhmilchallergie noch immer nicht anerkennt.

2. Hieraus ergibt sich nur die Empfehlung, sich alle Bestandteile der Babymilch durchzulesen, von denen folgende auf Teile der Kuhmilch hinwei-

---

[34] Müller H. In: Lust F, Pfaundler Mv, Husler. Krankheiten des Kindesalters. 23. Aufl. München, Berlin, Wien: Urban & Schwarzenberg; 1967:237.

sen: Beta-Laktoglobulin, Kasein, Alpha-Laktalbumin, Bovin-Serum-Albumin (BSA), Eiweiß. Alle Milchbestandteile besitzen das ß-Laktoglobulin.

Diese zusätzliche milchfreie Kost bestätigt über die Verbesserung des Beschwerdenbildes die Vermutung, dass die Mucosa-Atrophie zunächst durch das Primärantigen Kuhmilch erzeugt wurde und das Sekundärallergen Gluten als Konsequenz die deutliche Verschlechterung der Symptomatik erbrachte. Das beweist schon die Laktose-Intoleranz.

Nach Erfahrung des Autors sind die Primärantigene Kuhmilch und Hühnerei in der Nahrung des Patienten häufig in größerer Menge vorhanden. Das Hühnerei gilt nebenbei auch als Verstärker jeder Allergie. Die Zöliakie ist mitunter ein sehr aggressives Leiden und die Patienten machen dementsprechende Erfahrungen. Daher sind sie überaus erstaunt, wenn sie alleine durch Weglassen von Milchprodukten das Gluten in kleinen Dosen vertragen.

Der Schwachpunkt bei vielen Therapeuten ist die ungenaue Anamneseerhebung und das mangelnde Abfragen über mögliche Beschwerden bei Verdacht auf enterale Allergien. Vereinzelt genügt dem Therapeuten lediglich eine anamnestische Erhebung mittels eines Bioresonanzgerätes mit all seinen Fehlerquoten.

Die von Dicke[35] und seinen Mitarbeitern im Jahre 1953 gefundenen Kleberbestandteile Gliadin aus Weizen, Roggen und der Gerste und das Avenin aus dem Hafer können als enterale Allergene wirken und sind für die Zöliakie und Sprue verantwortlich. Das Gliadin ist alkohollöslich und das verwandte Gluten alkoholunlöslich, wobei der Weizen den größten Prozentsatz an diesen Kleberbestandteilen aufweist. Für die Biochemie ist es heute noch unmöglich, eine genaue Ursache dieser Überempfindlichkeit anzugeben. Teilweise wird das Unvermögen des Körpers, das Gliadinmolekül zu detoxifizieren, mit einem Enzymmangel erklärt. Auch ein Mangel an Peptidase wird diskutiert. Neben der verminderten exokrinen Pankreasfunktion, einer verzögerten Gallenblasenentleerung und einer geänderten Dünndarmmotilität, versuchte Buchanan das Phänomen der Glutenüberempfindlichkeit noch mit der Veränderung der Hormone, die im gastrointestinalen Kreislauf eine wichtige Rolle spielen, zu erklären. Neuerdings wird eine vermehrte Ausschüttung von 5-Hydroxy-tryptamin (5HAT) aus den enterochromaffinen Zellen des Dünndarms als Ursache in Erwägung gezogen.

Das Interesse der Biochemie an der Frage, warum der Körper das Gliadin und Gluten nicht bis zur Unbedenklichkeit abbauen kann, ist heute noch groß. Verschiedentlich wird das Unvermögen des Körpers, das Gliadinmolekül zu

---

[35] Riecken EO. Einheimische Sprue. In: Hornbostel/Kaufmann/Siegenthaler 1977. Sonderausgabe Teil 12.

detoxifizieren, mit einem Enzymmangel, mit einer verminderten exokrinen Pankreasfunktion, einer verzögerten Gallenblasenentleerung oder einer geänderten Dünndarmmotilität und Veränderung im gastrointestinalen Kreislauf wichtiger Hormone[36] erklärt.

Bezüglich der genetischen Fixation des Gliadins und Glutens in die immunologische Erbsubstanz stießen MacKusick und Ruddle[37] auf ein interessantes Detail. Der kurze Arm des 6-Chromosoms mit den Abschnitten B und D könnte der genetische Sitz mehrerer Immunkrankheiten sein, so auch beim Diabetes mellitus. Demzufolge haben Rath und Sulzer[38] die Häufigkeit von **Diabetes mellitus** bei enteralen Allergien bzw. bei der Zöliakie untersucht. In der Normalpopulation kommt eine diabetische Erkrankung unter 2600 Menschen vor. Unter 248 Glutenallergikern finden sich drei Diabetiker. Das darf nicht wundern und bestätigt indirekt, dass eine Kuhmilchallergie bei einer Zöliakie immer zu finden ist.

Viel wichtiger erscheint das mehrere Jahre zurückliegende Untersuchungsergebnis der Hamburger Eppendorf Klinik, bei der annähernd 3000 jugendliche Diabetiker, geteilt in zwei Gruppen, teilweise eine dreimonatige Änderung im Speisenplan einhalten mussten. Eine Gruppe durfte ihre gewohnte Speisenabfolge unter der Beachtung der diabetischen Einschränkung weiter einnehmen und die zweite Gruppe erhielt neben den diabetischen Essenskriterien ein Verbot aller Speisen, die von der Kuhmilch abstammen oder ein geringes Quantum derselben enthalten. Nach dreimonatiger Beobachtung zeigten die Patienten ohne Kuhmilchprodukte 30% weniger Insulinverbrauch. Die Gruppe mit der gewohnten Kost zeigte hingegen keine Veränderung im Insulinverbrauch. Die Erklärung ist, dass der enterale Immunapparat auf Molke besonders dramatisch reagiert. So lange der Allergiker Kuhmilchprodukte, also Molke, im Nahrungsangebot aufweist, ist der Immunapparat gefordert. Wird dann der Molkenanteil geringer, etwa durch eigenwillige Veränderungen in der Kost oder durch Karenzierung infolge der Symptomatik, dann wird er zunächst weniger gefordert. Es kann aber ohne weiteres vorkommen, dass der Immunapparat die Struktur der Molke in den Insulin produzierenden Zellen des Pankreas wiedererkennt. Der Diabetes wird dann zur Autoimmunkrankheit.

Klinik

Die Zöliakie zeigt immer nur eine intestinale Symptomatik, sie kennt keine Delegierung der Histaminausscheidung auf andere Organe. Andererseits

---

[36] Buchanan K, O'Connor FC. The role of the gastro-enteropancreatic (GEP) hormones in celiac disease. In: McNicholl B, MacCarthy CF, Totrell OF. Perspectices in coeliac disease. Lancaster MTP 1978: 4385–397.

[37] MacKusick, Ruddle. Science 1977;196:390.

[38] Sulzer, Rath. Mitteilungen der österr. Sanitätsverwaltung 1976;77:294.

kennt sie bei längerer unbehandelter Krankheitsdauer einige Symptome, die bei anderen enteralen Allergien seltener so stark ausgeprägt sind.

In der überwiegenden Zahl sind Glutenallergiker Säuglinge, die entweder nur kurz oder überhaupt nicht gestillt wurden, und die sehr früh auf glutenhaltige Nahrung (Grieß, Haferschleim, Zwieback, Weißmehlgebäck) umgestellt werden. In der Praxis wird man immer zunächst Stuhlveränderungen und eine verminderte Gewichtszunahme beobachten. Dem Autor fallen Zöliakiekranke auch durch den Geruch ihres Stuhles auf. Leichtere Verlaufsformen werden zuerst oft als infektiöse Durchfälle behandelt. Bei längerer Beobachtung zeigt sich eine Unterentwicklung im Längenwachstum, in der Gewichtskurve und auch im Kopfumfang. Das äußere Erscheinungsbild zeigt einen großen aufgeblähten Bauch, zu dem die dünnen Extremitäten in großem Kontrast stehen. Die schmalen Beine rühren meist von einer Muskelhypotonie her.

Das große schwappende Abdomen täuscht das Bild eines Pseudoaszites vor. Verursacht wird dies durch eine extreme Gasbildung und eine vermehrte intraluminale Wasseransammlung. Im Abdomen-Übersichtsröntgen kann dabei mitunter eine Spiegelbildung, ähnlich wie beim Ileus, gesehen werden. Diese Hydrolabilität, die zum einen durch eine verminderte Wasserbindung des Gewebes und zum anderen durch eine verminderte Resorption von Mineralien hervorgerufen wird, bedingt neben den verschiedenen Stuhlentleerungen das dauernde Auf und Ab der Gewichtskurve und des Bauchumfangs.

Die Stühle sind voluminös und erreichen in ausgeprägten Fällen das Vielfache der normalen Stuhlmenge. Dementsprechend fallen die täglichen Gewichtsschwankungen aus, wobei die Differenz im Gewicht des Patienten von einem Tag zum anderen zwischen 200 und 1500 g betragen kann. Die Konsistenz des Stuhles ändert sich vom breiigen bis zu pastenartigem Aussehen. Die Farbe des Stuhles ist wegen der Kalkseifenbildung grau. Das Kalzium bildet mit den nicht resorbierten Fettsäuremolekülen die Kalkseifen. Die Insuffizienz der verbliebenen Dünndarmzotten und der damit verbundene hohe Kohlenhydratgehalt im Darmbrei können schaumig-gärende Stühle auftreten lassen.

Einen nicht unwesentlichen Zusammenhang zwischen Malabsorption und dem Kopfumfang haben Bircher et al. 1971 festgestellt. Die kausale Abhängigkeit zwischen der Unterernährung und der altersgemäßen Hirnentwicklung zeigt sich nicht nur am verminderten Kopfumfang, sondern auch an der Abnahme der Dendriten in der Hirnmasse. Eine langsamere Entwicklung der Kopfgröße lässt sich auch in der Sprechstunde durch regelmäßige Messung des Umfangs nachweisen.

Bei unbehandelter oder zu spät behandelter Zöliakie wird das Längenwachstum durch die verminderte Osteoblastentätigkeit deutlich verlangsamt. Nicht selten werden ein verspäteter Zahndurchbruch und Schmelzdefekte beobachtet.

Meist kommen die Eltern wegen einer Anorexie ihres Kindes in die Sprechstunde. Dabei werden weitere Störungen im psychischen Verhalten aufgedeckt. Die Kinder weisen eine mürrische, weinerliche Stimmung auf und machen einen ausgesprochen traurigen Eindruck. Jähzornanfälle sind häufig, in den meisten Fällen wird aber ein extrem eigensinniges und zugleich ängstliches Wesen auffallen. Manche Autoren beschreiben ein mimosenhaftes, leicht gekränktes Verhalten. Da die Zöliakie eine enterale Allergie ist, weisen diese Kranken natürlich auch die bei den anderen enteralen Allergien beschriebenen psychischen Verhaltensweisen auf. Der Autor möchte hervorheben, dass die psychischen Veränderungen neben der abnormen Stuhlbeschaffenheit und einer Gedeihstörung ein wesentlicher Faktor im klinischen Bild der enteralen Allergien und der Zöliakie speziell darstellen. Es soll nochmals wiederholt werden, dass in der Mehrzahl der Fälle die Reaktion auf Allergenkarenz bzw. -belastung so fein ist, dass Veränderungen im Wesen schneller zu beobachten sind als Stuhlveränderungen.

Bezüglich der Blutbefunde und der Praxis bei der Zöliakie wird auf die entsprechenden Abschnitte bei den enteralen Allergien hingewiesen (siehe S. 167).

Unter Zöliakie versteht man ganz allgemein eine (angeborene) zeitlebens bestehende enterale Allergie gegenüber dem Gluten der Zerealien. Die Zöliakie des Kindes ist mit der **einheimischen Sprue des Erwachsenen** ätiologisch und pathogenetisch identisch. Die tropische Sprue ist kein allergisches Leiden, sondern die Folge von Enterotoxin produzierenden koliformen Bakterien. Sie erzeugt aber ähnliche Beschwerden (vor allem eine Enteritis mit konsekutiver Malabsorption) wie die einheimische Sprue. Die Unterschiede zwischen adulter und kindlicher Form bestehen in der Regenerationsfähigkeit der Zotten und der Mucosa unter glutenfreier Diät. Die Regeneration unter Diät zur normalen Mucosa verläuft beim Erwachsenen wesentlich langsamer als beim Kind. Der Erwachsene erreicht auch nicht die ehemalige Höhe der Zotten. Zusätzlich ist meist die dabei bestehende „Laktose-Intoleranz" nur die Folge der Schleimhautzerstörung. Die Zellen der Dünndarmschleimhaut bilden die Laktase. Das ist ein Enzym, welches das Disaccharid Laktose spaltet. Der Name „Laktose-Intoleranz" bezeichnet keine Allergie, sondern eine Intoleranz. Nach der Erfahrung des Autors wird man eine Besserung der Symptomatik und eine schnellere Regeneration des Zottenapparates mit der Schleimhaut erreichen, wenn zur gleichen Zeit neben den Zerealien immer die Kuhmilchpräparate weggelassen werden.

Therapie

Die Behandlung der Kleberallergie besteht neben der Substitution von kaliumreichem Obst und Gemüse vor allem aus diätetischen Maßnahmen. Zunächst muss eine absolut gliadin- und kuhmilchfreie Fütterung eingehalten werden. Die Therapie im Säuglingsalter ist noch relativ einfach, da das kleine Kind nicht den Geschmack des Brotes oder des Brötchens (der Semmel) kennt und so die Einhaltung der Diätvorschriften keine Probleme darstellt. In Familien, in denen bereits eine Glutenallergie bekannt ist, wird man auf möglichst langes Stillen drängen. Ist kein oder nur kurzes Stillen möglich, ist in jedem Fall die Verfütterung einer voll- oder teiladaptierten kuhmilch- und gliadinfreien Babymilch nötig.

Von großer Wichtigkeit ist die Aufklärung der Eltern darüber, dass mit großer Wahrscheinlichkeit bei über 80% der Zöliakie-Patienten auch eine Allergie gegen die Primärantigene besteht und daher bei allen Glutenallergikern ein absolutes Verbot der Primärantigene sinnvoll erscheint. Die meist genannte Laktose-Intoleranz ist keine Allergie an sich, sondern ein Fehlen des Enzyms Laktase. Dieses Fehlen liegt im beinahe völligen Untergang der Darmzotten und der Darmschleimhaut begründet.

Diätetische Präparate sind für das Säuglings- und Kleinkindesalter (gleich nach Beendigung des Stillens) die Sojamilchprodukte Humana SL und Milupa SOM als Halbmilch oder Zwei-Drittel-Milch und als Brei. Als Beikost und für ältere Kinder sind die Kochrezepte ab Seite 225 für Zöliakie-Patienten und Kuhmilchallergiker extra bezeichnet. Prinzipiell sollten diese richtig gegarte Kost essen.

Eine weitere Form der Glutenallergie ist die **einheimische Sprue des Erwachsenen**. Sie ähnelt dem klinischen Bild der Zöliakie und ist eine Malabsorptionskrankheit mit vorherrschender Anämie, Folsäuremangel und Durchfällen. Die Therapie ist frei von Primärantigenen und frei von Gluten mit reichlicher Gabe von Folsäure.

5.1.2 Atemtrakt

Eine alte chinesische Regel der Akupunkteure besagt: Mutter Lunge spendet dem Sohn Darm die Energie. Leider ist dieser Zusammenhang den meisten Medizinern nicht bekannt. Denn leidet der Darm, fordert er mehr Energie. Das kann eine Überforderung der Lunge bedeuten und deren Erkrankung bedingen. Kann die „Mutter Lunge" als Schwachorgan die physiologisch notwendige Energie nicht aufbringen, leidet der Darm an zu wenig gespendeter Energie. Der Zusammenhang zwischen Darm und Respirationstrakt wird auch durch einen weiteren Hinweis bestärkt: Die Nasennebenhöhlen gehören zum Verdauungstrakt, sind allerdings ein Anhängsel des Atemtraktes. Fanconi[39] hat in seinem Lehrbuch beschrieben, dass die Schleimhäute der Nasennebenhöhlen im Kindesalter auch von dem Darmkeim B. coli besetzt sind. Ein zusätzliches Indiz für die Zusammenhänge beider Organe ist die Tatsache, dass die Lunge auch Metaboliten aus dem enteralen Raum ausscheidet. Dieser Vorgang wird beim Nachweis einer Alkoholisierung benutzt.

Für den Pädiater ist wichtig zu wissen, dass die Ursache für das **Schniefen der Neugeborenen** in den ersten Lebenstagen bis Lebenswochen eine maskierte Fernreaktion aus dem Darmraum ist. Keine Nasentropfen helfen, nicht einmal hilft die physiologische Kochsalzlösung auf Dauer. Dieses Phänomen tritt auch bei stillenden Müttern mit atopischen Säuglingen auf, die keine Karenz der Primärantigene einhalten. Das Immunsystem der Neugeborenen, vor allem das der atopischen, ist so empfindlich, dass bereits minimale Mengen der Primärantigene zur Auslösung desselben genügen.

Als Kinderarzt erscheint es mir wichtig, jedem Therapeuten und den Eltern zu sagen, dass eine **blockierte Nasenatmung** bei dem Neugeborenen oder dem Kleinkind eine große (Erstickungs-) Angst auslöst. Der Mensch kann generell nur durch die Nase atmen. Gelingt das nicht oder nur sehr schwer, dann bedeutet das großen Lufthunger und Müdigkeit aufgrund mangelnden Sauerstoffes. Später kommt dann noch ein starkes Wachstum der adenoiden Vegetation (Nasenpolypen) und der hypertrophierten Tonsillen (Rachenpolypen) hinzu. Damit wird möglicherweise auch das Wachstum behindert. Vor allem benötigt das Kind eine Menge Zeit, um die Mundatmung zu lernen. Selbst wenn es die Mundatmung beherrscht, hat das für die Zukunft viele negative Folgen (siehe S. 98 Lymphatiker).

Größere Kinder und Erwachsene leiden mitunter als Gesunde, aber auch wegen der Schwellung der Nasenschleimhaut bzw. der Schwellung der Mucosa der Nasennebenhöhlen an **Niesanfällen**. Solche Anfälle bestehen aus einer großen Zahl von plötzlichem Niesen, nicht selten 10- bis 20-mal hintereinander. Manchmal dauern die Anfälle bis zu über einer Stunde und mehr. Erfahrungsgemäß sind daran immer die Darmschleimhaut und die Bauchspeicheldrüse beteiligt. Das bedeutet, dass der Patient neben dem Allergen entweder zu große Essensmengen zu sich nimmt bzw. gerne opulent (reich an schwer verdaulichen oder fetten Speisen) isst oder zu viel an sauren Bestandteilen in seinem Bindegewebe (Matrix) gespeichert hat. Bei letzterem genügen zur Auslösung kleinste Mengen an antigenen oder sauren Bestandteilen.

Die **Rhinitis allergica** ist weit verbreitet und wird häufig als Heuschnupfen tituliert. Leider ist das in vielen Fällen falsch. Der isolierte Heuschnupfen

---

[39] Fanconi o.J.

kommt wirklich äußerst selten vor. Nach den Erfahrungen des Autors sind alle ihm diesbezüglich bekannten Patienten echte Darmallergiker. Die Diagnose Rhinitis allergica ist eigentlich eine Fehldiagnose, denn die Patienten leiden über das Schwachorgan Nase zuerst an einer Allergie gegen die Primärantigene. In großer Zahl laborieren sie an einem Dauerschnupfen und erst einige Jahre später beginnt das Nasenorgan an der Pollenallergie zu erkranken. Die Monate mit einer zusätzlichen individuellen Belastung durch verschiedene Pollen bedeuten lediglich eine deutliche Verstärkung des Schnupfens. In dieser Zeit besteht zugleich eine konjunktivale Reizung und all das ist für den Patienten belastend. An die Rhinitis im übrigen Jahr ist er bereits gewöhnt. Er kennt vielmehr gar kein Jahr ohne die feuchte Nase, denn die Nase ist das Schwachorgan seit seiner Kindheit.

Ein guter Test für den Therapeuten bei der Frage nach dem Darmschnupfen und ob dieser Verdacht beim Patienten zutrifft, ist die Frage: Wie oft benützen Sie im jährlichen Durchschnitt Taschentücher? Nur selten wird als Antwort angegeben, dass das Taschentuch ausschließlich in den Pollenflugmonaten täglich und in der übrigen Zeit höchstens einmal gebraucht wird.

Es gibt eine weitere Frage: Benötigen Sie am Morgen ein Taschentuch? Zu hohem Prozentsatz wird dies bejaht. Zu Ihrer Information: Es gibt einige Menschen, die tageweise kein Taschentuch benötigen.

Die Bejahung der beiden Fragen sollte auf jeden Fall eine Notiz in Ihrer Anamnese-Erhebung wert sein.

Die Rhinitis allergica kann zusätzlich natürlich auch durch Milben bedingt sein (Milbenallergie). Nur ist die Milbenallergie, ähnlich der Pollenallergie, ein aufgesetztes (sekundäres) allergisches Leiden. Hier kommen ähnliche Abläufe zum Tragen, wie bei den Darmzotten und den Sekundärallergien. Sobald eine Dauerentzündung der nasalen Mucosa durch enterale Allergien besteht, wird die Nasenschleimhaut atrophisch, trocken und damit gegen alle möglichen Pollen oder Eiweiße anfällig. Sie bildet eine weitere Allergie (Sekundärallergie der Nase) aus. Daher ist es notwendig, den nasalen Ausscheidungsweg für die enteralen Fehlprodukte Histamin, Serotonin und Histidin schnellstmöglich durch eine entsprechende Diät zu unterbinden.

Vielfach werden Impfungen zur Desensibilisierung angeboten, Das klingt erst gut, ist aber eine Tortur für den kleinen Patienten und erweist sich meistens nach Jahren als Flop. Denn die Rhinitis allergica kommt wieder, wenn auch vielleicht nicht so stark. Die Ursache, d. h. die Primärallergie, kann eben nur durch Karenz der Primärantigene geheilt werden.

Die **asthmoide Bronchitis** wird heute bereits bei den Kleinsten, den Säuglingen und Kleinkindern, als Diagnose genannt. Man kann behaupten, dass sich die Atemwege in diesem Alter bereits als ein betroffenes Ausscheidungs- und

Schwachorgan darstellen. Das ist ein für die Eltern aufregendes Leiden. Asthma ist eigentlich ein Endzustand und sollte nicht im Kindesalter als Benennung eines Leidens verwendet werden, da es real nicht vorkommt. Die asthmoide, also asthmaähnliche Bronchitis ist eine in der Symptomatik dem Asthma ähnliche Atemwegsstörung, aber nur eine ähnliche, keine definitive. Die richtige Bezeichnung sollte „obstruktive Bronchitis" heißen. Es kommt zu einer Verengung der Bronchiolen (feinsten Atemwege in der Lunge) und damit zu einer ähnlichen, jedoch reversiblen (!) Situation. Das ist beim Erwachsenen weniger oft der Fall. Noch schlechter ist der Name „Kindliches Asthma", denn er stellt tatsächlich einen Nonsens dar und entspricht nicht der Ursache. Die Lungenspezialisten ignorieren den kindlichen Darm, obwohl sie in einem Fach arbeiten, das mehrheitlich gastroenterologische Ursachen aufweist. Daher kommt es zu diesen Fehlbezeichnungen.

Der Bronchospasmus ist einerseits begründet durch eine dauerhafte Belastung mit den falschen Metaboliten durch die enterale Allergie und andererseits durch die Belastung der konsekutiven Folgen des Immunglobulin-A-Mangels, ähnlich wie bei der Infektschwäche. Der Körper hat nur eine sehr geringe bis gar keine Möglichkeit, sich der unzähligen Mikroben und Toxine zu erwehren. Diese mikrobielle Belastung des körperlichen Immunsystems ist in der Porosität, oder besser ausgedrückt, in der durchlöcherten Schleimhautoberfläche oder Darmbarriere begründet. Prägnant bemerkt ist es ein Mangel an IgA.

5.1.3 Lymphorgane – Lymphatiker

Dieser Bereich ist sehr weitreichend, denn das abdominale Lymphorgan wird beim Darm-Allergiker durch enterale Noxen täglich mehrfach belastet und es trägt diese in den übrigen Körper weiter. Teilweise ist das durch die Porosität der atrophischen Schleimhaut bedingt und teilweise durch den Mangel an IgA zur Markierung der Mikroben, Keimteile und schädlichen Metaboliten. Das hat Folgen. Je nach Schwachorgan treten verschiedene Krankheiten auf. Die Lymphknoten schwellen an und erzeugen eine Entzündungsreaktion zur Entgiftung der Toxine. Das kann schmerzen und wird allgemein Angina genannt. Ein bekanntes Beispiel ist das Halsweh mit geschwollenen Tonsillen und submandibulären vergrößerten Lymphknoten, jedoch ohne Zeichen der Entzündung. Die Lymphwege reagieren mit Spasmen und verhindern so einen Weitertransport. Das kennen sehr viele Patienten und bringen ihre Beschwerden auch beim Doktor vor, der dies mangels eines echten pathologischen Substrates eher verniedlicht. Das ist nicht selten der Hintergrund einer chronischen Krankheit (siehe Abb. 8, S. 99). Meistens ersetzt der Rachenring die abdominalen Lymphbarrieren, sodass oft „entzündliche Krankheiten" im Hals, in den Ohren oder in der Nase den Patienten belasten.

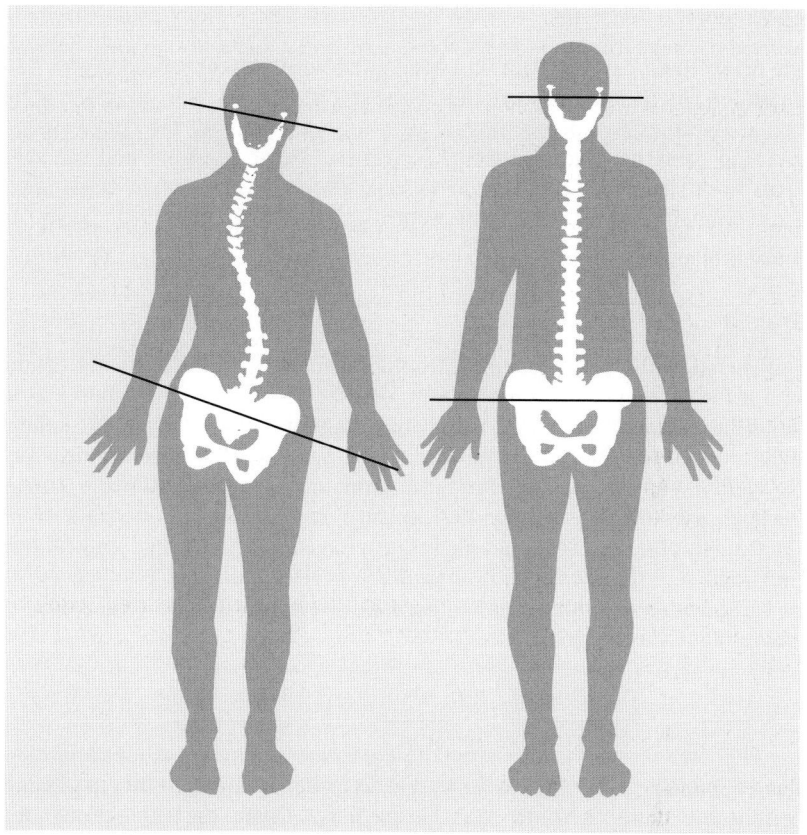

Abb. 8: Lymphatiker-Folgen an der Wirbelsäule.

Ähnliches erfolgt bei den inguinalen Lymphwegen. Blasenentzündungen und rezidivierende Infekte der Genitalorgane, vor allem bei weiblichen Patienten, sind die Folgen. Natürlich kann man das auch entlang der Luftwege erkennen.

5.1.4 Lymphatiker und Folgeprobleme (Zähne, Beinlängen)

Im Kapitel der Lymphorgane soll auf einen speziellen und fast ausschließlich durch enterale Allergien begründeten Symptomenkomplex hingewiesen werden. Dieses Leiden ist sehr häufig in der Bevölkerung vertreten. Der Beschwerdenkomplex besteht aus einer Schwellung der Tonsillen und der adenoiden Vegetationen und einem nachfolgenden Kreuzbiss der Zähne mit konsekutiver Beeinflussung der Lendenwirbelsäule.

Stufe 1

Die Schwellung der Tonsillen und adenoiden Vegetationen ist eine Folge der enteralen Überlastung des Lymphapparates. Die vergrößerten Tonsillen können Schluckbeschwerden bedingen, aber auch den Platz für die Zunge einengen und diese nach vorne (frontal) schieben. Dieser Umstand und die verlegte Nasenatmung (durch adenoide Vegetationen) verursachen einen dauernd offenen Mund und das typische Gesicht des Lymphatikers, dem so genannten „lymphatischen Kind".

Stufe 2

Die Verschiebung der Zunge nach frontal erzeugt einen Kreuzbiss der Zähne und erfordert eine Gebissregulierung, bei der zuerst mit einem Buccinator versucht wird, die Zunge nach dorsal zu verlagern und die einige Jahre später meist mit der Extraktion des 4. Zahns jeder Seite im Unterkiefer endet. Das ist weder wünschenswert (Dickdarmmeridian) noch nötig. Um die Zunge wirklich wieder in die richtige Position zu setzen, bedarf es einer Diät ohne die Primärantigene. Diese Diät garantiert eine ausreichende Bildung von IgA und s-IgA und somit eine Entlastung der Tonsillen und adenoiden Vegetationen. Die Zunge bekommt Platz und eine beißfeste Nahrung entwickelt den zu engen Mandibularbogen.

Stufe 3

Im Alter von 12–16 Jahren bemerken die Eltern oder die Orthopäden, dass der Jugendliche einseitig ein zu kurzes Bein hat und man eine zusätzliche Schuhsohle einlegen muss. Was ist passiert? Durch die Fehlhaltung des Unterkiefers hat sich eine zusätzliche Skoliose der Halswirbelsäule mit konsekutivem Ausgleich am Lenden- und Sakralwirbelsäulenteil aufgebaut. Die Beckenachse wird schief. Das sieht man nicht im Sitzen, sondern nur im Stehen. Je weniger man die Ursache, nämlich Gebissverformung ▶ Gebissregulierung ▶ Ungleichheit in der Belastung der Mandibula mit verschiedener Belastung der Halswirbelsäule behebt, umso weniger kann man dieses Leiden generell heilen. Einlagen oder Sohlen zu erhöhen hilft nichts, sondern verstärkt sogar die falsche Beckenachse und verhärtet das pathologische Ergebnis (siehe Abb. 8, S. 99).

Wichtig: Bei jedem Allergiker eine Inspektion des Mundes, der Zähne und Tonsillen durchführen und bei jedem Kind und Jugendlichen die Beckenachse im Stehen und im Sitzen beobachten. Hier ist eine effektive Zusammenarbeit zwischen einem guten Zahnarzt und Osteopathen auf der einen Seite und dem Therapeuten auf der anderen Seite notwendig.

5.1.5 Infektanfälligkeit

Eine besondere Art von Folgen einer enteralen primären Allergie ist die Infektanfälligkeit. Sie zeichnet sich klinisch durch eine über einen langen Zeitraum immer wiederkehrende Infektion mit gleichen bis ähnlichen Symptomen aus, wobei die Unterbrechungen der entzündlichen Phasen variabel von Tagen bis Wochen dauern. Die Beschwerden betreffen überwiegend die oberen Atemwege, den Hals und die Ohren. In vereinzelten Fällen kann sich dieses Krankheitsbild auch an anderen Organen (z. B. der Blase) äußern. Der für den Autor extremste Fall war ein 7 Jahre alter Knabe, der in einem Zeitraum von 7 Monaten wegen der gleichen und immer rezidivierenden Infekte wiederholt Antibiotika erhielt. In diesem Zeitraum war er lediglich an 14 vereinzelten Tagen frei von antibiotischer Therapie. Natürlich treten solche „Infektionen" an Wochenenden, in der Nacht oder in der Urlaubszeit des Hausarztes auf. Keiner der behandelten Ärzte fragte, wann denn die letzte ähnliche Erkrankung bestanden hätte.

Die Infektanfälligkeit zeigt einen tuberkulinischen Verlauf, das heißt, man beobachtet mal eine gesunde Periode, die in mehr oder minder kleinem Abstand von einer Verschlechterung oder einem neuerlichen Ausbruch unterbrochen ist. Sie besitzt aber noch alle drei Phasen der Reaktion nach Selye (Schock-, Antischock- und Latenzphase). Somit ist sie keine chronische Krankheit im eigentlichen Sinn, denn diese ist immer einphasig. Eine tuberkulinische Schwäche besteht dann, wenn das Leiden in seinem Verlauf dem Krankheitsverlauf der Tuberkulose ähnlich ist.

Das heißt, die TBC hat Perioden, in denen der Patient sich wohl fühlt und glaubt, dass sich sein Zustand bessert. Kurz darauf erlebt er Zeiten, die ihn ans Bett fesseln. Ein tuberkulinischer Verlauf ist nur ähnlich der Tuberkulose, es ist aber *nie* eine ansteckende Erkrankung. Einen ähnlichen Krankheitsweg machen Patienten mit Infektschwäche durch. Das eine Mal steht die eitrige Mittelohrentzündung im Vordergrund, das nächste Mal der starke Husten mit der Angina. Dabei muss die Halsentzündung nicht einmal durch eine besondere Rötung der Rachenschleimhaut auffallen.

Die Ursache dieses Leidens ist in jedem Fall die enterale Allergie. Daher hilft jedem Patienten die alleinige Verordnung der Diät ohne die Primärantigene. Auch bei dem oben beschriebenen Patienten war der rasche und anhaltende Erfolg für ihn und die Eltern beeindruckend. Innerhalb von wenigen Tagen kommt es zur Erholung der Mucosa enteralis und vor allem zur Bildung von IgA und s-IgA. Beides ist nötig. Sehr schnell werden die Rachenmandeln und die submandibulären Lymphknoten kleiner, die Ohrenschmerzen sistieren und die vorher bestandenen Schluckschmerzen verschwinden. Es kommt zur Normalisierung der Reaktionskurve nach Selye.

5.1.6 Hautorgan

Man könnte meinen, das Hautorgan sei ein enger Verwandter des Darms, da die enteralen Allergien die Haut gerne als Schwachorgan finden. Auch die chinesische Medizin weist auf solche Zusammenhänge hin. Hier werden Lunge, Darm und Haut dem gemeinsamen Element Metall zugeordnet. Die Haut ist ein Teil des Körpers, der Kontakt mit der Umwelt ermöglicht und die charakterlichen Stärken und Schwächen präsentiert. Das Hautorgan kann auf zwei Arten eine Allergie repräsentieren: über den Juckreiz und über eine Entzündung.

Juckreiz

Zunächst muss man die Art des Juckreizes unterscheiden lernen. So lange der Juckreiz die gesamte Hautoberfläche betrifft, darf man annehmen, dass er systemischer bzw. generalisierter Natur ist (Diabetes, enterale Allergie). Solche Juckreaktionen sind an jeder Körperstelle möglich, betreffen mal die eine und wenig später eine andere Stelle und werden durch Stoffe unterhalten, die über das Blut oder den Lymphapparat das gesamte Hautorgan erreichen.

Betrifft der Juckreiz immer und nur eine einzige mehr oder minder große Stelle auf der Haut (isolierter Juckreiz), dann ist er auf jeden Fall nicht systemischer, sondern mehrheitlich fokaler Natur. Das heißt die Folge eines Herdes (lat. Focus), der streut. Nach Dosch[40] ist ein Herd in jedem Fall ein pathogenes Geschehen, das über den Blutweg „Bakterien und Toxine streuen" kann. Hingegen ist ein Störfeld ein pathologisch veränderter Gewebsbezirk, der auf nervalem Weg (besser über das Bindegewebe) stört. Mit anderen Worten: Jeder Herd ist gleichzeitig auch ein Störfeld, aber nicht jedes Störfeld ist ein Herd. Praktisch erklärt: Dieser Juckreiz wird durch eine begrenzte Entzündung an einem körperlichen Organ hervorgerufen, das mit seiner chaotischen Energie oder über seine Entzündungsprodukte streut. Meistens sind der verantwortliche Herd und die juckende Stelle über einen Meridian[41,42] verbunden. Solche Herde zeigen sich durch ein Zahngranulom (Eiterung an einer Zahnwurzel), ein Fadengranulom (Eiterung eines bei einer Operation vergessenen oder sich nachher nicht aufgelösten Fadens), einen an der Wurzel behandelten Zahn, aber auch durch eine Operationsnarbe. Diese genau

---

[40] Dosch P. Lehrbuch der Neuraltherapie nach Huneke. 13. Aufl. Heidelberg: Karl F. Haug; 1989: 63.

[41] Traditionell gelten Meridiane in der Chinesischen Medizin als Leitbahnen des sog. Chi. Man kann sie aber auch als Leiter von unsichtbarem Infrarotlicht auf der Haut verstehen, siehe Werthmann K. Dr. med. H.G. Mücke – Biophotonen als Ausdruck des Lebens. CH-Kirchlindach: ebi; 1997.

[42] Werthmann K. Elektroakupunktur von der Praxis für die Praxis. CH-Kirchlindach: ebi; 1992.

bezeichneten und nur Teile des Hautorgans betreffenden juckenden Stellen sind nie die Folge einer enteralen Störung.

Neurodermitis

Die Neurodermitis ist eine Darmkrankheit und hat nichts mit dem Nervensystem oder Hautorgan zu tun. Daher ist der Name ein Missnorma, denn diese Krankheit müsste „Enterodermitis" heißen. Zusätzlich ist diese Krankheit eine beliebte Schnell- und Fehldiagnose der Fachärzte, denn auf die Frage der besorgten Eltern, was die Ursache und die Prognose betrifft, wird sehr oft geantwortet: „Das ist nicht heilbar, mit diesem Leiden müssen Sie sich abfinden." – Eine grausame Missachtung bestehender Erkenntnisse.

Bereits in einem Alter von wenigen Tagen bis Wochen zeigen diese Patienten eine trockene Haut, die hier und dort eine Kruste trägt. Bevorzugte Orte solcher entzündlicher Stellen sind die Halsgegend, die Leisten- und die Ellenbeuge, die Kniekehlen und bei älteren Personen auch die submammäre Region. Das sind die Stellen, an denen der Mensch mehr schwitzt. Das Baby oder das Kleinkind wird unruhig und wenn es kann, kratzt es. Diese Stellen fangen an zu jucken. Zunächst versuchen die Therapeuten und die Eltern eine Salbenbehandlung. Die Salbe beinhaltet Kortison in verschiedener Konzentration. Die entzündlichen Anteile dieses Leidens und auch der örtliche Juckreiz verschwinden, aber nach Beendigung der Salbentherapie sind die alten Beschwerden wieder vorhanden. Keiner denkt an eine maskierte enterale Allergie auf die Primärantigene. Deshalb wird auch keine Kostumstellung verordnet.

Wichtig ist, dass man weiß, wie der Juckreiz entsteht: Beim Untergang einer Körperzelle werden die in der Zellwand vorhandene Phospholipase und auch Phospholipide freigesetzt. Die freie Phospholipase metabolisiert nun die Phospholipide zu Arachidonsäure. Unmittelbar danach zerfällt die Arachidonsäure in wichtige und eine allergische juckende Reaktion erzeugende Stoffe, nämlich in das Histamin, Serotonin und Histidin. Dieser Vorgang ist für jedermann leicht nachzuempfinden: Sobald eine Mücke sticht, wird ein Stoff in die Haut gebracht, der Juckreiz erzeugt. Das nachfolgende Kratzen zerstört die mikroskopisch kleinen Haut- und Unterhautzellen und erhöht den Juckreiz durch den beschriebenen Vorgang. Bei einer allergischen Reaktion im Darm gehen viele Millionen von Zellen unter und diese explosive Zerstörung liefert ein enormes Potenzial an Arachidonsäure – deutlich mehr, als es das Kratzen des Kindes erzeugen kann.

Das Wesentliche bei der Therapie der Neurodermitis ist, die Zerstörung der Darmschleimhaut zu unterbinden, das heißt, die enteralen allergischen Vorgänge durch eine Karenz der Primärantigene zu unterbinden. Folgende Fakten erhärten dieses Vorgehen:

- Je länger das Kind gestillt wurde, desto später erfolgt der Ausbruch der Neurodermitis und desto kürzer ist die Zeit der Therapie bis zum völligen Sistieren des Juckreizes.
- Je später der Patient die zwingende Karenz der Primärantigene erhält, umso länger dauert die Therapie und umso länger bleibt der Juckreiz.
- Ein diätetischer Fehler bringt die alte Symptomatik in kürzester Zeit zurück. Je öfter solche Diätfehler passieren, umso länger ist die Zeitspanne bis zur Remission.[43]

Das therapeutische Ziel bei der Neurodermitis ist das Erreichen einer Low-Dosis-Toleranz (Niedrig-Dosen-Toleranz). Das heißt, das Immunsystem des Patienten sollte bis zur Einschulung minimale Mengen der Primärantigene tolerieren. Das erreicht man nur bei absoluter und strikt eingehaltener jahrelanger Karenz der Primärantigene. Für den Therapeuten ist das bei dieser Krankheit leicht zu erreichen, denn die betroffenen Eltern sind wirklich bereit, die Diät durchzuhalten.

Ein sehr wichtiger Punkt bei der Therapie ist das verminderte Selbstvertrauen und das Mitleid der Mutter, besser der Eltern. Ein Kind mit Neurodermitis und den vielen Kratzspuren ist nicht ansteckend und hat in jedem Fall ein heilbares Leiden. Wenn jemand seine Neugierde hinter falschem Mitleid versteckt, sollten die betreffenden Eltern einfach entgegnen, dass das ihr Problem ist und nicht das des Fragers.

Weiterhin stellen sich Neurodermitis-Patienten gerne in den Mittelpunkt, selbst die Kleinsten. Das ist leicht erklärt. Mit dem ersten Schrei nach der Geburt erhält der junge Mensch einen Generalauftrag: Sich die Liebe der Eltern zu erhalten. Das geht sehr gut durch Erlangen von Aufmerksamkeit, das bedeutet: den Kopf zuwenden und das Kind anschauen. Je mehr das Kind sein Leiden durch Kratzen in den Vordergrund stellt, umso mehr Zuwendung erhält es. Die schwierige Aufgabe des Therapeuten ist es, den Eltern zu erklären, dass sie die Zuwendung oder ihre Traurigkeit wegen des Leidens deutlich reduzieren müssen. Es dauert lange, bis das Unbewusste des Kindes die neue Situation begriffen hat: Das Kratzen ist kein Mittel für mehr Zuwendung. Für die Eltern ist es wichtig zu wissen und bestätigt zu bekommen, dass dieses Leiden keinen Schmerz erzeugt und das Bluten nur durch das Kratzen entsteht.

Nun einige Worte zum Gebrauch des **Kortisons** bei allergischen Krankheiten generell und bei der Neurodermitis speziell. Viele Patienten mit einer oralen Langzeittherapie mit Kortison besuchen den naturheilkundlichen The-

---

[43] Werthmann K. Ratgeber für Allergiker und chronisch Kranke. CH-Kirchlindach: ebi; 1998.

rapeuten erst nach einer variabel langen allopathischen Behandlung. Wird nun dieses Kortison sofort ganz abgesetzt, erreicht man eine deutliche Verschlechterung der Ausgangssituation, denn die Nebenniere ist nicht an die erhöhte, vielleicht notwendige Produktion eines Steroids gewöhnt.

Es hat sich in jahrelanger Praxis als heilsam erwiesen, neben der bestehenden Kortison-Therapie die Nahrungskarenz anzuordnen und eventuelle iso- bzw. homöopathische Medikamente zu verordnen. Sobald man annehmen kann, dass die Mucosa enteralis genügend aufgebaut ist, beginnt man die wöchentliche Reduktion in kleinen Dosen.

Ein Faktum sollte nicht vergessen werden. Ganz ohne Kortison können solche Patienten lange Zeit nicht leben, daher belässt man besser 2,0–2,5 mg täglich des jeweiligen Steroids. Der Grund ist wahrscheinlich eine Senkniere. Die Nebenniere wird nicht mitgenommen und die Arterie der Nebenniere streckt sich so sehr, dass durch ihr Lumen deutlich weniger Blut fließt und der steroidale Ausstoß gering ist. Auch die Kortisonsalben werden nur langsam in der Therapie abgebaut. Für Notfälle (diätetische Fehler, Aufregung usw.) belässt man in einer Packung eine minimale Kortisonmenge.

Die Neurodermitis-Kinder mögen das Baden nicht und viele Eltern scheuen sich, das Kind zu waschen. Sobald man eine alkalische Substanz (Basenpulver, Natriumbikarbonat, Speisesoda oder Alkala®/Sanum-Kehlbeck) beifügt, wird das Baden vom Patienten angenommen. Die Krusten sollten nicht weggekratzt werden, sie lösen sich von selbst. Das Baden ist notwendig, damit das Kind auch einen anderen Reiz als den der Wäsche erfährt. Damit ändert sich auch die Einstellung zum Kratzen.

Seborrhoe

Eine milde Form der Fernwirkung der Primärallergie ist das seborrhoische Ekzem. Hiervon sind Menschen betroffen, die entweder an einer sehr trockenen Haut leiden, eine ölige Beschaffenheit der Haut aufweisen oder eine kleieförmige fette Schuppung haben. Manchmal nässt die Haut. Meistens handelt es sich um eine vermehrte Sebumproduktion der Talgdrüsen auf der Kopfhaut. Auch hier hilft die Karenz der Primärantigene.

5.1.7 Gelenke

Gonarthritis, Coxitis juvenilis

Bereits 1950 hat Voll, der Erfinder der Elektroakupunktur, herausgefunden, dass Enterotoxine Gelenkbeschwerden initiieren können. Das ist sowohl im

Kindes- als auch im Erwachsenenalter möglich. Als Verursacher kommen in erster Linie enterale Allergene in Frage. Auffällig oft sieht man eine Koxitis oder Gonarthritis im Kleinkindesalter, wobei man natürlich differential-diagnostisch eine mögliche Appendizitis nicht außer Acht lassen darf. Sie kann sich in Form von Gelenkbeschwerden mittels des Musculus psoas bemerkbar machen. Der Korrektheit halber sei darauf hingewiesen, dass beide Leiden auch in früheren pädiatrischen Lehrbüchern genannt werden, allerdings ohne Hinweis auf eine enterale Ursache. Meistens werden die bei-den kindlichen Gelenkerkrankungen als rheumatoide Arthritis juvenilis geführt. Dieser Hinweis ist falsch, denn das enterale Antigen begünstigt erst die viel später auftretenden rheumatischen Erkrankungen. In jedem Fall ist die Synovialhaut das Ausscheidungsorgan für die einzelnen metabolischen Noxen wie Histamin, Histidin und Serotonin und somit der Austragungsort der Überempfindlichkeitsreaktion. Die Beobachtungen bei Kleinkindern, die einerseits gehäuft an allergischen Darmerkrankungen leiden und anderer-seits nicht selten über interkurrente, beim Gehen auftretende Gelenkschmer-zen klagen, bestätigen diese Vermutung.

Morbus Bechterew (Spondylitis ankylosans)

Die Histokompatibilitäts-Antigene (HLA-System: Human Leucocytes Antigens System, das sich wieder auf dem kurzen Arm des 6-Chromosoms findet) kön-nen ebenso an der Gelenkinnenhaut eine Immunreaktion hervorrufen. Die Assoziation zwischen bestimmten Krankheiten und HLA-Antigenen sind z. B. B27 und B8 bei der Spondylitis ankylosans und Zöliakie. Im Laufe der vieljäh-rigen Beobachtungen bei jugendlichen Patienten, die an Morbus Bechterew leiden, zeigte sich, dass die enteralen Allergien und die Bechterew'sche Krankheit in enger Beziehung zueinander stehen. Im Wesentlichen sind die Beschwerden morgendliche Steifigkeit im Beckenbereich und nächtliche Schmerzen im Bereich der Lendenwirbelsäule. Sehr oft leiden die Patienten an Fersensporn und Fersenschmerzen.

Bei allen mir bekannten Bechterew-Patienten beginnt die Erkrankung im Alter von 16–18 Jahren und sie leiden an einer latenten Kuhmilch- und Hüh-nereiallergie. Auch die Jugendlichen, die schon als Kleinkind mit der Diät ohne Primärantigene eine klinische Remission ihrer Darmleiden erfahren haben, genießen seit Jahren das herkömmliche Essen. Entweder sie haben die Diät vergessen oder behaupten: „Ich vertrage diese Allergene." Bei jedem der Patienten erweist sich die Einhaltung der Karenz der Primärantigene immer wieder als überaus nützlich, da in kürzester Zeit die lumbalen Schmerzen sistieren. Diätfehler werden sofort (manchmal nach 2–3 Stunden) registriert und als Hinweis der notwendigen Fortdauer der Diät gewertet.

5.1.8 Beschwerden des Nervensystems

Im Kleinkindesalter sind am meisten die Rastlosigkeit, besser die **Restless legs**, die so genannten rastlosen Beine, vertreten. Das Kind klagt über Unruhe und Kribbeln in den Beinen und artikuliert das nicht selten mit Juckreiz. Kratzen hilft nicht. Manchmal ist diese Symptomatik so stark, dass die Kinder weinen. Hin und wieder klagen Kinder über ein **Zungenbrennen** oder ein **Kratzen im Rachen**. Beides dürfte denselben Ursprung wie die Restless legs haben: Toxine aus dem Darmraum, die das Nervengewebe irritieren. Im Gegensatz zu den Erwachsenen werden bei Kindern selten Kopfschmerzen bemerkt.

Die **Migräne** ist an und für sich ein einseitiges Schmerzbild am Kopf, das sich von frontal nach okzipital ausbreiten kann, aber auch isoliert in einem bestimmten Teil des Kopfes auftritt. Es ist eine weit verbreitete Krankheit und hat verschiedene Ursachen wie Hochdruck, Entzündungen der Nasennebenhöhlen, Granulome in den Zähnen usw. Aber auch enterale Allergien rufen nicht selten Migräne hervor. Hier muss man in der Beurteilung der Ursachen vorsichtig sein, denn eine Schwellung der Nasen- und Nasennebenhöhlen-Schleimhaut ohne Dauerschnupfen kann ebenso migräneartige Schmerzen bereiten. Diese Schleimhautschwellung selbst ist jedoch überwiegend allergischer Natur.

Als **Therapeutikum** empfiehlt sich das Natriumbikarbonat, allerdings muss man es sofort bei Ausbruch der enteralen Migräne einnehmen. Bewährt hat sich 1 Kaffeelöffel Speisesoda in einem Glas warmem Wasser. Nach spätestens 20 Minuten sollte eine deutliche Reduzierung des Schmerzbildes eintreten.

Solche Migräneanfälle treten meist 6–12 Stunden nach einem Diätfehler auf. Passiert ein weiterer Diätfehler in den nächsten zwei Tagen, kann sich das Schmerzbild über Tage hinziehen. Sobald das Vollbild der Migräne existiert, kann das Natriumbikarbonat (= Speisesoda) die Schmerzen nicht mehr lindern, dann benötigt man zusätzlich ein Schmerzmittel.

Eine Erklärung für den Patienten ist wichtig: Das Natriumbikarbonat ist kein Schmerzmittel, aber ein sehr effektives und schnell wirkendes Antiallergikum. Es dient nur zur Verbesserung der Darmfunktionen und einer Milieuänderung und dadurch einer schnelleren Abdichtung der Mucosa intestinalis durch IgA. Zusätzlich zeigt die Erfahrung, dass durch Entzündung hervorgerufene Schmerzreaktionen im alkalischen Milieu wesentlich weniger möglich sind. Der Patient sollte durch die Aufklärung den Zusammenhang zwischen seinem Leiden und den Störungen im Darm erkennen. Die Karenz der Primärantigene über Monate ist angesagt.

5.2 Psychischer und mentaler Formenkreis

Der psychische und mentale Formenkreis kann sich ohne weiteres mit dem vegetativen Formenkreis überschneiden. Deshalb hat man als Therapeut oft Zweifel, ob man eine Beschwerde dem einen oder anderen Formenkreis zuschreiben soll. Wichtig erscheint dem Autor, dass man solche Symptome in der Medizin überhaupt zulässt.

Zu den **psychischen Symptomen der Maskierung** zählen Wesensveränderungen, die von depressiver Verstimmung bis zur Hochstimmung reichen. Teilweise ist das Gefühl der Angst beim Patienten bemerkbar. Gerade Angstzustände sind ein Indikator der körperlichen allergischen Reaktion, da sie meist von einer Pulsfrequenzerhöhung begleitet werden. Das Gefühl der Angst und die Pulsbeschleunigung sind meines Erachtens der Hinweis einer Schädigung oder Mitbeteiligung der Thyreoidea und der Nebenniere. Auch Euphorie und Jähzornanfälle können entstehen. Die maskierte Allergie kann sich auch hinter einem mimosenhaften, leicht beleidigten und rasch verstimmten Wesen verbergen. Diese Veränderung wird dem Patienten nicht bewusst, eher seiner näheren Umgebung. In vielen Fällen werden die beschriebenen Symptome dem Patienten und seiner Umgebung erst nach der Demaskierung bewusst.

Bei der Erhebung der Anamnese wird dieser Teil vielfach vergessen. Entweder hat der Therapeut keine Zeit oder er weiß nicht, wonach er fragen muss. Psychisch abnorme Verhaltensweisen sind ein wichtiger diagnostischer Hinweis bei der Verifizierung einer enteralen Allergie.

Dieses auffällige Benehmen dürfte auf den Fehlabbau im Dünndarm (neurotoxische Metaboliten) und auf resorbierte neurotoxische Stoffe (Bakterien, Bakterientoxine) zurückzuführen sein und sollte an eine stärkere Störung im Intestinum denken lassen.

5.2.1 Psychische Beschwerden

Meistens kommen die Eltern wegen einer Bronchitis, Anorexie oder anderer Bagatellerkrankungen mit ihren Kindern in die Sprechstunde. Dabei fallen diese wegen ihrer Unruhe und weiterer Störungen im psychischen Verhalten auf.

Die **Rastlosigkeit**, gerade bei den Kindern im Alter von etwa einem Jahr, ist direkt pathognomonisch für die enterale Allergie. Die Säuglinge möchten den ganzen Tag getragen werden, meistens bringt auch zusätzliches Wiegen (manchmal Schütteln) auf den Armen keine Besserung im weinerlichen Verhalten. Die Kleinkinder bis zum 6. Lebensjahr weisen eine mürrische, weinerliche Stimmung auf und machen einen ausgesprochen traurigen Eindruck. Die Jähzornanfälle sind häufig, in den meisten Fällen wird aber ein extrem eigensinniges und zugleich ängstliches Wesen auffallen. In der Literatur wird manchmal ein mimosenhaftes, leicht gekränktes Verhalten beschrieben. Dem Autor fallen diese Kinder immer durch ihr ruheloses Benehmen auf. Diese ungerichteten Bewegungen, das rastlose Spiel des Auf-den-Boden-Wollens und Wieder-auf-die-Schulter-Kletterns, machen ihn aufmerksam. Meistens reagiert das Kind schon bei kleinsten Zurechtweisungen durch die Mutter mit übermäßig starkem Weinen. Diese Rastlosigkeit besteht nicht nur bei Kindern mit Glutenallergie, sondern generell bei allen Patienten mit einer intestinalen Allergie.

Bei größeren Kindern in den ersten Schuljahren wird oftmals über unruhigen Schlaf und einer verminderten Ausdauer beim Lernen, Spielen und Turnen geklagt, was auch auf eine Hypotonie der Muskulatur zurückgeführt werden kann. Diese ist bei enteralen Allergien sehr häufig zu bemerken.

Der jugendliche Patient zeigt im Gegensatz zum Kleinkind ein differenzierteres Verhalten. Seine Rastlosigkeit kommt durch „innere Unruhe" ans Tageslicht, durch Streit mit den Geschwistern oder mit den Eltern. Der Jugendliche fällt in der Schule durch Wetzen (Hosenboden) auf und auf Fragen des Lehrers an einen anderen Schüler reagiert er mit Aufspringen und Hinausschreien der Antwort. Er hat wenig Freunde, meistens bedingt durch sein rastloses Benehmen. Sehr oft ist die Isolation durch seine beleidigenden Beurteilungen von Menschen bedingt. Im Gegensatz dazu verträgt er keine Kritik. Darauf reagiert er mit Wutausbrüchen. In der Sprechstunde negiert er auf Befragen grundsätzlich seine Krankheit. Er will gesund sein und beschuldigt meistens seine Eltern der übermäßigen Fürsorge. Meines Erachtens bemerkt er sein Verhalten nicht, tut er es doch einmal, so ist er tief betroffen. Er will Befunde sehen. Entsprechend den Erfahrungen des Autors bekommt man den besten Kontakt, wenn man den Patienten ernst nimmt und alleine, also ohne Beisein der Eltern, mit ihm spricht. Das Wichtige bei dem Gespräch ist eine Terminisierung der therapeutischen Maßnahmen, wobei man unbedingt erwähnen muss, dass das weitere Vorgehen erneut besprochen wird. Ansonsten brechen Patient und Eltern die Behandlung ab, weil sie glauben, die Behandlung wäre beendet.

Mitunter klagen Eltern über das **Kotschmieren** des Kindes. Für den Kinderarzt ist ein Einkoten bis zum 5. Lebensjahr zwar nicht üblich, aber noch in normalen Grenzen. Dabei muss man unterscheiden, ob das Einkoten durch eine Krankheit, etwa durch einen Tonusverlust des Sphinkters, erfolgt oder als Pseudodiarrhoe beim idiopathischen Megacolon congenitum (Morbus Hirschsprung) in Erscheinung tritt, oder durch eine Unterdrückung durch **Verlustangst** erfolgt. Aus eigener Erfahrung als Vater von vier Kindern und aus Beschreibungen der Eltern unterdrückt das psychisch gestörte Kind den

Stuhlreiz so lange, bis es rein körperlich nicht mehr geht. Dabei sieht man das Kleine in einer Ecke oder versteckt hinter Möbeln stehen, wie es mit aller Macht durch Zusammenpressen der Glutäal- und Sphinktermuskulatur den Stuhlreiz unterdrückt. Das Kotschmieren ist eine psychische Erkrankung, bei der gerade so viel Kot in die Hose abgegeben wird, wie der Darm in das Rektum nachschiebt. Man kann am Tag bis zu zehnmal einen „Stuhlgang" erleben. Meist tritt es bei Knaben im Alter von 4–8 Jahren auf. Mit jedem Nachschieben von neuen Stuhlportionen wird nach Nachlassen des Stuhlreizes etwas Stuhl nach außen abgegeben. Die Verlustangst ist ein Zeichen, dass das Kind zu früh bzw. in einer Zeit, in der das Selbst den Stuhl noch als einen Teil seiner selbst erkennt, auf den Topf gesetzt wurde. Dieses Verhalten wird meistens in Familien gesehen, in denen die Pflegeperson durch oftmaliges Windeln, bedingt durch „chronische", besser allergische Durchfälle, des Kindes überfordert ist.

Der Erwachsene klagt auf Befragen vor allem über eine **Schwäche der Konzentration und/oder Merkfähigkeit.** Immer öfter sucht er wegen dieser Beschwerden beim Therapeuten Rat. Er ist teilweise überaus überrascht und teilweise direkt erleichtert zu hören, dass dies eine Folge einer enteralen Allergie sein kann. Meistens fragt die begleitende Person, ob das mürrische und oft durch negative Antworten verletzende Verhalten auch dazu gehört. Dieser Part repräsentiert die Erwachsenen-Aggression.

Der ältere Patient kommt sehr oft „nur" wegen seiner Beschwerden am Schwachorgan und gibt auf Befragen nach den intestinalen Symptomen eher ausweichende Antworten. Es ist typisch für Allergiker, dass sie Auswirkungen der enteralen Allergie auf den Darm bei ihnen entweder nicht zugeben wollen oder deutlich als nicht auffällig darstellen. Meistens korrigieren die Partner die Aussagen. Sie klagen sehr oft über Kopfschmerzen und gehäuften Abgang von stark stinkenden Winden. Das wird im Beisein des Partners oder der Partnerin verständlicherweise generell geleugnet. Ein verschmitztes Lächeln der Begleitperson ersetzt eine positive Antwort.

Auch psychische Einflüsse haben eine Wirkung auf den Darm. Teils werden sie eine Verstärkung auf die Beschwerden eines ohnehin schon geschwächten oder in seiner Funktion gestörten Organs bewirken, teils kennt man eine direkte Auswirkung von seelischen Erschütterungen auf das Verdauungsorgan. Kummer und Sorgen obstipieren, Stress und Freude machen durchfällige Stühle. Solche Reaktionen werden überwiegend über die **Schilddrüse** herbeigeführt. Die Thyreoidea leidet unter den absorbierten Toxinen aus dem Darmraum unterschiedlich. Die Hyperthyreose fördert die Stuhlfrequenz und die Hypothyreose obstipiert. Man sollte aber auch bei der Angst und Unruhe an die Schilddrüse denken, da beide Symptome ein mögliches Zeichen einer Schilddrüsenüberfunktion darstellen.

Ein sehr bedeutendes und für die Allergie geradezu pathognomonisches Zeichen ist das **Suchtverhalten**. Hier ist nicht der Griff zu Haschisch oder Alkohol gemeint. Dieser Begriff kann einfach umschrieben werden mit: „Ich liebe mein Antigen oder ich hasse es." Das Extremverhalten ist ein Hinweis auf eine mögliche oder bestehende Allergie. Manchmal erzählen Eltern, aber auch Partner von allergischen Erwachsenen, dass die Allergiker jeden Tag ihr Antigen auf dem Tisch haben oder an einem bestimmten Ort aufbewahrt haben wollen. Bei seinem Fehlen kann es zu einem größeren Beziehungscrash kommen. Es handelt sich meistens um Allergiker auf die Produkte aus Milch und Hühnerei, Haselnüssen und Schokolade sowie auf Schweinefleisch.

Aber auch das gegensätzliche Verhalten, die **Abneigung** gegen ein bestimmtes Antigen, ist ein Krankheitszeichen für die Allergie. Sehr oft wird auf die Frage, lieben Sie diese oder jene Speise, mit folgendem Satz geantwortet: „Mir steht dieses Nahrungsmittel bis zum Hals, ich brauche es nur zu sehen und kann oder muss erbrechen."

Das wird vielfach von der Umgebung als Hysterie bezeichnet, ist aber lediglich ein Signalzeichen einer bestehenden Überempfindlichkeit. Solche Patienten haben eben ihr Schwachorgan oder die Maskierung der Allergie im psychischen Anteil des Nervenkostüms. Die Antigene sind dieselben wie bei dem Suchtverhalten.

5.2.2 Mentale Störungen

Bei der Maskierung der nutritiven Allergie kommt es auch zu mentalen Störungen, wobei der Allergiker die psychischen und mentalen Beschwerden einzeln und gekoppelt aufweisen kann. Er kann es auch nicht spezifizieren, da einfach alle Beschwerden als Gesamtes beeinträchtigen. Die krankhaften Veränderungen des Denkvermögens wie auch der Psyche werden wahrscheinlich durch Neurotoxine hervorgerufen. Ob die schädigenden Stoffe direkt aus dem Intestinum stammen oder erst als Folge einer im Ablauf der Allergie auftretenden Störung anderer Regelkreise entstehen, ist noch nicht endgültig gesichert.

Zu den mentalen Beschwerden zählen vor allem die **Schlaf- und Konzentrationsstörungen.** Je nachdem, an welcher enteralen Allergie der Patient leidet, wird sich die eine oder andere Störung in den Vordergrund schieben. Die Konzentration ist dabei zuerst betroffen. Sie kann sich bis zur Wortfindungsstörung, manchmal bis hin zum Stottern aus Verlegenheit über das vergessene Wort steigern. Man sollte das nicht immer nur als stressbedingt abtun.

Dasselbe gilt für die **Schlafschwierigkeiten**, die sowohl das Ein- als auch das Durchschlafen betreffen. Die maskierten Allergiker haben ein vermehrtes Schlafbedürfnis bei gleichzeitig bestehendem Unvermögen, einschlafen zu können. Sie stehen müder auf, als sie zu Bett gehen (Chronic Fatigue Syndrome). Die Konzentrationsarmut wird dann oft mit der Agrypnie erklärt. Der Patient begründet nicht selten sein „ängstliches Gemüt" bzw. „Katergefühl" und sein Bestreben, in Ruhe leben zu wollen, mit der Schlaflosigkeit. Diese Mannigfaltigkeit der Beschwerden und ihre Verflechtung miteinander lassen oft an ein psychiatrisches Krankheitsbild denken. Das Weglassen der Allergene allein bringt nach kurzer Zeit eine rasche Besserung und klärt die Ursache auf.

5.3   Vegetativer Formenkreis

In erster Linie leiden das Wohlbefinden und die Unbeschwertheit mit dem Bauchraum. Der Darm ist zugleich die Grenze und das Bindeglied zwischen Soma und Psyche, somit zwischen den somatischen und *psychischen bzw. vegetativen* Beschwerden. Ganz bewusst werden die vegetativen Beschwerden von den psychischen und mentalen getrennt aufgezählt. Das Vegetativum ist ein Organ für sich. Allerdings wird man mitunter nicht unterscheiden können, da diese Symptome vegetativer oder psychischer Natur sind. Einzelne Situationen mögen die vegetativen Nöte eines Allergikers beleuchten:

Ein laut knurrender Darm oder das Hören des Gluckerns von Darminhalt löst ein negatives Gefühl aus (mit Angst besetzt oder Schamgefühl). Oder der plötzliche, unvermutete und nicht an eine gewohnte Situation gebundene Stuhlreiz ist meistens der Grund einer länger dauernden vegetativen Irritation. Das beginnt bereits mit der Suche nach einer Toilette. Aber zunächst muss man hierfür möglicherweise einen langen Weg zurücklegen. Das nur kurzzeitige Zurückhalten des starken Stuhldranges erzeugt nicht nur Schweißausbruch und Harndrang, es kommt auch noch zu intestinalen Spasmen. All das zusammen ergibt eine besondere Haltung und das Bild eines in solcher Not befindlichen Menschen.

Ferner sind enterale Allergiker wesentlich stärker von der Raum- und Außentemperatur abhängig als der Durchschnittsbürger. Sie vertragen windiges Wetter und ziehende Ecken schlecht. Diese Abhängigkeit wird auch durch den Umstand bewiesen, dass solche Patienten lieber warme Getränke verlangen als kalte und wärmere Kleidung bevorzugen.

Auch eine Party kann Unwohlsein bereiten. Viele Gastgeber „zwingen" den Gast zum Essen von Speisen, die er gar nicht mag, die ihn krank machen oder ihn bis hin zum Brechreiz erregen können. Diese Ablehnung sollte man dem Eingeladenen nicht übel nehmen, denn sonst kommt er kein zweites Mal. Interessant ist, dass der Zuckerkranke in seiner Essenswahl sofort respektiert wird und der intestinale Allergiker mit dem Hinweis zum Essen aufgefordert wird, das Quäntchen Ei oder Milch wird schon nichts auslösen. Es ist bekannt, dass sich Darmallergiker aus solchen Erfahrungen zu so genannten Stubenhockern entwickeln. Denken Sie immer daran: Der Allergiker blockiert nach dem Verzehr von Antigenen mit seinen vegetativen, somatischen und psychischen Beschwerden vielleicht eine halbe Stunde lang die Toilette. Akzeptieren Sie also lieber die Ablehnung mancher Speisen!

Viele enterale Allergiker klagen über eine vermeintlich enge Kleidung, obwohl diese zwei Nummern zu groß gekauft wurde. Dieser Umstand wird vor allem von den Eltern beanstandet. Es sollte keine so große Rolle spielen, ob der einzelne Allergiker salopp oder nach strengen konventionellen Vorstellungen gekleidet ist. Hauptsache ist, er fühlt sich wohl, während er mit seinem Blähbauch Beschwerden hat. Weiterhin ist es nicht weiter schlimm, wenn ein Kleinkind wegen Flatulenz schmutzige Unterwäsche macht. In Zeiten der Waschmaschine sollte das nicht beanstandet werden.

6 Die Rolle der Ernährung

Leider wird die Ernährung zur Erhaltung der Gesundheit nicht ernst genommen. Einerseits will der Patient sich nicht mit ihr auseinandersetzen, andererseits streikt die Umgebung. Man nimmt heute wahr, dass der Diabetiker eine Sonderkost benötigt. Ein Darmallergiker hingegen ist entweder ein Außenseiter oder man nimmt keine Rücksicht auf ihn, z. B. bei einer Einladung. Der enterale Allergiker befindet sich damit in einer Situation, die an einen Alkoholiker erinnert. Will dieser von seiner Alkoholsucht wegkommen, darf er sich nicht einladen lassen. Beiden, dem Allergiker und dem Alkoholkranken, wird so lange mit „gutem" Zureden und wenig intelligenten Sprüchen Druck gemacht, bis das schlechte Gewissen des Gastgebers, ob der Nachlässigkeit beim individuellen Essen, beruhigt ist. Es gibt noch viele weitere Varianten, warum beim Essen oder bei der Verschreibung einer Diät so viele Einschränkungen gemacht werden. Zum einen soll das Essen preiswert sein und die Diät kostet etwas mehr Geld und Mühe, zum anderen dient die Nahrung bei manchen lediglich zur Stillung von Gelüsten oder dazu, Frustgefühle zu kompensieren.

Die Ernährung ist ein zentraler Teil des Menschseins und hat ihre Wichtigkeit auch für den Organismus. Die Zufuhr der Kohlenhydrate, Fette und des Eiweißes gilt dann als ausgewogen, wenn im täglichen Speisenplan das Eiweiß die 15%-Marke nicht übersteigt. Das sind grob gerechnet 2 g Protein pro Kilogramm Körpergewicht, wobei lediglich die Hälfte davon aus Kuhmilch und ihren Produkten stammen darf. Die andere Hälfte sollte aus anderen tierischen Quellen stammen. Das ist erwähnenswert, weil in den letzten Jahrzehnten zunehmend die Kohlenhydrate vielfach zu Gunsten der Kuhmilchprodukte eingespart werden. Das überproportionale Vorhandensein der Milchprodukte kann im Dickdarm zu übermäßiger Fäulnis und Verstopfung führen. Im Extremfall können sich aus den Fettsäuren und alkalischen Erden Ca- und Mg-Seifen-Stühle bilden. In vielen Fällen wird das ignoriert oder bereits als ein Zeichen der enteralen Allergie angesehen. Diese Stühle zeichnen sich durch eine starke Klebrigkeit am Anus (Putzschwierigkeiten) und im WC-Becken aus (siehe Stuhlqualitäten Kap. 2.4.2, S. 46)

6.1 Ernährung in der Schwangerschaft

Die Ernährung in der Gravidität erscheint nach Ansicht des Autors generell und im Hinblick auf Atopien ein besonders wichtiger Punkt. Schwangere

Frauen können Heißhunger auf verschiedene Speisen entwickeln, oftmals sind sie das erste Zeichen einer bestehenden Gravidität. Dieses erste Zeichen der Schwangerschaft hat verschiedene Ursachen. Zunächst bedeutet es, dass der mütterliche Organismus für das neue Leben einen höheren Umsatz bestreiten muss und dementsprechend vermehrt Kalorien zugeführt werden sollen. Das ist eine allgemeine Meinung. Meistens zeigt der Heißhunger Tendenzen für individuell bestimmte Speisenteile. Das mag schwangerschaftsbedingt sein; trotzdem sollte eine werdende Mutter auch rationellen Überlegungen offen gegenüberstehen und diese berücksichtigen. Hier sind vor allem die vorbeugenden Ratschläge gemeint. Eine Allergie gegen einen bestimmten Nahrungsbestandteil erkennt man sehr leicht, indem man das Allergen ganz und gar ablehnt oder besonders bevorzugt. Manchmal kann Heißhunger in der Zeit der Erwartung auch ein Hinweis für eine bestehende Atopie bedeuten. Wie bereits beschrieben, werden bei 10 Wochen alten Föten in histologischen Untersuchungen vereinzelt bereits Reaktionen beobachtet, die an Allergien erinnern. Das würde die angesprochene Vermutung bestärken. Natürlich regen sich da viele oppositionelle Geister, die die gute alte Zeit mit den vielen „gesunden" Kindern beschwören. Nun muss man berücksichtigen, dass alle guten Ratschläge seitens der Freundin, Mutter und Großmutter aus einer Zeit stammen, in der man von enteralen Allergien wenig bis gar nichts wusste. So wird das Primärantigen Kuhmilch wegen des vermehrten Kalziumverbrauchs und der Verzehr von Hühnerei wegen des vermehrten Kalorienverbrauchs angeraten.

Das ist Unsinn, denn einerseits kann eine atrophische Mucosa enteralis das Kalzium gar nicht absorbieren und andererseits wird das an das Kasein gebundene Kalzium wegen eines entsprechenden Enzymmangels gar nicht absorbiert.

Auch wenn das Baby heranwächst, sollte eine werdende Mutter nicht gleich das Doppelte essen. Eine Frau, die vor der Schwangerschaft 50 g Protein täglich verbrauchte, benötigt in der zweiten Schwangerschaftshälfte etwa 70–90 g. Wichtig ist, dass sie viel Omega-3-Fettsäuren (Eicosapentaensäure) zu sich nimmt, denn sie sind die Bausteine für das Gehirn und die Augen des Babys.

Als Pädiater ist zu fordern, dass die werdende Mutter besonders auf das Vitamin D_3 in der Nahrung achtet, und zwar in einer etwas erhöhten Menge, besonders im dritten Trimenon.[44] Um dem schwangerschaftsbedingten Kalziummangel entgegenzutreten, soll man der Schwangeren eine Kalzium-Brausetablette (1–1,2 g) angereichert mit Vitamin D_3 (880 Colecalciferol) täglich bis 3-mal wöchentlich empfehlen. Diese Tablette enthält kein Antigen und wird anstandslos absorbiert.

---

[44] Herzog Muethen o.J.

Die Ionennormalwerte für Kalzium im Serum im Säuglingsalter sind 3,8–**4,7**–5,5 mval/l oder 1,9–**2,2**–2,8 mmol/l.

Im dritten Trimenon sollte ebenso etwas mehr Vitamin E in der Nahrung enthalten sein, denn die Fettdepots, die in dieser Zeit angelegt werden, benötigen Schutz, und das bietet das Vitamin E. Eine Schwangerschaft treibt auch den Bedarf an den Vitamin $B_{1/12}$ direkt in die Höhe. Der mütterliche Körper benötigt jetzt etwa 50% mehr an Vitamin B_{12} (Cobalamin), Niacin, Riboflavin und Thiamin als vor der Gravidität. Nicht zu vergessen ist ein eventueller Folsäuremangel, der eine Anämie bedingt. Von Vitamin-A-Gaben wird abgeraten. Jede Mutter hat genug Vitamin-A-Depots, die für das Baby ausreichen.

Natürlich sollte eine werdende Mutter generell eine Ernährung einhalten, die reich an Vitaminen ist, etwa an Vitamin C durch Frischobst und Gemüse, und an Eisen durch mäßigen Fleischgenuss. Sehr wichtig erscheint, dass die Kuhmilch durch Ziegen- oder Schafsmilch ersetzt werden kann und so wichtige übliche Bestandteile der täglichen Nahrung, wie Butter, Joghurt oder Käse, im Speiseplan verbleiben. Wenn diese Tiermilchen frisch getrunken werden, zuvor bitte immer auf 60 °C für eine Minute erhitzen (= Pasteurisierung).

Ebenso wichtig erscheint dem Autor die Rücksichtnahme auf mögliche atopische Kinder. Daher soll bei bestehenden Allergien eines oder beider Partner die gravide Mutter immer eine sichere Karenz der Primärantigene (Produkte aus Kuhmilch und Hühnerei) einhalten. Natürlich muss der Therapeut auch die Schwangere aufklären, woran er ihre Allergenempfindlichkeit erkennt (Maskierung, siehe Tab. 2, S. 16). Ohne diese Aufklärung wird eine werdende Mutter selbstverständlich auch in der Schwangerschaft bei ihren Essgewohnheiten bleiben. Die Aufklärung und die nachfolgende Karenz haben den Vorteil, dass die genetische Schwäche in Richtung Allergie beim werdenden Kind nicht oder nur minimal ausgebildet wird. Diese Vorsichtsmaßnahme hat sich mehrmals als gut erwiesen. Bei Elternpaaren, die beide deutliche Allergien haben und deren bisherige Kinder gleich nach der Geburt verschiedene allergische Symptome entwickelten, konnte diese diätetische Berücksichtigung das folgende Kind vor einer intestinalen Allergie ganz oder mit nur minimalen Einschränkungen bewahren. Auch bei langjähriger Beobachtung dieser Kinder sind keine wesentlichen Beeinträchtigungen oder Hinweise auf die familiäre atopische Belastung aufgefallen. Sehr oft berichten Mütter, dass sich bei ihnen die allergischen Beschwerden in der Schwangerschaft entweder verbessern oder verschlechtern, meistens aber in der Nachgeburtsperiode einige Zeit sistieren und dann wiederkommen. Ob das hormonell oder psychisch bedingt ist, ist unklar. Die diätetisch beratenen und über die Rolle der Primärantigene aufgeklärten Mütter erleben in ihrer Zeit der Schwangerschaft und auch im ersten Jahr nach der Geburt eine wesentliche Besserung der individuellen Beschwerden. Einige halten die Diät weiter ein und berichten über eine lang anhaltende Periode ohne Beeinträchtigung (siehe Tab. 8).

Tab. 8: Kinder atopischer Eltern nach diätetischer Beratung der Mutter

Eltern-Atopie: Diagnose/Anzahl der Vorgeschwister/Diagnose	Kinder nach diätetischer Beratung der graviden Mutter
Mutter / Vater Diagnose: Enteritis-Flatulenz / Asthma bronch. **2 Kinder:** 1-mal Neurodermitis, 1-mal Ekzema chron.	Rinnende Nase
Mutter / Vater Enteritis chron. / Sinusitis chron. **1 Kind:** Restless legs	Keine Symptome
Mutter / Vater Enteritis chron.-Flatulenz / Asthma bronch. **2 Kinder:** 1-mal Nabelkoliken + Dermatitis/Nabelkoliken	Windeldermatitis
Vater / Mutter Neurodermitis / Sinusitis chron. (1) **1 Kind:** Neurodermitis	Keine Beschwerden
Vater / Mutter Infektanfälligkeit / Mykosen bukkal **2 Kinder:** 1-mal Infektanfälligkeit / 1-mal Enteritis rezid.	Windeldermatitis

6.2 Die Zeit im ersten Lebensjahr des Säuglings

6.2.1 Die Rolle der Ernährung bei der Mutter

Vielfach wird angezweifelt, dass eine allergenarme Kost der stillenden Mutter eine Allergie des Kindes verhindern kann. Das sind Ansichten, die nur theoretischem Wissen entspringen, denn in der Praxis lässt sich sehr wohl bei Stillenden unterscheiden, ob sie ein Kostregime mit oder ohne Primärallergene einhalten. Es gibt genug atopische Familien, bei denen das erste Kind von einer Mutter gestillt wird, die Primärallergene in ihrem Essen nicht berücksichtigt. Nach Ausbruch einer kindlichen Allergie wird das nächstfolgende Kind mit großer Rücksichtnahme auf das atopische Geschehen gestillt. Das erste Kind leidet an ausgeprägten allergischen Beschwerden, das weitere Kind an keinen bis minimalen maskierten Zeichen (siehe auch Tab. 8, S. 117). Daraus lässt sich schließen, dass eine Stillende deutlichen Einfluss auf die Gesundheit ihres Kindes ausübt.

Für die Mutter und ihre Brustmilch ist es wichtig, dass sie sich gesund ernährt. Vorsichtshalber sollte sie in den ersten 3–4 Wochen keine Speisen zu sich nehmen, die Hühnerei- oder Kuhmilchanteile beinhalten. Damit werden atopische Kinder in den ersten Lebenswochen frei von antigenem Material großgezogen und/oder die ersten Maskierungszeichen einer möglichen Primärallergie erscheinen später. Ein gesunder Säugling verdoppelt in den ersten 3 Monaten sein Gewicht und wenn die Mutter beschließt, ihr Baby ausschließlich voll zu stillen, so muss diese Muttermilch alle Energie, Proteine und Mikrostoffe liefern, die ein so schnelles Wachstum erfordert. Die Mutter verliert in den ersten 6 Monaten bei vollem Stillen 5% ihrer Kalziumreserven, deshalb sollten in der Stillzeit die mütterlichen Kalzium-Vitamin D_3-Einnahmen weitergeführt werden. Vitamin D_3, Riboflavin und Folsäure sind wichtige Supplemente für die Mutter und konsekutiv für das Baby.

Außerdem ist die Nährstoffergänzung für eine stillende Mutter wichtig, da auch die Brustmilch all diese lebenswichtigen Stoffe beinhalten soll. Die Ernährung der Mutter sollte reich an Aminosäuren sein. Die tägliche Nährstoffergänzung nach Burgerstein[45] für die stillende Mutter beträgt 1–1,5 g Omega-3-Fettsäuren (z. B. Lipisor® 3-mal 1 Kapsel), mindestens 10 μg Vitamin D_3, 2000 mg Kalzium, 600 mg Magnesium, 30 mg Zink. Es sollte viel Frischobst verzehrt werden, keine blähenden Speisen, keine Orangen und Mandarinen gegessen werden, denn sie verursachen durchfällige Stühle. Jede Mutter sollte bedenken, dass sich alles, was sie isst, auch in der Brustmilch wiederfindet.

Die Milchdrüsen sind mehr als nur ein passives Milchreservoir. Sie mengen der Milch Wasser, Salze, Vitamine, Aminosäuren, Fette, Mineralien und andere Stoffe aus dem mütterlichen Blut bei. Die Milchdrüsen produzieren Milch entsprechend dem Bedarf des Säuglings, im Durchschnitt täglich 750 ml. In der ersten Woche nach der Geburt bilden die Milchdrüsen gelb-rötliches Kolostrum, welches reich an ß-Karotin ist. Dieses Karotin, zusammen mit dem Vitamin E und Immunproteinen, legt sich schützend an die Darmwand und verhindert so das Eindringen von Bakterien und Viren. Nach neueren Forschungen ist das mehrmalige Anlegen in den ersten 48 Stunden nach der Geburt sehr wichtig und für das Neugeborene von immenser Bedeutung. Prinzipiell ist die Muttermilch die optimale Ernährung für das Baby, denn die Zusammensetzung der Nährstoffe ist optimal auf das Kind abgestimmt.

So lange die Stillende eine gesunde Darmschleimhaut besitzt, wird sie dem Neugeborenen den antiinfektiösen Schutz völlig angedeihen lassen können. Sie liefert das Immunglobulin A und alle anderen nötigen Antikörper. Unter diesem Schutz kann das Kind ohne weiteres den ersten Kontakt mit den Kei-

---

[45] Burgerstein 2002.

men der Geburtswege und nachher mit denen der Haut zu seinem Vorteil nutzen und erste Reaktionen ausführen. Durch die Brustmilch können sich auch die entsprechenden Darmbakterien entwickeln und so eine gesunde Absorption der Muttermilch garantieren.

Um eventuelle Schwermetalle auf richtige Art und Weise zu binden und damit den Vorwurf, die Mutter entleere über das Stillen ihr Schwermetallreservoir (Amalgam), zu entkräften, erhält sie Chlorella- oder Spirulina-Algenpräparate.

Vitamin D_3 und Kalzium spielen eine besondere Rolle:
Auch die Brustmilch soll mit Vitamin D_3 angereichert sein. Es ist sowohl im mütterlichen als auch im kindlichen Interesse, dass die stillende Mutter Kalzium mit Vitamin D_3 zu sich nimmt. Die Stillende sollte 3–5-mal wöchentlich 2500 mg Kalziumkarbonat (entsprechend einer Menge von 1000 mg Kalzium), angereichert mit ca. 500–800 IE Vitamin D_3 als Brausetablette zu sich nehmen. Eine Mutter, die diese Menge Vitamin D_3 aufnimmt, wird den Vitamin D_3-Gehalt ihrer Muttermilch erhöhen und dadurch die Versorgung ihres Säuglings mit Vitamin D in diesem für den Aufbau der Knochen so wichtigen Lebensabschnitt verbessern. Zugleich erlebt die Mutter keinen Abfall ihres Kalziumblutspiegels und auch keine Osteoporose.

Sobald der Säugling jedoch eine deutliche Unruhe oder eine Tendenz zu einer Spastizität aufweist, muss man sich mit dem Kalzium-Vitamin-D_3-Haushalt auseinandersetzen. Das Kalzium senkt unter anderem die Erregbarkeit des Nerven- und Muskelgewebes. Heute bewertet man die Blut-Kalziumwerte von 2,25–2,6 mmol/l (früher 4,5–5,2 mval/l) als normal. Wie bereits angeführt, bewertet Herzog Muethen (siehe S. 5) diese Werte als eine Hypokalzämie, die besonders bei spastischen Kindern ins Gewicht fällt. Sie fordert höhere Kalziumkarbonat- und Vitamin D_3-Gaben. Nach dem Empfinden des Autors wird man in der Neugeborenenphase vorsichtiger agieren als in der Kleinkindesphase und bei Frühgeborenen nur die üblichen Dosen an Vitamin D_3 verordnen. Daher wird man vielleicht bei einer sonst normalen Kindesentwicklung erst mit 7 Lebensmonaten eine höhere Vitamin D_3-Verordnung und eine vorsichtigen Kalziumgabe beginnen und statt der Einnahme von Kalzium-Vitamin D_3 seitens der stillenden Mutter dem Säugling täglich 1 Tropfen Vitamin D_3 in öliger, besser in wässriger Form zuführen. Bei seltenen Extremformen wendet man sich besser an den Autor. Sobald man Beikost füttert, muss man auf eine orale Vitamin D_3 Gabe täglich übergehen.

Man muss sich allerdings fragen, warum es zu einer verschlechterten Kalziumbilanz kommt. An erster Stelle werden Resorptionsstörungen (Schleimhautatrophie) angeführt. Das ist ein direkter Hinweis darauf, dass man als stillende Mutter in der Stillphase sehr wohl auf eine Kost achten soll, die frei ist von Primärantigenen, denn anders lassen sich Zerstörungen der Mucosa enteralis nicht erklären. Des Weiteren wird die Beikost gewisser oxalsäure-haltiger Gemüsebreie (Spinat, Rhabarber, Kakao) angeführt; diese enthalten Phytate, ebenso wie die Breie aus Frischgetreide, die reich an Phytinsäure sind, welche konsekutiv unverwertbare Phytate bildet.[46] Solche Vorgänge lassen sich sehr gut über die Bildung von Kalkseifenstühlen nachweisen.

Die wünschenswerte Kalziumzufuhr bei Kindern bis zum ersten Lebensjahr ist 500–600 mg täglich. Bei den graviden und stillenden Müttern sollte die Zufuhr 1000–1200 mg täglich betragen. In den Schuljahren beträgt die vom Autor empfohlene orale Aufnahme 400–500 mg Kalzium pro Tag.

6.2.2 Die Rolle der Ernährung im Säuglingsalter

Eine zeitgerechte Ernährung kann nur das Stillen sein. Die Muttermilch ist in der Zusammensetzung der Nährstoffe optimal auf das Kind abgestimmt, beinhaltet Schutz vor Infektionen und birgt auch unterwegs oder auf Reisen keine Probleme. Zusätzlich spart man Geld. Eine ausführliche Abhandlung über das Stillen lesen Sie bitte im nächsten Kapitel (siehe S. 122).

Ob nun ein Kind gestillt wird oder nicht, jedes Baby durchläuft im ersten Lebensjahr dieselben „Gefahrenstellen":

Der Säugling macht zwei Perioden durch, in der die Umwelt teils durch Unwissen, teils durch Sorge um eine normale Entwicklung des Kindes Allergien provozieren kann.

Die erste Hürde ist die nachgeburtliche Zeit der ersten 2–3 Lebenstage, in der bei der Mutter die Milch einschießt. Bei einzelnen Müttern dauert das etwas länger (teils aus Angst vor eventuellen Schmerzen, teils aus möglichem Verlust des Partnerinteresses). Im Durchschnitt beginnt die Laktation spätestens am 2./3. Tag nach der Geburt. Meist wird in der Zeit der Überbrückung mit Laktose gesüßter Tee gegeben, sehr oft aber Kindermilchpräparate, die sehr wenig Kuhmilcheiweiß enthalten. Dies sind die HA-Milchen. Dieses HA steht für Hypo-Antigen. Dieses Kuhmilchprotein besitzt eine spezielle „antiallergische" Präparierung. Das Eiweiß wird bis zum Molekulargewicht unter 1000 Dalton zerkleinert. Die moderne Wissenschaft meint, dass eine Allergie bei Verfütterung von einem möglichen Antigen mit einem Molekulargewicht unter 1000 Dalton möglicherweise vermieden werden kann oder nur minimale Möglichkeiten eines Ausbruchs besitzt. Dem ist leider nicht immer so. Deswegen auch der Name HA. Ein Kuhmilcheiweiß unter 1000 Dalton ist für das kindliche unreife, besser untaugliche Immunsystem ebenso ein Fremdeiweiß. Bei der überwiegenden Zahl von Kindern, die im Krankenhaus auf diese Weise über die Zeit des Milcheinschusses gefüttert werden, treten trotz

---

[46] Burgerstein 2002.

anschließendem Vollstillen und Einhaltung der mütterlichen Diätvorschriften bereits nach wenigen Wochen Nabelkoliken oder trockene Haut mit späterem Auftreten der Neurodermitis auf. Im Gegensatz dazu können bei Kindern atopischer Eltern nach entsprechender diätetischer Beratung und bei Verfütterung von Tee solche Vorkommnisse deutlich weniger oft gesehen werden.

Die zweite Periode eines möglichen Ausbruchs ist die Zeit des 5. oder 6. Lebensmonats, in der das Kind am Tisch beim Essen dabei zu sein beginnt und nach dieser oder jener Speise verlangt. Natürlich wollen die Eltern dem Wunsch nachgeben und das Kleine kosten lassen. Tut es die Mama nicht, so macht es der Partner, die Tante oder die Großmutter. Das mag als völlig normal erscheinen und für 30% der Kinder ist das auch nicht einschneidend, denn sie haben entweder keine atopische Familie oder der Antigenanteil ist gerade sehr gering. Für die meisten der Kinder ist dies aber die Zeit der Sensibilisierung. Das ist die Zeitspanne, in der das Immunsystem auf ein mögliches Antigen aufmerksam wird. Die weitere Konfrontation kann bereits die Überempfindlichkeitsreaktion auslösen.

Man darf nie den Bakterienrasen des gestillten Säuglings außer Acht lassen. Nur der azidophile Bakterienrasen (Bakteroides, Bifidus) kann eine problemlose Absorption der Muttermilch garantieren. Sobald eine Beikost gegeben wird, verändert sich die Zusammensetzung und alkalophile Keime wachsen in den oberen Dünndarmbereich ein. Diese Beschwerden kann man unter dem Kapitel 5.1.1 nachlesen.

Kinder, die an einer Kleberallergie (Zöliakie) leiden, haben neben der Zottenatrophie einen konsekutiven Laktasemangel (siehe S. 89). Daher muss neben der gliadinfreien Kost auch eine kuhmilchfreie Kost verabreicht werden. Die diätetischen Maßnahmen müssen in den ersten Lebensjahren streng und generell lebenslang individuell streng eingehalten werden. Sobald sich die Beschwerden der Zöliakie gebessert haben, kann man annehmen, dass die Zottenatrophie weitgehend reduziert wurde. Vorsichtshalber bleibt man bei der kuhmilchfreien Kost, probiert einmalig eine kleine Gabe von Gluten und wartet 1–2 Wochen auf eine eventuelle Reaktion. Erst nachdem keine neuerlichen Beschwerden aufgetreten sind, kann man nach Rücksprache mit dem Hausarzt hin und wieder Gluten versuchen. Kuhmilchpräparate dürfen nicht gegeben werden.

Die Therapie im Säuglings- und Kleinkindesalter ist noch sehr einfach, da das Kind noch nicht den Geschmack des Brotes, eines Brötchens (Semmel) oder der Teigwaren kennt. In Familien, in denen eine Glutenintoleranz bereits besteht, wird man auf möglichst langes (weit über das erste Lebensjahr hinaus) Vollstillen drängen. Ist kein oder nur wenig Stillen möglich, so wird man auf volladaptierte Soja- oder Reismilch ausweichen. Ältere Säuglinge, die bereits an eine Zugabe von Grieß oder Haferschleim gewöhnt sind, wird man glutenfreie und kuhmilchfreie Ersatznahrung verfüttern. Es gibt eine Sondermilch für Glutenallergiker und natürlich jede Menge an glutenfreien Backwaren und Brot.

Säuglinge mit einer möglichen Sojaallergie gibt es sehr selten und nur in den Familien, die sehr früh und präventiv mit Sojamilchpräparaten füttern. Das ist derzeit allerdings noch sehr selten und betrifft erfahrungsgemäß mehr die Kinder mit Hautproblemen. Man sollte sich vergewissern, woher die Sojamilch bezogen wird. Die adaptierte Sojakindermilch kennt die Probleme der „normalen, aber fetten" Sojamilch nicht. Der Trend der Mütter zur Sojamilch hat in den letzten 10 Jahren stark zugenommen und ist bedingt durch die massive Veränderung der Kuhmilchprodukte. Hier hilft die **Reismilch**. Nur nochmals zur Erinnerung: Das beste Mittel gegen eine Allergisierung durch eine Babymilch ist immer noch die eigene Brustmilch und das Vollstillen.

AR-Nahrung, das ist eine Antirefluxnahrung, damit das Kind die getrunkene Nahrung weniger oft herauslässt, sollte gemieden werden. Diese Nahrung hat keine antiallergische Komponente.

6.2.3 Das Stillen

> Das Stillen lernen Mutter und Kind gemeinsam, wichtig sind der Körperkontakt, Liebe zueinander und das Finden eines gemeinsamen Rhythmus'. (Nationale Stillkommission)

Zuvor ein paar Worte zur Betreuung stillender Mütter: Die Vorbereitung der Schwangeren auf die Geburt und der Aufenthalt auf der Geburtsstation beinhaltet eine relativ intensive Betreuung der Mutter mit vielen Hinweisen auf das Stillen. Diese vorgeburtlichen Kontrollen sind schon durch gesetzliche Auflagen begünstigt. Kaum ist die Mutter zu Hause, wird wenig über Stillprobleme geredet. Es gibt zwar lokale Stillgruppen, die La Leche Liga sowie viele andere Möglichkeiten, aber es gibt keine aktive „Werbung für das Stillen", wie z. B. Einladungen zu einem allgemeinen Stillgespräch. Der Autor kann das jedem Therapeuten nur empfehlen. Nehmen Sie einen Nachmittag pro Monat und laden Sie Ihre Stillenden (kostenlos) zum Bericht und Austausch über deren Stillerfahrungen ein. Davon profitieren Sie gleich in mehrfacher Hinsicht. Zunächst bleibt die Stillende als fakultative Patientin erhalten und Sie können das Stillen fördern. Wenn Ihnen dies nicht möglich ist, empfehlen Sie die Adressen, die im Kap. 6.2.5 (siehe S. 134) aufgelistet sind.

Das 20. Jahrhundert leidet an einem Dilemma: Je besser die industrielle Kindermilch fabrikmäßig bereitet wird, umso weniger besteht eine unbewusste und bewusste Freude am Stillen. Eigentlich sollte das Stillen ein Statussymbol sein: „Ich bin Mutter und kann stillen!" Das ist keine Provokation für die allein erziehenden Mütter, die ihren Unterhalt dringend selbst verdienen müssen; deren Probleme sind dem Autor sehr gut bekannt. Trotzdem ist Stillen für das Kind notwendig. Keine noch so gute und bestens hergestellte Babymilch kann das Stillen ersetzen.

Die Mutter soll sich das korrekte Anlegen und die möglichen Positionen des Stillens zeigen lassen. Sie muss auch ihre Brust nicht auf das Stillen vorbereiten, das macht der Körper ganz von alleine. Zusätzlich sollte sie wissen, dass die Größe der Brust nicht maßgebend ist und dass Flach- oder Hohlwarzen kein Stillhindernis sind.

Die **Muttermilch** ist das während der Laktationsperiode von der weiblichen Brustdrüse abgesonderte Sekret und die optimale Ernährung für ein Baby. Die Zusammensetzung der Nährstoffe ist bestens auf das Kind abgestimmt. Sie enthält Inhibine, das sind thermolabile Stoffe, die auch im Speichel vorkommen und die Bakterien hemmen, ferner Lysozym, Laktoferrin, Neuramine und Immunglobuline, besonders IgA. Über diese antiinfektiösen Faktoren wird die Anfälligkeit der Neugeborenen gegenüber Infektionen und Allergenen auch über das Immunglobulin A vermindert. Die Muttermilch hat auch einen bestimmten Gehalt an Keimen der Hautflora der Mutter, die das Kind inkorporiert. Diese Flora ist aus immunologischer Sicht ein erstes Triggern der Bakterienflora im Verdauungstrakt. Unter dem Schutz der Muttermilch darf das ohne weiteres erfolgen.

Die Zusammensetzung der Muttermilch besteht aus

- **Eiweiß** 1,5 g/100 ml, wobei das Kasein und Laktalbumin mit je 0,4 g/100 ml und das Laktoglobulin als Immunantikörper 0,7 g/100 ml vertreten sind,
- **die Fette** 4,5 g/100 ml und
- **die Kohlenhydrate** 7,0 g/100 ml Anteil haben.

Der Nährwert der Muttermilch schwankt zwischen 188 kJ (= 45 kcal) und 502 kJ (= 120 kcal) pro 100 ml.

Sollten Sie trotzdem einen Zweifel an nötigen Zusatzstoffen und hochwertigen Mineralien und Vitaminen in der Muttermilch haben und damit eine Mangelernährung für das Baby befürchten (wegen Überarbeitung oder Krankheit der Mutter oder des Säuglings), können Sie im ersten Lebensjahr der stillenden Mutter Folgendes verordnen:

Omega-3-Fettsäuren:	tgl.	0,25–0,5 g
Vitamin D	tgl.	5 ng oder 880 IE Calciferol
Eisen	tgl.	5 mg
Vitamin E	tgl.	5 mg
Kalzium	tgl.	2500 mg Kalziumkarbonat (= 1000 mg Kalzium)

Wie bereits besprochen, erweist sich die Zufuhr über die Mutter als der sicherste Weg. Es gibt nichts Besseres für das kleine Kind als Stillen.

Die Muttermilch ist die beste Ernährung für das Kind. Trotzdem kommen bestimmte Störungen bei der Brustmilchfütterung vor:

- **Mangelnde Gewichtszunahme**: Das Kind nimmt gegenüber Flaschenkindern zu wenig zu. Die Gewichtszunahme ist nicht das Maß der Gesundheit oder des Gedeihens.[47] In der Regel nimmt das Neugeborene in den ersten Tagen 10% des Geburtsgewichtes ab. Dieser Gewichtsverlust sollte in den ersten 2, längstens 3 Wochen wieder aufgeholt sein. Eine Faustregel sagt, in den ersten 6 Monaten nimmt das Kind bis zum doppelten Geburtsgewicht zu, bis Ende des Jahres das Dreifache. Die Milchproduktion kommt bei vielen Frauen langsam in Gang. Wichtig erscheint, dass es auch Mütter gibt, die eine „schwergehende" Brust besitzen. Die Kinder sind entweder zu schwach, den Saugreiz zu erhöhen oder es bestehen Störungen der Mutter-Kind-Beziehung. Hier hilft das temporäre Abpumpen der Muttermilch und ein Gespräch des Therapeuten oder der Großmutter mit der Wöchnerin. Die Frühgeborenen sind eine Ausnahme.
- **Neugeborenen-Obstipation**: Generell ist der Brustmilch-Stuhl weich bis spritzend. Dadurch ist man als Mutter verwöhnt. Plötzlich leidet das Kind an einer scheinbaren Verstopfung. Durch die völlige Ausnützung der Muttermilch kommt es zu einer scheinbaren Obstipation, die ohne weiteres 4 Tage anhalten darf. Frühestens 4 Tage nach dem letzten Stuhl darf oder soll man etwas ungesüßten Kamillentee zuführen (vielleicht ein kleines Klistier).
- Die **Dyspepsie des Brustkindes** erzeugt manchmal Angst bei der Mutter. Die Muttermilch enthält viel Milchzucker (Laktose), der im Dickdarm Gärung verursachen kann. Das erkennt man schon am sauren Brustmilch-Stuhl (Geruch, durchfällige Konsistenz). Zugleich ist das Gesäß gerötet, selten tritt ein Gewichtsverlust auf. Man wird die Perianalregion mit einer Kinderpaste eincremen. Erst ab einer Stuhlhäufigkeit von 4-mal pro Tag bzw. wenn die Kinder Flüssigkeit verlieren und nicht mehr zunehmen, wird man eine Teepause von ein paar Stunden einlegen. Manchmal wird diese Störung durch einen Laktasemangel hervorgerufen. Die Laktase stammt aus den Schleimhautzellen des Duodenums und spaltet die Laktose in Monosaccharide. Das könnte ein Zeichen dafür sein, dass die Mutter zu viel Kuhmilchprodukte bevorzugt und das Kind eine Atopie besitzt. Hier muss man als Therapeut die stillende Mutter aufklären.

Es gibt einige Möglichkeiten, verschiedenen Schwierigkeiten beim Stillen auszuweichen und trotzdem teilweise zu stillen:

---

[47] Müller H. Krankheiten der Verdauungsorgane. In: Lust/Pfaundler 1994.

- **Fütterung des Säuglings je nach Bedarf und erforderlicher Art der Fütterung**: Stillen und/oder Flasche oder andere Techniken wie Fingerfütterung[48], bei der die Milch neben dem Finger durch ein Hütchen in die Mundhöhle fließt oder Zwiemilch: Muttermilch und Ersatzmilch, alles nach Bedarf des Kindes und der mütterlichen Brustleistung.
- **Schwierigkeiten beim Anlegen**: Das Kind findet die Brustwarze nicht oder kann seine Mundmuskulatur nicht eng genug über die mütterliche Mamille zusammenziehen; die mütterlichen Warzen sind wund, die Mutter hat zu wenig Milch: kurz abpumpen evtl. abstillen.
- **Milchstau**: Entzündung der Brust durch Saugschwäche, auch durch eine Saugverwirrung (suck confusion), beides bedingt durch eine intrakranielle Blutung des Säuglings oder allgemeine Schwäche oder Medikamenteneinnahme der Mutter, sehr oft kindliche Frustration bei zu spätem Erkennen von Flach- oder Hohlwarzen (Hütchen!).
- Des weiteren gibt es auch durch das beliebte Rooming-in mögliche Stillschwierigkeiten: Die **Unterbringung von Mutter und Kind** in der Geburtsabteilung bezüglich des Stillens sollte unbedingt angesprochen werden. Man hat folgende Möglichkeiten:
  Rooming-in: Mutter und Säugling sind im selben Zimmer, dabei gibt es die Möglichkeit des Voll- oder Teil-Rooming-in. Beim Voll-Rooming-in sind beide, Mutter und Kind, tags und nachts beisammen. Das kann eine Überlastung für die Mutter bedeuten, für das Kind ist es natürlich eine große Freude. Hier sind geringe Störungen der Mutter-Kind-Interaktionen zu erwarten, dieses Alleinsein und den ganzen Tag auf sich selbst gestellt zu sein, kann das Stillen gefährden. Beim Teil-Rooming-in gibt es Grenzen, da das Kind abends in das Kinderzimmer kommt und die Mutter entlastet ist.

Mit der zunehmenden Zivilisation hat sich die Stillleistung der menschlichen Brust deutlich verringert. Das hat mehrere Gründe. In früheren Zeiten war das Stillen ein völlig normaler Vorgang für eine Mutter und wurde in höherem Durchschnitt auch im ersten Lebensjahr ausgeführt Das Stillen war schon aus monetären Gründen wichtig, da es im Gegensatz zur Kuhmilch nicht bezahlt werden musste. Für nicht stillende Mütter gab es zusätzlich verschiedene für die Neugeborenen wichtige und segensreiche Einrichtungen. Schon aus sehr frühen Zeiten kennt man den „Beruf" einer Amme. Die Amme war eine ihr eigenes Kind stillende Mutter – und konnte wegen ihrer großen Produktion an Muttermilch ein fremdes Kind mit stillen. Das ist heute wegen der Gefahr einer Übertragung von Krankheiten, wie Immunschwäche oder Aids bzw. Hepatitis usw. nicht mehr erlaubt. Aus demselben Grund wurde auch die Sammelstelle für Muttermilch in den Kinderabteilungen der Krankenhäuser gesperrt.

---

[48] Guoth-Gumperger. Stillen mit Brusternährungsset. La Leche Liga Deutschland, München 1992.

Die Mode bringt ein weiteres Faktum mit sich: In früheren Jahren kannte man keine effektive Stütze für die Brust, wie sie der Büstenhalter darstellt. Die heutigen Büstenhalter sind aus somatischen Gründen sehr gut. Sie stellen ein Stütze gegen die Ermüdung der elastischen Fasern im Brustmuskel und im Drüsengewebe dar. Durch besonders reizvolle Schnitte wird das weibliche Attribut angehoben, dabei aber als Nebeneffekt die Elastizität der Brust verringert. Auf jeden Fall ist das Brustorgan in den letzten Jahrzehnten und in den Augen von Frau und Mann mehr und mehr vom Ernährungsorgan zum Reizorgan geworden. Wie jede menschliche Tätigkeit hat auch das Stillen einen psychischen Hintergrund. Je mehr die Brust in den Augen der Bevölkerung als Sexattribut gilt, umso weniger wirkt der unbewusste Teil der Psyche in positiver Weise auf das Drüsengewebe und umso weniger wird der Willen zum längeren Stillen angehoben.

Egal, welche Gründe für oder gegen das lange Stillen bis zum ersten Geburtstag des Kindes angeführt werden:

> Je früher das Stillen reduziert oder abgebrochen wird, umso mehr Kuhmilchpräparate müssen verwendet werden. Auch der Medikamentenverbrauch wird vergrößert (siehe Tab. 13, S. 175).

Statt Nichtstillen ist besser: **Stillen nach Bedarf.** Hier hängt das Anlegen des Säuglings vom Bedarf des Kindes und der Brustleistung der Mutter ab.

Der Autor kann das Nichtstillen kommentarlos akzeptieren, denn dieses Buch ist geschrieben für Therapeuten, die Menschen behandeln, die an enteralen Allergien leiden. Für eine möglichste gute Aufklärungsarbeit ist auch das Wissen um die Gegenargumente nötig. Lassen wir daher nun einmal die Kontrastimmen zu Wort kommen:

Was spricht gegen das Stillen?

Die Gegenstimmen führen meist einzelne Fakten an, die gerade en vogue sind oder von einzelnen Personen bzw. Gruppen vertreten werden. Dass das Stillen an und für sich physiologisch (normal) ist, ist eine unbestreitbare Tatsache. Natürlich kann man sich fragen, warum das Stillen für jede Frau gelten muss. Man könnte auch fragen, wie fragwürdig ist das Stillen bzw. besonders das längere Stillen?

Es gibt sicher viele persönliche Gründe einer Mutter, ihr Neugeborenes nicht zu stillen – somatische wie psychische. Diese sind von Ihnen als Therapeut zu akzeptieren. Bitte versuchen Sie nicht, die Mütter zum Stillen zu überreden, das schafft mehr Contra als es gut ist. Bedenken Sie, dass viele (Groß-)-Mütter ihren Kindern über ihre negativen oder schmerzvollen Schwangerschafts- und Geburtserfahrungen erzählen und die werdende oder gerade gewordene Mutter ähnliche Ängste oder Erfahrungen dieser Begebenheiten auf sich überträgt. Angst vor Schmerzen beim Stillen, Abneigungen gegen die Entbindungsabteilung, negative Eindrücke durch übermäßige Schmerzen oder eine Risikogeburt machen widerspenstig oder erzeugen Widerwillen. Natürlich besteht teilweise auch die Angst einer weniger attraktiven Brust, selbst Partner können aus ähnlichen Gründen gegen das Stillen sein. Zusätzlich gibt es Ärzte oder Therapeuten, die keine Befürworter des Stillens sind (vielleicht, weil die eigene Frau durch das lange Stillen negative Erfahrungen hatte oder der Therapeut selbst sich durch das Stillen beengt fühlte). Solche Menschen drücken oft in ihrer Sprache, Sprachmusik oder in einer einzigen körperlichen Bewegung ganz unbewusst ihre Abneigung aus und bestärken damit die Ängste der werdenden Mutter.

Zudem gibt es viele Situationen, in denen Mütter (z. B. eine allein erziehende Frau, die Geld verdienen muss, oder eine verheiratete Mutter, die Arbeit als Freiraum zur Selbstbestätigung benötigt – um nur zwei Extreme zu nennen) das Stillen aus ökonomischen Gründen verweigern oder verneinen. Natürlich kann auch das plötzliche Verlassenwerden durch den Kindesvater einen Schock, eine unbewusste Abneigung gegen das „Produkt" des „Spielverderbers" und einen Unwillen zum Stillen erzeugen. Alles ist menschlich!

Außerdem gibt es Krankheiten, die das Stillen verbieten. An erster Stelle sei hier die **Stillpsychose** genannt. Sie äußert sich durch Depression und Ängste, dem Kind zu schaden. Hier muss der Therapeut schnell handeln und das sofortige Abstillen verlangen, das Abstillen noch in der Praxis einleiten, eventuell die Mutter sogar in eine Klinik einweisen. Sobald man das Syndrom der Stillpsychose erkennt, darf keine Zeit verloren werden, einen eventuellen Suizid zu verhindern.

Im Falle einer **HIV-positiven** oder an **Aids** erkrankten Mutter muss unbedingt der Frauenarzt oder Hausarzt bzw. eine Fachabteilung kontaktiert werden. Dasselbe gilt für eine Mutter, die an einer **chronischen Hepatitis** leidet. Die Übertragung erfolgt selten intrauterin, meist während der Geburt. Hier gibt es sehr unterschiedliche Meinungen, sodass in einer europäischen Umfrage in 10 Zentren das Stillen erlaubt ist, in 10 Zentren davon abgeraten wird und in 3 Zentren die Frauen über das Risiko beim Stillen informiert werden. In 8 Zentren gibt es keine Richtlinien.[49] Nach Empfehlung verschiedener großer pädiatrischer Verbände (American Academy of Pediatric) kommt auch die Nationale Stillkommission zu der Aussage, dass die vorhandene begrenzte Datenlage es unwahrscheinlich macht, dass eine Virusübertragung über den

---

[49] Nationale Stillkommission, 19. März 2001, Unterlage: Pembrey et al. 1999.

Stillvorgang erfolgt, schließt dies aber nicht aus. Besonders vorsichtig sollte man im Falle von wunden oder offenen Mamillen sein. Eine allgemeine Stillempfehlung, in welcher Richtung auch immer, wird daher abgelehnt. Nach Ansicht des Autors erhält in einem solchen Fall das Baby eine Ersatzmilch ohne die Primärantigene (Sojamilchprodukte); das ist genauso präventiv und besser als ein fragwürdiges Stillen.

Natürlich können auch plötzlich auftretende Krankheiten der Mutter das Stillen verbieten. Eine Grippe zum Beispiel verlangt das Abpumpen der mütterlichen Milch und ein kurzes Erhitzen (60 °C, eine Minute lang) derselben, um die Mikroben zu inaktivieren und dann die Muttermilch über die Flasche zu verfüttern.

Auch eine Krankheit des Kindes (Frühgeburt, Meningitis, Operationen) kann das Stillen zeitweise einschränken oder verbieten. Im Gegensatz zur Zeit vor 10–20 Jahren bemerkt man heute auch einen Meinungswechsel in den Krankenhäusern. Man ist heute bereits in den entsprechenden Kinderabteilungen für solche Fälle gerüstet, sodass auch eine stillenden Mutter sofort bei der Rückkehr des Säuglings in den Normalzustand wieder stillen kann und bei ihrem Kind bleiben darf. Ebenso kann eine Mutter die abgepumpte Muttermilch in die Neonatalabteilung bringen, denn Muttermilch-Verfütterung ist in solchen Abteilungen immer erwünscht.

Sehr oft wird der Einwand gebracht, dass das Baby das Kalzium aus der Kuhmilch benötigt. Wegen des Kalziums das Stillen aufzugeben, ist jedoch ein nicht akzeptabler Grund. Ein Baby bekommt ausreichend Kalzium mit der mütterlichen Milch (wenn man das anzweifelt, kann man über die Einnahme von Kalzium und Vitamin D_3 seitens der Mutter den Gehalt dieser Stoffe in der Brustmilch anheben) und somit benötigt der Säugling das Kalzium aus der Kuhmilch nicht. Obendrein kann der kleine Körper das in der Kuhmilch enthaltene Kalzium nicht aufnehmen. Eine Tatsache darf man nicht vergessen: Das Kalzium in der Kuhmilch ist an das Kasein gebunden. Mangels des Enzyms **Kaseinase** kann der junge Mensch dieses Kasein und das daran gebundene Kalzium im Darm nicht absorbieren. Nur das Kalb hat dieses Ferment. Hingegen haben die Säuglinge kein Problem, das Kalzium aus der Muttermilch zu absorbieren.

Auch eine Gelbsucht erfüllt die Mutter mit Angst. Das ist eine „Krankheit", die als Folge des Abbaus der großen Anzahl von fetalen Erythrozyten entsteht. Die Leber bildet durch den Umbau zu viel an Bilirubin. Als Therapeut sollten Sie mit der Patientin besprechen, ob das Weiterstillen vom Kind aus möglich ist oder nicht. Meistens wird eine mehrtägige Pause eingelegt und die Muttermilch mit einer Flasche verfüttert. Diese Gelbsucht ist nicht ansteckend und vergeht häufig in kurzer Zeit.

Ein wichtiger Punkt ist die Propaganda gegen das Stillen hinsichtlich der Amalgamproblematik. Viele behaupten, dass das Stillen über das erste Trimenon hinaus sehr viel Amalgam aus dem Körper der Mutter pumpt und das Kind belastet. Dem kann man nur entgegenhalten: Nicht jede Mutter hat Amalgam im Mund oder inhaliert als Helferin bei einem Zahnarzt das Amalgam beim Ausbohren der Zähne. Ein guter Rat: Schauen Sie bei jeder Untersuchung in den Mund der Mutter und zählen Sie die Amalgamflächen. Wenn die Anzahl über 3–4 geht oder leise Anzeichen der Amalgamüberlastung (siehe Textkasten, S. 131) vorhanden sind, kann man das Amalgam gegen Kunststoff oder einfach Zement (Fudji 2) ersetzen. Das hält einige Monate bis Jahre, und dann erst sollte man an einen besseren Oberflächenersatz denken.

Es gibt sicher Fälle, bei denen die mütterlichen Schwermetalle über die Brust ausgeführt werden und somit das Neugeborene belasten. Das soll nicht bestritten werden. Nur sind diese extrem selten. Eine Amalgamüberlastung kann man nur mit bestimmten Medikamenten nachweisen; diese sind während der Schwangerschaft und Stillperiode obsolet. Daher muss man sich auch fragen, mit welchen Beweisen solche Diskussionen geführt werden? Dann müsste man auch die Zeichen der Schwermetallbelastung beim Säugling bemerken. Eine solche Belastung oder Überlastung des Säuglings konnte der Autor auch bei Langzeitbeobachtung als Familienarzt bisher nicht bemerken. Das Amalgam wird hauptsächlich im Bindegewebe und im Nervengewebe abgelegt (siehe Textkasten, S. 131). Der jüngste Patient mit einer solchen Überlastung war 8 Jahre alt und litt neben anderen Symptomen an einer diskreten Krampfkrankheit. Das Krankheitsbild verschwand sofort nach der Amalgamausleitung (Entfernung der Plombe und nachfolgende Therapie). Die Amalgamüberlastung besitzt ein stark ausgeprägtes Beschwerdebild. Dieses findet man besonders häufig bei Multipler Sklerose oder Lateralsklerose, auch bei Trigeminusneuralgien. Erfahrungsgemäß hilft da in hohem Maße und sehr gut eine Therapie mit isopathischen Medikamenten: Albicansan® D5-Tropfen und Stolonikehl® D5-Tropfen. Nochmals sei gesagt: Solche Leiden sind bei Säuglingen und Kleinkindern nicht bekannt. Als Präventivtherapie einer solchen Amalgamüberlastung verordnet der Autor der Mutter (nach Inspektion des Mundes!) am Anfang der Gravidität und in der Stillzeit eine Algenkur mit den Präparaten Spirulina oder Chlorella. Diese Therapie hat keine Nebenwirkungen bei der Mutter und keinen negativen Einfluss auf das Kind im Mutterleib.

Abermals soll darauf hingewiesen werden, dass das Stillen einen sehr großen Stellenwert hat. Deshalb muss alles unternommen werden, dass es auch in schwierigen Situationen möglich ist.

Für die Frauen, die nicht stillen können und allergische Kinder haben, soll zum Trost gesagt werden, dass es genug Ersatzmilchen gibt, die besser sind als Kuhmilchpräparate (Sojamilch!).

Mütter sollten immer wieder ermuntert werden: Wenn das Stillen möglich ist, sollten sie stillen. Jeder Monat, der länger gestillt wird, ist ein weiterer Schritt weg von einer möglichen enteralen Allergie oder besser: von den Primär- und Sekundärallergien.

Was spricht für das Stillen?

Der Autor kann nur jedem Therapeuten (Hausarzt, Gynäkologen, Hebamme, Heilpraktiker) empfehlen, die kostenlosen Blätter der Stillempfehlung der „Nationalen Stillkommission" anzufordern. Die einzelnen Adressen finden Sie im Kap. 6.2.5 (siehe S. 134). Bedenken Sie dabei jedoch unbedingt, dass die empfohlenen Stillzeiten (bis 6 Monate) für Allergiker oder für eine Vorbeugung gegen die Primärallergien absolut zu kurz sind.

Die Muttermilch ist leicht verdaulich, schützt vor Infektionskrankheiten, ist immer verfügbar, hygienisch völlig unbedenklich und wohl temperiert. Ausschließliches Stillen schützt vor Allergien.

- Das Stillen hat mindestens 9 Monate lang Vorrang. Je mehr zugefüttert wird, umso schneller wird die Milchproduktion und dadurch die Stillfähigkeit sinken und umso schneller wird auch der Säugling die Brustfütterung einschränken und schließlich verweigern. Dementsprechend steigt die Gefahr einer Sensibilisierung gegen die Primärantigene. Deshalb ist *die Vermeidung einer intestinalen Allergie und der begleitenden Atrophie der Dünndarmschleimhaut der wichtigste Punkt für das Stillen.* Es wird dabei eine genügende Menge an Immunglobulin A (IgA) sezerniert, so dass Fremdkeime bereits im frühen Alter markiert werden können. Eventuelle Allergisierungen werden unterdrückt und vor allem eine deutliche Widerstandskraft gegen die durch die Umwelt eingeschleppten Bakterien und Viren aufgebaut. Die Funktionen des IgA sind in Tabelle 3, S. 34 aufgeführt. Eine Infektschwäche, wie eine rezidivierende Otitis, ist nicht möglich. Zusätzlich bekommt das Kind auch die Antikörper der Mutter gegen Bagatellkrankheiten geliefert.
- Das Stillen schützt das Kind vor kontaminierten Nahrungsmitteln. Demnach sind Ansteckungen mit TBC oder Brucellose über den intestinalen Trakt nicht möglich.
- Rein psychisch ist das Stillen für das Kind unersetzlich und der damit verbundene Körperkontakt mit der Mutter gehört zu den Grundbedürfnissen. Es ist das erste von vielen. Es gibt gewisse Gesetzmäßigkeiten: Ist das erste Bedürfnis (Stillen) nicht gestillt, dann kann das zweite (Vertrauen) nicht oder nur teilweise aufgebaut werden.

Beschwerden bei Schwermetallüberlastung (Amalgam)

- **Vegetative Beschwerden**
- Mundgeruch, Speichelfluss
- Dicke Zunge
- Schmerzen im Kiefer, Zungenbrennen, Frösteln
- Empfindlich gegen kalte Luft, Frieren im Bett
- Nachtschweiß

- **Schleimhautprobleme**
- Entzündliche Absonderungen aus der Nase, den Tonsillen, generell ätzend, scharf eitrig

- **Neurologische Beschwerden**
- Kopfschmerzen, Konzentrationsstörung
- Gedächtnisstörung, Merkfähigkeit verringert
- Motorische Unruhe, Zittern
- Verstimmung, innere Angst, depressives Verhalten, aber auch Reizbarkeit, Schlaflosigkeit

Tab. 9: Vitamine und Mineralien für eine Schwangere und/oder stillende Mutter.

Protein	70 g
Essentielle Fettsäuren	5–10 %
Vitamin A	6000 IE
Vitamin D	300 IE
Vitamin E	50 mg
Vitamin K	20 ng
Vitamin C	200 mg
Vitamin B_1	5 mg
Vitamin B_2 (Riboflavin)	5 mg
Niacin	25 mg
Kalzium	2000 mg
Magnesium	600 mg
Zink	30 mg
Chlorella	10 Tbl. tgl.

- Ein weiterer wichtiger Punkt ist der Körperkontakt selbst. Der Mensch ist ein Nesthocker, er benötigt die elterliche, im Besonderen aber die mütterliche Nähe. Erhält er diese nicht, läuft er ein ganzes Leben lang dieser Verweigerung nach. Er kann sie aber nicht mehr finden, denn sie war nur in dieser Zeit sein größter Wunsch. Spätere „Ersatzzuwendungen" fallen in eine andere Ära. Daraus entstehen viele spätere charakterliche Verformungen, die sich vielfach erst im Erwachsenenalter bemerkbar machen.
- Das Stillen spart Zeit, Arbeit, Geld und ist umweltfreundlich. Es macht auch unabhängig, selbst wenn man unterwegs ist.
- Auch ein Kaiserschnitt ist kein Stillhindernis. Bei einer Frühgeburt sollte man so lange wie möglich die Milch abpumpen, damit das Kind dann nach der Trinkphase auch an der Brust saugen kann.
- Das Stillen fördert die Rückbildung der Gebärmutter und der Blutverlust ist geringer. Soll keine rasch nachfolgende Schwangerschaft erfolgen, sollte man sich zur Verhütung nicht auf das Vollstillen verlassen.

Bei allem *Pro und Kontra* soll nicht vergessen werden, dass man einer stillenden Mutter neben dem Vitamin D_3 auch kostbare Mineralien (siehe Tab. 9, S. 131) zuführen muss. Das erleichtert das Stillen und nimmt die Müdigkeit. Beides erhöht die Stillfreude und die positive Einstellung zum Stillen. Sollte das Stillen beim ersten Kind nicht klappen, so ist das kein Grund zur Verzweiflung. Beim nächsten Baby kann das alles noch gelernt und besser gemacht werden.

6.2.4 Beikost

Wenn das Stillen aus anatomischen oder sonstigen Gründen nicht möglich ist, stehen Ersatzmilchen zur Verfügung. Das hiermit ernährte Baby wird ebenso gedeihen wie die anderen Kinder.

Die Streitfrage: **„Stilldauer und Beikost"** wird im Kapitel 4.4.2 (siehe S. 79) erörtert. Das Stillen als solches steht sowohl in der Fachwelt als auch bei den Laien außer Frage. Wie lange eine Mutter jedoch stillen sollte, entfacht kontroverse Diskussionen. Lassen Sie mich einige Punkte anführen, die wichtig und einer Stellungnahme wert sind. Vorweg soll festgestellt werden, dass jede Meinung eine Berechtigung hat. Sollte diese aber dem Kind oder der Mutter schaden, muss man sie richtig stellen oder besser, eine Aufklärung versuchen. Um sich eine zeitgemäße Meinung bilden zu können, sind auf Seite 134 Ansprechpartner angegeben.

Entsprechend den momentanen internationalen Spielregeln ist das Vollstillen über den 6. Lebensmonat hinaus nicht mehr empfehlenswert.

Beim Stillen gibt es besonders im deutschsprachigen Raum viele kontroverse Stimmen. Besonders heftig werden die Auswirkungen des **Zufütterns** auf den

Stillerfolg (nachteilig oder nicht) diskutiert. Hinreichend intensiv, speziell hinsichtlich der Problematik einer intestinalen Allergie, sind solche Meinungen noch nicht diskutiert worden. Jedoch zeigt das derzeit allgemein verlangte Kostregime für das zweite Lebenshalbjahr, in welche Richtung die Pädiatrie im medizinischem Denken über das Vollstillen geht. Prof. Dr. Stockhausen, Würzburg, relativiert dieses Bestreben, denn nach seinen Vorstellungen sollte man das Stillen unabhängig von den allgemeinen Ergebnissen nur nach den jeweiligen Bedürfnissen von Mutter und Kind gestalten (siehe http://www.bgvv.de).

Die moderne Beikostanleitung gestaltet sich folgendermaßen: „Vorreiter" ist das Forschungsinstitut für Kinderernährung in Dortmund. Es entwickelte einen Ernährungsplan für das zweite Lebenshalbjahr. Als Grund wird angegeben, dass zahlreiche Untersuchungen gezeigt haben, dass ausschließliches Stillen zwar der beste Schutz für das allergiegefährdete Kind ist, doch im zweiten Lebenshalbjahr der Gehalt von Energie und Nährstoffen in Muttermilch oder Säuglingsanfangsnahrung für das schnelle Wachstum und die Entwicklung des Säuglings nicht mehr ausreicht. Zudem will das Kind aufrechtsitzen und mit dem Löffel essen. Damit ist es Zeit für die **Beikost**.

Das neue Kostregime bedeutet, dass eine Stillmahlzeit getauscht wird gegen eine Breimahlzeit. Die Breimahlzeit sollte zunächst als Zwischenmahlzeit gewertet werden. Man beginnt im 7. Lebensmonat mit einem Getreide-Obstbrei, den man entweder selbst fertigen kann oder man verwendet industriell hergestellte Produkte. Bei einem nicht allergischen Kind kann man, statt mit dem Getreide-Obstbrei anzufangen, auch mit einem Milch-Getreidebrei beginnen und den Getreide-Obstbrei eben einen Monat später anbieten. Diese Breie dienen täglich als Zwischenmahlzeiten, das bedeutet 2-mal täglich weniger zu stillen. Am Ende des 8. Monats oder Beginn des 9. Monats wird man zusätzlich auf einen Gemüse-Kartoffel-Fleischbrei übergehen und am Ende des ersten Lebensjahres auf eine Brot-Milch-Mahlzeit. Letztere beiden Menüs sind dann schon Hauptmahlzeiten, sodass letztendlich Ende des zweiten Lebenshalbjahres nur noch ein abendliches Stillen übrig bleibt.

Sobald ein Kind allergische Zeichen aufweist, sind die Milchbrei-Zwischenmahlzeiten nicht erlaubt.

Die Meinung des Autors

1. Obwohl diese neuen Kostvorstellungen für das erste Lebensjahr immer wieder den Hinweis beinhalten, dass sie nicht bei allergischen Kindern gelten, ist dieser Hinweis unzureichend. Die Empfehlung, solange keine Zeichen einer enteralen Allergie beim Säugling erscheinen diesen Kostplan zu versuchen und bei evtl. gefährdeten Kindern den Milchbrei

133

später einzusetzen, ist sehr riskant. Es ist kein Wort über die Maskierung geschrieben, auch gibt es keinen Hinweis darauf, dass eine enterale Allergie erst auf eine Allergenbelastung hin entstehen kann. Und diese Breie können diese erste Belastung darstellen. Nur dann entwickelt das Kind die Allergie. Wie bereits beschrieben, können Maskierungen sehr leicht als „neue" Krankheiten auftreten oder von Laien nicht als Zeichen der Allergie gewertet werden. Wer weiß dann also wirklich, ob das Kind ein Allergiker ist oder nicht? Denken Sie an das Schniefen in den ersten Lebenstagen des Säuglings.

2. Dieses Buch dient nur einem Zweck, und zwar, eine enterale Allergie zu minimieren oder gar zu verhindern. Solange man sich an die beschriebenen Vorsichtsmaßnahmen des Autors hält, wird auch kein Atopiker große Schwierigkeiten haben. Die Beikost-Anpreisung bringt die Eltern in eine fatale Lage, weil die Mutter im guten Glauben handelt, ihr Kind sei kein Allergiker, und zum Frischbrei greift. Das, was man vermeiden wollte, ist passiert: Die enterale Allergie beginnt.

3. Der Autor geht ganz bewusst in nur geringem Rahmen auf die Empfehlung einer Beikost ein, denn das Ziel des Buches ist speziell den Kinderallergien gewidmet, also den kranken Kindern. Es wurde nur zum Zweck der Erkennung von enteralen Allergien und ihren Maskierungen geschrieben und ist kein Buch, das Kinderernährung allgemein zum Thema hat.

6.2.5 Welche Einrichtungen geben Auskunft auf Fragen zum Stillen?

Nationale Stillkommission am Bundesinstitut für gesundheitlichen Verbraucherschutz und Veterinärmedizin
stillkommission@bgvv.de
http://www.bgvv.de

Entsprechende Blätter mit den einzelnen Unterteilungen bekommen Sie kostenlos. Es lohnt sich, über das Internet diese Bögen zu lesen oder herunterzuladen.

Arbeitsgemeinschaft Freiberuflicher Stillgruppen
Rüngsdorferstr. 17
D-53173 Bonn
Tel.: 0228/350–3871
Fax: 0228–350–3872
afs-stillguppen@t-online.de
http://www.asf-stillen.de

Bund deutscher Hebammen
Postfach 1724
D-76006 Karlsruhe
Tel: 0721–981890
Fax: 0721–9818920

Berufsverband Deutscher Laktationsberaterinnen I CLC e.V.
Saarbrückerstr. 157
D-38116 Braunschweig
Tel: 0531/250–6990
Fax: 0531/250–6991

Es gibt eine Menge von **Ärzten, die ein Stilldiplom besitzen** oder eine Stillberatung in ihrer Praxis haben. Auskunft erhalten Sie über die Landesärztekammer.

La Leche Liga Deutschland
Postfach 650096
D-81214 München
Tel. 06851/2524
Fax 06851/2524

Initiative Stillfreundliches Krankenhaus
www.stillfreundlich.de

Aktionsgruppe Babynahrung (AGB) e.V.
Actionbabyfood@oln.comlink.apc.org
www.babynahrung.org

Einige Bücher, die über Stillen und Stillprobleme berichten

Stillen und Stillprobleme: Arbeitsgemeinschaft Freier Stillgruppen (AFS). Hippokrates, Stuttgart

Handbuch für Stillberatung. La Leche Liga 2001. Bestellung bei La Leche Liga. Adresse siehe oben.

Das besondere Stillbuch für frühgeborene und kranke Babys: Brigitte Benkert. Urania Verlag 2001

Stillen und Muttermilchernährung Grundlagen, Erfahrungen und Empfehlungen
http:/www.bzga.de/bzga_stat/fachpubl/gfkonkret/gk-03.html

Welche Gruppen geben Auskunft über die Beikost?

Deutschland
Forschungsinstitut für Kinderernährung in Dortmund
Heinstück 11
D-44225 Dortmund
Tel. 0231/79 22 10–33

Deutsche Gesellschaft für Ernährung
Im Vogelsang 40
D-60488 Frankfurt/M.
Tel. 069/97 68 030

Deutsche Zöliakie-Gesellschaft e.V.
Filderhauptstr. 61
D-70699 Stuttgart
Tel. 0711/45 45 14

Österreich

Jede örtliche Mutterberatung hat für Stillprobleme ausgebildet Mitarbeiter.

Jede Hebamme und jede Entbindungsanstalt besitzt reichlich Unterlagen über Stillprobleme.

Verein der Still- und Laktationsberater Österreichs (VSLÖ)

La Leche Liga Österreich
http://www.lalecheliga.at

La Leche Liga international
http://www.lalecheleague.org

6.2.6 Welche Ersatzmilchen für die Muttermilch stehen zur Verfügung?

Generell kann man bei Stillproblemen folgende Kindermilch empfehlen:

Sojaprodukte:
Humana SL I   =   Halbmilch
Humana SL II   =   Zwei-Drittel-Milch

Milupa SOM I =   Halbmilch
Milupa SOM II=   Zwei-Drittel-Milch

Die Ersatzmilchen können

- ohne Kuhmilchanteile sein (Sojamilch, Reismilch, Schafs-, Ziegenmilch),
- hypoallergene Nahrung sein (Kap. 6.2.7),
- von der Kuhmilch abstammen (Kap. 6.2.7).

Nach Meinung des Autors kann ein Erwachsener ohne weiteres auf die Kuhmilch verzichten. Das bedingt keinen Kalziummangel, wie das immer wieder behauptet wird. Der Kalziumspiegel ist mit seinen „Normalwerten" sowieso zu niedrig. Hier kann kein Milchgenuss Abhilfe schaffen, außer man trinkt täglich einige Liter Milch und das ist unmöglich bzw. schädlich. Diese Ansicht mag Aufruhr bedeuten, ist aber sehr leicht erklärt. In der Literatur werden über 60% der Menschen als empfindlich auf Kuhmilch angegeben, nach den Erfahrungen in der täglichen Praxis des Autors ist der Prozentsatz wesentlich höher. So lange eine Darmschleimhautatrophie besteht, also nur eine verminderte oder gar keine Absorption der einzelnen Mineralien und Spurenelemente möglich ist, nehmen die meisten Menschen kein Kalzium oder eine deutlich verminderte Menge davon auf. Zusätzlich führt eine solche Darmstörung zur Bildung von Kalkseifenstühlen. Bei starken Obst-, Gemüse- und Rohkostessern wird das Kalzium mit den Oxalaten dieser Speisen zu den biologisch nicht lösbaren Phytaten und klinisch zu den Kalk- und Magnesium-Seifenstühlen eingebaut. Diese Chelate werden per vias naturales ausgeführt. Demnach kann also das Kalzium aus der Milch gar nicht aufgenommen werden. Jede frühzeitig (im 3. Lebensjahrzehnt) beginnende Therapie per Kalzium-Brausetabletten mit Vitamin D_3, 1-mal täglich, ist eine wesentlich bessere Medikation für die Erwachsenen bezüglich der Kalziumproblematik (Osteoporose) als das insuffiziente Milchtrinken (siehe Muethen, S. 5). Zudem fehlt dem Menschen die Kaseinase, die das an das Kasein gebundene Kalzium in der Kuhmilch für den menschlichen Darm absorptionsfähig macht. Diese Brausetabletten werden sofort absorbiert, schädigen keine duodenale Schleimhaut und geben ausreichenden Schutz gegen die Osteoporose.

Wiederholt sei hier gesagt, dass es eines der größten Probleme für einen Hausarzt ist, das Stillen für 12 Monate zu fördern und somit die Primärantigene, die einen großen Bereich des täglichen Lebens abdecken, zu vermeiden. Ein weiterer Hinweis: Das fehlende Stillen erhärtet die **physiologischen** Voraussetzungen für die Bildung eines Allergens. Ein allergisches Geschehen kann sich nur entwickeln, wenn genügend große Mengen des entsprechenden Antigens genügend lange auf ein Darmorgan einwirken, wie besonders bei der Kuhmilchverabreichung.

Um ein Primärantigen zu bilden, sind weitere Bedingungen nötig: Zuerst kommt es durch die Überforderung der Darmschleimhaut in den ersten 10–12 Monaten zu einer lokalen partiellen bis subtotalen Entzündungsreaktion mit nachfolgendem Untergang des Zottenapparates und der Schleimhaut.

Obendrein merken sich die Primärantigene die Immunzellen (Plasmazellen) ein Leben lang sehr gut.

Oftmals nützt das Zureden jedoch nichts und es müssen Ersatzmilchen verordnet werden.

Ersatzmilch aus der Sojabohne

Für die Kuhmilch- und Hühnereiallergiker hat die Industrie bei mangelnder Stillmöglichkeit verschiedene Arten einer Sondermilch angefertigt, die aus der Sojabohne oder dem Reiskorn hergestellt werden. Diese Milchsorten aus Soja und Reis können auch von den Glutenallergikern getrunken werden. Wichtig ist, dass die Palette der verschiedenen Arten einer Sojakindermilch immer breiter wird und man damit therapeutisch und geschmacklich eine größere Auswahl besitzt. Die Mütter verabreichen zum Großteil die Sojamilchpräparate, daher muss die Sojamilch für Säuglinge und Kleinkinder in jedem Falle an die Muttermilch adaptiert sein: Adaptation bedeutet eine Angleichung der Mengenverhältnisse von Fett, Kohlenhydraten und Eiweiß an die Muttermilch. Meist verkaufen die Apotheken solche Heilmittel. Im Reformhaus oder im Naturkostladen werden eher Arten der Sojamilch gehandelt, die diese Adaptation nicht besitzen und daher billiger sind. Es ist immer wieder interessant, wenn Eltern allergischer Säuglinge oder Kleinkinder mich telefonisch informieren und von einer plötzlich auftretenden Allergie gegen die Sojamilch reden. Die Kinder leiden an einer plötzlich auftretenden Enteritis oder einem stark geblähten Bauch und das erinnert sie an die vorher bestandene Allergie gegen Kuhmilch. Man glaubt, der „Luxus" der Adaptation sei nicht unbedingt notwendig. Ohne Adaptation ist die Milch jedoch zu fett oder einfach für die geschädigte Darmschleimhaut und die sekundär bedingte reduzierte Pankreastätigkeit zu schwer. Für den Therapeuten ist es wichtig, dass eine solche Verschlechterung nicht unbedingt eine neue Allergie bedeutet, sondern nur der Frage nach dem Präparat bedarf. Über die einzelnen Präparate werden Sie in Kapitel 6.2.2 informiert.

Alle adaptierten Säuglings- und Kindermilchen aus der Sojabohne

Präparate: aus Sojamilch	Stufe
Milupa SOM (= Sondermilch)	1: für die ersten 3 Lebensmonate
Milupa SOM	2: nach dem 3. Lebensmonat
Humana SL	1: für die ersten 3 Lebensmonate
(= sans lac = ohne Milch)	2: nach dem 3. Lebensmonat
Galactina Mammina	1: für die ersten 3 Lebensmonate
Galactina Mammina	2: nach dem 3. Lebensmonat

Diese Präparate sind mehrheitlich in der Apotheke oder in den Großmärkten zu erhalten. Hier einige *Hinweise*: Die Präparate mit der Bezeichnung 1 entsprechen in etwa der Halbmilch (halb Milch/halb Wasser). Die Zahl 2 besagt, dass die Präparate der Zwei-Drittel-Milch entsprechen ($^2/_3$ Milch und $^1/_3$ Wasser).

Beachten Sie, dass man in die Kindermilch-Fertigprodukte keine Kohlenhydrate (wie Grieß, Mehl, Reis) oder Fruchtsäfte bzw. sonstige Zusätze mischt. Das verändert die Konzentration einiger Stoffe und kann Instabilität der einzelnen Produkte zueinander erzeugen. Es ist auch keine Zuckerzugabe erlaubt.

Einfache Sojamilch ist für Säuglinge und Kinder zu fett und besitzt zudem keine Vitaminanreicherung. Ihre Fette, Proteine und Kohlenhydrate sind nicht an die Muttermilch angepasst (adaptiert). Aus diesen Gründen ist sie nicht nur für die darmkranken Säuglinge und Kleinkinder verboten, sondern macht auch Erwachsenen mit Allergien zu schaffen. Die Fettabsorptionsstörung ist eine Folge der Mucosa-Atrophie (Zeichen einer Primärallergie) und kein Zeichen einer Allergie gegen Soja, was sehr oft verwechselt wird. Es handelt sich dabei auch nicht um eine Intoleranz.

Schafs- und Ziegenmilch

Bei den Menschen der kaukasischen Bergstämme wird die Schafsmilch heute immer noch als bewährtes Elixier für Gesundheit und langes Leben angesehen. In den Augen der westlich orientierten Menschen verleiht dieser Umstand der Schafsmilch und ihren Produkten, vor allem dem Schafsjoghurt, den Mythos eines Getränkes für Langlebigkeit.

Vor einigen Jahrzehnten kannte der Einzelne nur die Schafswolle als ein begehrtes Produkt der Schafzucht. Nur wenige wollten das Schafsfleisch verzehren und nur ganz wenige schätzten die Schafsmilch. Früher rümpfte so mancher die Nase, wenn er ein Schafsprodukt als Speise vorgesetzt bekam. An diesem Verhalten waren teilweise die Schafs- und Ziegenzüchter selbst verantwortlich, zum Teil musste die moderne Gesellschaft ihre Einstellung zu den Schafs- und Ziegenmilchprodukten erst ändern. Das geht naturgemäß nicht von heute auf morgen und die Akzeptanz wird wahrscheinlich über den Verkauf in den Großmärkten nochmals entscheidend gefördert. Auch das Kennen lernen dieser Produkte durch das Reisen in fremde Länder sowie die Anstrengungen der Schafs- und Ziegenhalter haben mitgeholfen, sie immer mehr zu schätzen. So wird eben jetzt neben den gesundheitlichen Aspekten auch das Gourmetverhalten vermehrt angesprochen. Die geschmackliche Komponente des Schafes an und für sich, im Speziellen der Schafsmilch, und die einzelnen Verarbeitungsmodalitäten des Käses, des Joghurts, aber auch

Tab. 10: Zusammensetzung der Kuhmilch im Vergleich mit anderen Tiermilcharten.

Pro 100 Gramm trinkbare Substanz	Wasser	Eiweiß	Fette total■	Kohlen-hydrate	Kalzium	Phosphor
Kuhmilch	pH 6,60 88,5 g	3, 2 g	3,7 g	4,6 g	133 mg	88 mg
Muttermilch	pH 6,97 87,7 g	1,03 g	4,4 g	6,9 g	33 mg	14 mg
Schafsmilch	pH 6,54 81,6 g	5,06 g	7,5 g	4,4 g	190 mg	150 mg
Ziegenmilch	86,6 g	3,06 g	4,2 g	4,8 g	129 mg	ähnlich der Kuh-milch **103 mg**
Stutenmilch	pH 7,2 91,1 g	2,1 g	1,25 g	6,3 g	100 mg	60 mg

der Milch als Zusatz zu verschiedenen Speisen, hebt die Bedeutung der Schafs- und Ziegenmilch und ihrer Produkte in den Augen der Genießer ganz wesentlich und die meisten freuen sich auf diese Köstlichkeit.

Bezüglich der Stutenmilch ist zu sagen, dass diese nicht für Säuglinge oder Kleinkinder geeignet ist.

Die Indikationen für den medizinischen Gebrauch der Schafs- und Ziegenmilch sind folgende:

- Allergien gegen das Kuhmilcheiweiß
- alle chronischen Krankheiten, egal ob degenerativer, karzinomatöser oder infektiöser Natur
- Osteoporose
- Fastenkuren und Milch-Semmel-Kur nach F.X. Mayr

Natürlich wird bei einigen Lesern sofort der Gedanke an die Schafs- bzw. Ziegenmilch als Ersatz für das Stillen aufkommen, was jedoch nicht ideal wäre.

Beide Milchen kann man verdünnt verwenden. Allerdings darf dies als *Vorsichtsmaßnahme erst nach dem ersten Lebensjahr* erfolgen. Die Schafsmilch sollte man nur als Halbmilch (1/2 Milch und 1/2 Wasser) und die Ziegenmilch als Zwei-Drittel-Milch (2/3 Milch und 1/3 Wasser) benützen. Natürlich müssen Kohlenhydrate zugefügt werden, zu Anfang immer Reispulver, niemals Grieß. Das hat den Vorteil, dass auch Kinder mit einer eventuellen Zöliakie den Reis gut vertragen und Sekundärallergien vermieden werden. Vorsicht bei der Ziegenmilch: Diese Milch immer aus einem Stall mit mehreren Ziegen kaufen, damit werden die vereinzelt bemerkbaren Anämien verhindert (siehe auch S. 148). Wenn dies beachtet wird, gibt der Autor der Ziegenmilch vor der herkömmlichen Kuhmilchkinderkost den Vorzug.

6.2.7 Hypoallergene Nahrung (HA-Milch)

Wenn die Eltern (in ihrer Vorgeschichte) keine Allergien aufweisen, also keine Atopien bestehen und die Mutter nicht stillen kann, gibt es auch gute Ersatzmilchen aus der Kuhmilch.

Die Ernährung hat verschiedene Aspekte, die man im ersten Lebensjahr berücksichtigen sollte. Die eine Seite ist das Wachstum des kindlichen Körpers, wobei eine artgerechte Ernährung wie das Stillen den größten Erfolg garantiert. Gelingt das aus irgendwelchen Gründen nicht, so hat sich in der Evolution die Kuh als das Tier mit dem größten Euter als Retter der Menschheit erwiesen. Aus Erfahrung wurde die Kuhmilch lange Zeit gewässert und ihr mangels Kalorienwert Kohlenhydrate zugesetzt. Die Verdünnung erfolgte in den ersten 3–5 Monaten 1:1 und wurde Halbmilch genannt, nach dieser Zeit benutzte man 2 Teile Kuhmilch und 1 Teil Wasser (Zwei-Drittel-Milch). Mit zunehmendem Alter wurden mehr und mehr Kohlenhydrate hinzugefügt. Dieses Verdünnungsschema ist in der Industrie für Kindermilchherstellung heute noch üblich.

Allerdings gibt es die Kindermilchzubereitung wie zu Omas Zeiten nicht mehr. Die industrielle Fabrikation von Babymilch geht gänzlich andere Wege. Zunächst wird die Kuhmilch in verschiedene Teile zerlegt, das Fett zum großen Teil ausgetauscht und das Protein unter einer bestimmten Zahl von Dalton zerkleinert. Zusätzlich wird das Verhältnis von Protein, Kohlenhydraten und Fett in jedem Fall den Proportionen dieser Teile in der Muttermilch angeglichen. Wie zuvor schon mehrfach erwähnt, nennt man das Adaptation. Natürlich werden Vitamine, vor allem Vitamin D_3, und Mineralien zugeführt. Je nach dem Eiweißanteil spricht man von HA-Milch, Milchname-Stufe 1 oder Milchname-Stufe 2. Die Abkürzung H-A heißt Hypo-Allergen; die Stufe 1 entspricht der Halbmilch und 2 der Zwei-Drittel-Milch.

Die Nahrungsmittelindustrie ist auch bei der Ernährung allergischer Säuglinge und Kleinkinder behilflich.

Die einzelnen Firmenprodukte heißen in Europa z. B.:

Milupa HA 1 und 2 sowie **Humana** HA 1 und 2 und **Galactina Mammina** HA 1 und 2.

Tab. 11: Mögliche Primärantigene (entsprechend der Häufigkeit aufgelistet) – Vorkommen und Ersatzmöglichkeiten (siehe auch S. 219).

Primärantigene und ihre Produkte	Ersatz für die Primärantigene und deren Produkte
Verboten	**Erlaubt**
Folgende Speisen zerstören die Darmschleimhaut:	Gegen folgende Speisen sind nur minimale Allergien bekannt:
Kuhmilch und ihre Produkte Kuhmilch, Butter, Quark (Topfen), Molke, Käse, Schokolade, herkömmliche Margarine, französisches Salatdressing, viele Brotsorten, Brötchen (Semmeln), Kuchen, Torten, Cremes, Fischfertiggerichte, Fischfrikadellen, Fischsalate, Kartoffelpüree, Klöße, Kartoffelsalat, Kartoffelpuffer, Kroketten, Nudelfertiggerichte, Bockwurst, Jagdwurst, Hamburger, Frikadellen, gekochter Schinken, Fleischfertiggerichte, Eis, Gemüsefertiggerichte, Rahmspinat, Pfannengemüse, Auflauf, Nougat, Pralinen, Fertigsoßen, Fertiggerichte	**Ersatz für Kuhmilch** *Säuglinge* *adaptierte* Ersatzmilchen aus **Sojamilch**: Milupa SOM (und Brei) Humana SL (und Brei) Galactina Mammina (und Brei) **Reismilch** *Ältere Kinder* **Sojamilch** und deren Produkte: Sojadrink, Sojadessert, Sojadream (Schlagsahne/Obers), Sojacream (Sauerrahm) **Ziegenmilch** und deren Produkte (immer $1/2$ Milch, $1/2$ Wasser) Ziegenjoghurt, -Butter, -Käse, -Quark (Topfen) **Schafsmilch** und deren Produkte (immer $1/2$ Milch, $1/2$ Wasser) Schafsjoghurt, -Butter, -Käse, -Quark (Topfen) **kuhmilchfreie Margarine** (Packungsgröße) ALSAN-S 250 g, VITASIEG 500 g, VITAZELL 250 g, SANOMIO 500 g, DIE GUTE EDEN 500 g
Hühnerei und seine Produkte (Eigelb und Eiweiß) Hühnerei, Kuchen, Torten, Knödel, Crepes, Paniertes, Mayonnaise, Pfannkuchen (Palatschinken), Kroketten, Löffelbiskuits (Biskotten), chinesische Frühlingsrollen, Eierteigwaren, Kekse, Schokolade, Nougat, Pralinen, Weichlakritzwaren, Zuckerwatte, Dragees, Negerküsse, Hinweise auf Hühnerei: Lecithin (E322), Ovo…, Protein, Fremdprotein, Emulgator, Stabilisator	**Hühnerei-Ersatz und Bindemittel** *Ersatzeier*: Puten-, Wachtel-, Gänse-, Enteneier *Teigwaren*: Original italienische Teigwaren, Hartweizengrießnudeln *Bindemittel*: Pfeilwurzmehl, Mondamin/Maizena
Gluten = Kleber = Zöliakie (Sprue) Brot jeder Art, Schokolade, Backwaren jeder Art, anfänglich auch Produkte aus Kuhmilch und Hühnerei	**Glutenfreie Lebensmittel** glutenfreie Sondermilch, Maizena, Glutamin, glutenfreies Brot und glutenfreie Backwaren, anfänglich milchfreie Produkte zusätzlich Mais-, Buchweizen-, Reisprodukte, Cornflakes
Weizen und Roggen, seltener Hafer Das Brot und die Backwaren aus dem jeweiligen Getreide sind verboten!	**Was darf man essen?** Brot aus dem jeweils erlaubten Mehl, Achtung: Grieß, Brötchen (Semmel), Weißbrot, Nudeln, Pizza = Weizenmehl/Weißmehl Schwarzbrot = meistens Roggenmehl/Schwarzmehl Halbdunkles Brot = Mischung aus beiden

6.2.8 Weitere Ernährung nach der Stillperiode

Zunächst muss man wissen, dass ein volles Stillen über 18 Lebensmonate hinaus Überstillen genannt wird und auch nicht das Richtige ist. Zum einen ist das Kind zu eng an die Mutter gebunden und kann sie tyrannisieren, zum anderen hat das Kind keine Möglichkeit, mit dem Löffel bzw. mit der Gabel essen zu lernen, muss nicht kauen und kann dadurch eine Fehlstellung des Gebisses entwickeln. Außerdem hat die Muttermilch einfach nicht mehr die altersentsprechende Zusammensetzung.

Die Zeit der langsam sich aufbauenden Beikost fängt rund um den ersten Geburtstag des Säuglings an (siehe auch S. 132). Man beginnt mit dem Zufüttern von Obst und Karotten. Steinobst und Birnen sind nicht erlaubt. Das ist einerseits eine alte kinderärztliche Erfahrung und andererseits durch einen zu hohen Gehalt an Zellulose bedingt. Der Säuglingsdarm ist noch nicht mit den Mikrobenarten besiedelt, die das Disaccharid Zellulose spalten können. So erfolgt Gärung und damit eine begleitende Gasbildung, was zu Bauchschmerzen (von Nabelkoliken bis zu den bekannten Zweimonats- bis Viermonatskoliken) führt. In diesem Zusammenhang ist es viel wichtiger daran zu denken, dass das Gärungsgas aus Methan besteht und die zugleich auftretenden Gärungsalkohole reines Methanol darstellen. Beide sind äußerst giftig. Das Tragische ist, dass Gärungsalkohole und Gärungswinde die Leber und die Augen schädigen und dies niemand wahrhaben will. Deshalb sollte man in der ersten Umstellungsphase das Obst (Apfel) gut kochen, da es dann leichter vertragen wird. Ebenso ist es günstiger, die Karotten zu reiben und mit heißem Wasser kurz abzubrühen. Die Begründung liegt in der Vorspaltung der Zellulose. Ein weiteres Übel ist die Banane. Meist werden viel zu viele Mixturen mit Bananen verfüttert. Die Banane stopft und wird eigentlich klumpenförmig durch den Darmtrakt bewegt. Das führt gelegentlich zur Obstipation.

Natürlich darf man auch eine verdünnte Knochensuppe mit Reis verfüttern. Künstliche Suppen beinhalten viele Zusatzstoffe für die verschiedensten Zwecke. Hier weiß man nie, welcher Stoff eine Allergie erzeugen kann. Grieß ist nicht die richtige Kost. Ein Kartoffelpüree mit Sojamilch ist erlaubt. Beim Brot muss man beim Bäcker nachfragen, ob es Kuhmilch enthält. Butter und Sahne sind generell nicht erlaubt. Man sollte auch zu milchfreier Margarine greifen. Natürlich wird die Verwendung von Margarine auf breiter Ebene wegen der künstlichen Zubereitung verdammt. Man muss daher abwägen, was den einzelnen Eltern oder Kranken mehr bedeutet – statt Margarine Butter zu essen und krank zu bleiben oder aber Margarine zu essen und gesund zu werden. Das Quäntchen Margarine schadet nicht. Der Autor weist nochmals auf einen bestimmten Umstand hin: Butter und Schlagsahne sind nicht nur Fett, sondern beinhalten auch geringe Teile des Kuhmilcheiweißes und damit auch das Primärantigen Laktalbumin.

Auch gesunden Kindern sollte man auf keinen Fall einen plötzlichen Übergang von Brustmilch auf Kuhmilchpräparate zumuten. Die Kuhmilch ist und bleibt eine Ersatzmilch und ein Fremdprotein. Anfänglich wird man besser eine Flaschennahrung der Gruppe HA (HypoAntigene Milch = sehr spärliches Milchprotein und ganz niedrige Daltonzahl) oder der Gruppe 1 (Halbmilch) füttern und bei guter Verträglichkeit auf die Stufe 2 (Zwei-Drittel-Milch) übergehen. Eine Verfütterung von reiner, verdünnter Kuhmilch ist in diesem Alter abzuraten. Hier fehlen wichtige Zusätze für die Entwicklung des Kindes. Milch mit Grieß ist sicher keine Babynahrung. Anfang des zweiten Lebensjahres kann dem Speiseplan etwas Joghurt und Käse (eventuell von der Ziege) zugefügt werden. Zitrusfrüchte führen ab, was immer eine partielle Zerstörung der Darmflora und der Darmschleimhaut bedeutet, von ihnen ist deshalb abzuraten. Das Brot sollte immer mindestens einen Tag alt sein und man gibt zunächst etwas härtere Rinde zum Kauen und zur Förderung des Zahnens.

6.2.9 Tägliche Ernährung der stillenden Mutter

Die Ernährung der stillenden Mutter wurde bereits vielfach besprochen (siehe Kap. 6.2.1, S. 117). Es sollen lediglich die ernährungswichtigen Mineralien und Vitamine aufgelistet werden. Neben dem schon erwähnten Vitamin D_3 und dem Kalzium (Osteoporose, Kalkarmut der Knochen, gegen nervöse und muskuläre erhöhte Erregbarkeit) darf man die Vitamine A und E nicht vergessen.

Das Vitamin A ist notwendig für das Sehvermögen, als Krebsschutz und besonders für das Wachstum und die Entwicklung und Differenzierung der Epithelgewebe. Es kommt in Salzwasserfischen, Fischleber und als ß-Karotin in der Karotte vor. Das Vitamin E fehlt besonders bei Ernährungsfehlern und bei Dysbiose. Vitamin E sollte man immer in Begleitung von Magnesium oder Mangan einnehmen. Beide zusammen sind für die Reduplikation zuständig, daher bei Ernährungsfehlern besonders wichtig.

Denken Sie an die Zusammenstellung wichtiger Mineralien, das gilt auch für die stillende Mutter (siehe Tab. 10, S. 140).

In der Stillzeit sollte so wenig wie möglich geraucht oder Alkohol getrunken werden. Von Rauschgiftkonsum ist selbstverständlich völlig abzuraten. Das Essen ist ein lebenswichtiger Bestandteil und sollte eigentlich nach dem Motto der „Diaita" vor sich gehen. Diaita war eine Philosophie, der sich über Jahrhunderte sehr berühmte Persönlichkeiten des alten Athens und Rom angeschlossen haben und diese öffentlich befürworteten (z. B. Plutarch). „Diaita" könnte man übersetzen mit: „Ändere deine Meinung, fang ein beschauliches Leben an". Das bedeutet unter anderem, dass man Gemüse und Obst der Jahreszeit und aus der Regions isst, in der man sich gerade befindet. Man isst langsam, benutzt Teller und Besteck und führt nur beschauliche Gespräche.

Die deutsche Übersetzung für diese Lebensanschauung ist „Krankenkost", und doch stellt eine Diät immer eine Änderung der bisher bestandenen Lebensweise dar und dies müsste auch für die stillende Mutter gelten. Leider ist dies nicht immer zu erwarten. Unumstritten sollte aber sein, dass Hamburger, Pommes frites und anderes vom „Würstchenstand" sicher keine empfehlenswerte Nahrung in dieser Zeit darstellen, genauso wenig wie Coca-Cola und Salzletten. Die in Tabelle 9 (siehe S. 131) angeführten Mengen der verschiedenen wichtigen Nahrungsstoffe bekommt man ohne weiteres Zutun, wenn man eine ausgewogene normale Kost zu sich nimmt. Hat man Angst vor einer möglichen enteralen Allergie, dann sollte man die Gebote und Verbote der Kost ohne die Primärantigene berücksichtigen. Im Anhang (siehe S. 225 ff.) finden sich für Ihre Patienten viele Rezeptanregungen, die gut schmecken und auch sättigend sind.

6.3 Ernährung des allergischen Kleinkindes

Die Ernährung im Kleinkindesalter ist für die Eltern eine schwierige Phase. Einerseits will das Kind naturgemäß alles kosten und hat seine geschmacklichen Präferenzen. Auf der anderen Seite stehen die Verwandten und Freunde, die durch mitleidige Fragen oder besserwissende Ratschläge die Eltern in das psychische Out bringen und zur Aufgabe der Diätmaßnahmen zwingen. Aus Erfahrung im 40-jährigen Umgang mit allergischen Familien sind hier Tanten, Paten, Partner und Großeltern dringendst ermahnt, zunächst dem Kind oder dem Erwachsenen mit einer chronischen Krankheit die Chance zu geben, „seine" Diät zu erleben. Es ist erstaunlich, wie oft die Mutter eines allergischen Kindes von der Verwandtschaft offen oder leise hinter ihrem Rücken als Hysterikerin oder als eine sich in den Mittelpunkt des Mitleids stellende Person bezeichnet wird. Man sollte tolerant sein, denn kein Mensch nimmt freiwillig eine Diät auf sich, hierfür liegen immer triftige Gründe vor!

Im Folgenden erhalten Sie ein paar Regeln, die das Zusammenleben Ihrer Patienten-Eltern mit einem allergischen Kind erleichtern sollen. Ein guter Rat: Bevor diese sie umsetzen, sollen sie sie mit dem Partner oder der Partnerin besprechen. Dann gibt es weniger Reibungspunkte. Mitunter haben auch die Eltern selbst weitere gute Ideen.

Regel Nr. 1: Alle am Tisch halten sich mit dem allergischen Kind an dessen Diät, damit es keine Ausnahmen für den kleinen Patienten, keine Eifersucht der weiteren Geschwister und kein Betteln des Allergikers nach einer verbotenen Speise gibt. Wenn der Partner unbedingt eine Speise will, die auf der Verbotsliste steht, dann bekommt er diese zu einer Zeit, in der das Kind schläft.

Zugleich sollte der neue Essensplan bei den übrigen Kindern nicht unbedingt an die „große Glocke gehängt" werden. Es gibt eben selbstverständlich nur solche Speisen, die das allergische Kind essen darf. Dann erfährt man keinen Widerspruch.

Regel Nr. 2: Fragen von Verwandten oder Freunden, die sich nach dem Leiden, wie gut oder schlecht die Krankheit im Moment ist, erkundigen, werden strikt nicht beantwortet. Das muss man den Betreffenden beim ersten Mal sagen. Viele Eltern oder Besucher glauben, dass das Kind das ohnehin nicht verstünde. Weit gefehlt, denn ein Säugling merkt in kürzester Zeit, wenn er im Mittelpunkt des Gespräches steht. Je weniger das Kind sich im Mittelpunkt sieht, umso schneller lernt es ganz selbstverständlich mit seiner Krankheit umzugehen. Jedes Mitleid verstärkt die Symptomatik und den Widerspruch.

Regel Nr. 3: Bei Kinderfesten, Geburtstagspartys oder Besuchen bei Verwandten sollen die Eltern den Patienten am besten einen Kuchen oder Torte bzw. ein anderes Lieblingsessen mitgeben. Sie sollen ruhig etwas mehr mitnehmen, denn der Allergiker will seine Torte zeigen und kosten lassen. Vor allem andere Kinder möchten häufig von dieser Torte probieren. Diese positive Erfahrung sollte Ihren Patientenfamilien nicht vorenthalten bleiben. In unzähligen Fällen berichten Mütter ganz stolz, dass Eltern von Nachbarskindern oder von Gästen der Geburtstagparty des Allergikers das Tortenrezept unbedingt haben wollen, weil der Kuchen ihren Kindern so gut geschmeckt hat.

Regel Nr. 4: Es gibt immer wieder Familien, in denen die Großeltern der einen Richtung mit denen der anderen Richtung konkurrieren. Das gibt es aber auch unter Geschwistern und Paten. Bei einem Besuch bei diesen Familienmitgliedern hält man sich hinter dem Rücken der Eltern oft nicht an die Abmachung, dass das Kind nur die Speisen isst, die die Eltern erlauben. Sobald dem Kleinen eine „ungläubige" Person etwas Verbotenes gibt, ist das Kind unschuldig, zumal die erwachsene Person eine Vertrauensperson für das Kind darstellt. Meistens wird das nur getan, weil „man" es nicht glaubt oder weil das Kind so „arm" ist bzw. weil man was „Gutes" tun will und ein Stück Schokolade oder Gebäck nicht schaden kann. Die Bandbreite an Ausreden ist groß. Bereits beim Weggehen können die Eltern die Untat des „Täters" an den psychischen Beschwerden ihres Allergikers erkennen und auch öffentlich machen: Die psychischen und nervalen Nebenwirkungen bei Diätfehlern sind der wichtigste und vielfach schnellste Hinweis darauf. Die Kinder werden rastlos, weinerlich, wollen auf den Schoß und im selben Moment wieder runter, belästigen alle am Tisch, schreien oder wollen nach Hause. Sie verhalten sich völlig anders als normal.

Regel Nr. 5: Wenn Sie einen Diätfehler, bewusst oder unbewusst, gemacht haben, rühren Sie einen 1/4 bis 1 Kaffeelöffel Speisesoda in einer kleinen Tasse mit warmen Wasser an, evtl. mit 1 bis 3 Tropfen eines Himbeersirup (um den salzigen Geschmack zu mildern), und lassen das Kleinkind davon schluckweise trinken. Speisesoda sollte immer in der Handtasche sein. Bitte höchsten 1-mal täglich benützen. Das soll allerdings kein Freibrief für Diätsünden sein, denn diese Diätsünden zerstören die Schleimhaut und das Speisesoda mildert lediglich die vegetativen Reaktionen.

Die Ernährung des Kleinkindes im Detail entnehmen Sie dem nächsten Kapitel und einem Kochbuch für Allergiker[50]. Zusätzlich finden Sie eine spezielle Zusammenstellung für gute Torten und Kuchenrezepte als Anhang (siehe S. 241).

6.3.1 Fertigbreie

Das Angebot von Fertigbreien ändert sich ständig und ist regional verschieden. Es wird immer wieder neue Möglichkeiten geben, je nach dem Angebot des Großmarkts. Wichtig ist, dass alle drei wichtigen Allergien mit denselben Milchen und Breien versorgt werden können. Hier einige Vorschläge:

Für Menschen mit Kuhmilchallergie

Milupa SOM	Brei
Humana SL	Brei
Mammina Galactina	Brei

Für Menschen mit einer Glutenallergie oder Sprue
Dieser Brei muss frei sein von Gluten und Kuhmilch

Milupa SOM	Brei
Humana SL	Brei
Mammina Galactina	Brei

Für Menschen mit einer Weizen-/Roggenallergie

Milupa SOM	Brei
Humana SL	Brei
Mammina Galactina	Brei

---

[50] Werthmann K. Kostumstellung für Allergiker und chronisch Kranke. 4. Aufl. CH-Kirchlindach: ebi 2002.

Die Anreicherung der Breie mit geriebenem Apfel, geriebenen Karotten oder Spinat ist jederzeit möglich.

6.3.2 Selbstkochen

Das Selbstkochen ist relativ einfach, da man grundsätzlich alles kochen darf, allerdings müssen die verbotenen Speisenteile durch gleichwertige erlaubte ersetzt werden. Das einzige Übel am Anfang ist, dass man die einzelnen erlaubten Speisen erst einmal finden muss. Leider sind diese Produkte nicht in jedem Großmarkt zu erhalten. Im Anhang (siehe S. 231) finden Sie eine große Zahl von Speisen mit verschiedenen Getreidesorten, sowohl süße als auch pikante. Wie Sie bereits mehrmals gelesen haben, sind alle Allergiker zuerst immer Primärallergiker. Daher richten sich alle Kochanweisungen prinzipiell zuerst an die Primärallergiker.

Beginnen wir bei den **Milchpräparaten**: Der Kuhmilchjoghurt kann durch Schafsmilch- oder Ziegenmilchjoghurt ersetzt werden. Hier hat sich folgendes Vorgehen gut bewährt: Entweder kontaktieren Sie als Therapeut den Großmarkt, damit dieser spezielle Produkte anbietet, oder man setzt sich mit den Schafbauern in der Nähe in Verbindung, damit diese einige Muttertiere melken. Natürlich kann das der Patient in seiner Umgebung genauso machen. Generell macht das anfangs Schwierigkeiten, aber es hat Folgewirkungen. Nach einiger Zeit erzeugen auch die anderen Schafhalter Milchprodukte, schon alleine wegen des Gelderwerbs. Der Autor weiß aus vielen Vorträgen vor Landesverbänden in Bayern, in der Schweiz und in Österreich, dass die Milchproduktion für den Schafbauern nahezu unvorstellbar ist. Dieser hält bzw. züchtet die Schafe nur wegen der Wolle oder des Fleisches. Trotzdem haben die beschriebenen Aktivitäten die herkömmliche Meinung geändert, vor allem bei den Frauen der Bauern. Dasselbe gilt für den Ziegenhalter. Bei der Schafsmilch und noch mehr bei der Ziegenmilch sind einige Punkte zu beachten.

Der Schaf- bzw. Ziegenhalter muss darüber unterrichtet werden, dass die entsprechende Milch nicht mit Kuhmilch gestreckt werden darf. Das gilt natürlich auch bei der Käse- und Joghurtproduktion. Bei der Ziegenmilch sollen die Eltern zusätzlich darauf achten, dass mehrere Ziegen im Stall gemolken werden und nicht nur eine. Hin und wieder wurde bei Menschen, die eine Milch lange Zeit von einer alleine im Stall stehenden Ziege tranken, eine Mittelmeeranämie bemerkt. Es hat sich erwiesen, dass die Mittelmeeranämie (Thalassaemia minor, eine Hämoglobin-Synthese-Störung) bei Menschen, die Ziegenmilch aus Ställen mit mehreren gemolkenen Ziegen trinken, nicht in Erscheinung tritt. Die geschmackliche Komponente der Ziegenmilch wird weniger auffällig, sobald der Ziegen- bzw. Schafbock von den Muttertieren getrennt wird.

Weiterhin ist wichtig, dass beim Genuss der Frischmilch vom Schaf oder der Ziege die Milch pasteurisiert werden muss. Pasteurisieren heißt, dass die zum Trinken bereitete Milch eine Minute lang bei 60 °C erwärmt und dann erst getrunken wird. Damit werden Infektionen und der Ausbruch von möglichen und mitunter gefährlichen Krankheiten verhindert.[51]

Ein Ratschlag für die Küche: Wenn Sie einen Liter Milch kaufen, füllen Sie diese Menge in 4–8 kleinere Plastikbeutel und lassen Sie diese sofort schockgefrieren. Sie haben damit immer kleinere Mengen zum täglichen Gebrauch für die Zubereitung einer Babyflasche oder für einzelne Speisen bereit. Es kommt auch billiger. Sollten Sie diese Milch frisch trinken wollen, müssen Sie diese ebenso pasteurisieren.

Sojamilch: Sojamilch sollte nicht stark erhitzt werden (gekocht werden), da sich einzelne Bestandteile verändern können. Das kann zu geschmacklichen Beeinträchtigungen führen. Setzen Sie daher die benötigte Sojamilch als letzten Teil den Speisen zu.

Stutenmilch: Diese Milch ist absolut ungeeignet als Säuglings- oder Kindermilch.

Vegetarische Kost: Diese Kostform ist generell für Säuglinge und Kleinkinder ungeeignet. Einzelne Breiformen sind möglich, aber nicht über den ganzen Tag. Denken Sie daran, dass die Phytinsäure in den Körnern und die Tiermilch Phytate bildet. Diese sind wertlos für den Körper. Klinisch kann man sie über die Kalzium- und Magnesium-Kalkseifenstühle nachweisen. Der Kalziumverlust ist dramatisch.

Nachfolgend als Erinnerung einige Anwendungsgebiete der einzelnen möglichen **Körnerfrüchte** und

Grundnahrungsmittel

Bei allen unten genannten Milch- und Eiprodukten bzw. Rezeptvorschlägen sind natürlich nur Ziegen- oder Schafsmilch, bzw. Wachtel- oder Puteneier gemeint.

Mais ist ein beliebter Nahrungsbestandteil und wird in verschiedener Form verwertet: als Polenta mit Butter (oder Margarine) oder mit Gulasch, mit Kalbslunge (= Kalbsbeuschel), mit geröstetem Speck oder süß mit Pflaumenmus (Pflaumenröster). Den Maiskolben kocht man im Ganzen oder verwendet die Maiskörner als Beilage. Zum Backen oder Kochen wird Mais in Form von Maismehl oder Stärke verwendet.

---

[51] Werthmann K. Ziegen- und Schafsmilch, 1996.

Mais ist auch als Fertigware in Reformhäusern erhältlich: als Maisbrot, Maiskekse, Maisgebäck mit Schokolade, Maisnudeln als Zutaten zur Kalbslunge oder als Spaghetti und als Suppeneinlagen, Cornflakes und Cornpops. Mais wird auch zum Eindicken verwendet (Mondamin, Maizena).

Eifreie Nudeln: Verschiedene Empfehlungen sind (siehe S. 233) aufgeführt. Meist stammen diese Nudeln aus Italien oder von bestimmten Firmen, wie Rey, De Cecco, Barilla, Buitoni oder Clever. Bitte immer den Packungsaufdruck lesen, denn die italienischen Firmen beugen sich dem deutschen Markt und stellen auch Nudeln aus Eiern her.

Reis ist in vielfältiger Form einsetzbar: als Milchreis, gekochter Reis, Risotto. Er ist auch im Reformhaus erhältlich als Reisgebäck (*Achtung Glutenallergiker*: Es gibt auch Reisgebäck, bei dem zusätzlich Weizen oder Roggen verwendet wird), Reisflocken, Reisschleim, Ricecrispis, als Puffreis usw. Naturreis ist besonders reich an Vitamin B.

Buchweizen bekommt man im Reformhaus. Der Buchweizen wird wie Reis zubereitet. Er dient als Beilage oder als Hauptgericht in Form von Gemüserisotto oder als „schwedisches Frühstück", bei dem der Buchweizen mit Rosinen vermengt wird.

Für **Hirse**-Müsli die Hirse in Milch aufkochen, zusätzlich geriebene Äpfel mit Rosinen und Bananenscheibchen zufügen. Einfacher geht es mit gekauften Hirseflocken, denen heißes Wasser und geriebener Apfel zugefügt wird.

An **Gemüse** zum Dünsten: (außer Blumenkohl, Zwiebeln und Knoblauch, die alle blähen) kann man auf den Tisch stellen: Dill, Meerrettich, Kochsalat, Spinat, Auberginen, Tomaten, Paprika, Karotten, Brokkoli und Zucchini.

Schokolade enthält meistens Kuhmilch und Nussmasse als Grundmasse (auch wenn sie als Milchschokolade verkauft wird), zum Teil sogar Hühnereianteile. In jedem Fall sollte man lieber Kochschokolade verwenden und zum Schlecken geben. Wer also eine sekundäre Allergie gegen Nüsse hat, kann außer Kochschokolade keine andere Schokolade essen. Für den Milchallergiker gibt es einzelne Markenschokoladen, die lediglich die Nussmasse und das Kakaopulver enthalten. Bitte immer vorher die Ingredienzien lesen.

Beim **Frühstück** kann man der Kreativität freien Lauf lassen, wie etwa Ricecrispis oder Cornflakes (Mais) mit heißer Ziegen-, Schafs- oder Sojamilch verabreichen, selbst gebackenes Brot oder Waffelbrot (glutenfrei) aus dem Reformhaus mit einem Aufstrich aus Honig, Butter, Käse oder Marmelade servieren. Aus eigener Erfahrung kann der Autor Ihnen mitteilen, dass ein Müsli mit Tee oder Kaffee (Filterkaffee) zubereitet eine sehr köstliche und auch im Hotel leicht durchführbare Morgenmahlzeit darstellt.

Das Gerüst des **Mittagessens** sind die Kartoffeln, der Reis und die Polenta (Maisgrieß), seltener Hirse und Buchweizen. Dazu kann man verschiedene

Salate und weitere Zutaten servieren (siehe S. 226). Mittags verfüttert man Fleisch vom Rind oder Kalb, von Lamm, Huhn und Geflügel, evtl. vom Wild. Das Kleinkind vertragt das Fleisch gegrillt, gekocht, gedünstet und gut gebraten. Dazu werden verschiedene (nicht mit Mehl) (Glutenallergiker: mit Mehl) eingedickte Gemüse, Salate oder Kartoffeln serviert. Wenn man einmal andicken muss, dann nehme man nur Maizena oder Mondamin.

6.3.3 Grundsätzliches zur Anwendung einzelner Lebensmittel und Kochhilfen

Öle: Es wird kaltgepresstes Öl verwendet und wenn möglich sollte es erstgepresstes Öl sein. Bitte denken Sie daran, dass kaltgepresstes Öl noch lange nicht erstgepresstes Öl ist. Solche Öle besitzen einen deutlichen Eigengeschmack, deshalb ist es gut, die Ölmarke öfter zu wechseln. Hin und wieder lesen Sie den Hinweis, dass bei diesen Ölen ein Akrolein entstehen kann. Dieses steht auf der langen Liste der Stoffe, bei denen man kanzerogene Eigenschaften vermutet. Bei der Erhitzung eines jeden Öles entsteht das Akrolein. Aus Kostengründen der Vorschlag:

Erstpressöl für Salate und billigere Öle zum Kochen und Frittieren verwenden.

Margarine: Sie sollte aus ungehärteten Fetten bestehen und entweder hundertprozentig kein tierisches Eiweiß besitzen oder rein pflanzlicher Herkunft sein. Bitte lesen Sie in jedem Fall immer die Ingredienzien.

Kuhmilch ersetzt man durch Sojamilch (siehe Babymilch), Sojadrink, Schafsmilch (wässern bis zur Halbmilch), Ziegenmilch (wässern bis zur Halbmilch) oder Reismilch (wässern bis zur Halbmilch).

Jede Tiermilch wässern bis zur Halbmilch und eine Minute lang auf 60 °C erhitzen.

Jeder Kuhmilch**joghurt** wird ersetzt durch Schafsmilchjoghurt, Sojajoghurt.

Jeder Kuhmilch-**Käse** wird ersetzt durch Schafskäse (Manouri, Kefalograviera oder Feta) oder durch Ziegenkäse.

Vorsicht, nicht alle Schafs- oder Ziegenkäsesorten sind aus 100% Schafs- oder Ziegenmilch hergestellt. Oft ist die Kuhmilch auch ein Bestandteil dieser Nahrungsmittel. Das sollte immer geprüft werden.

Butter wird ersetzt durch Reformmargarine: Die gute Eden, Becel usw.

Sahne/Rahm/Obers wird ersetzt durch Tofusahne, Tofurahm, geschlagenen Tofu.

Sauerrahm und Sahne/Rahm zum Verfeinern der Speisen werden durch Cashewsahne oder Cashewrahm ersetzt.

Puddings/Cremes werden ersetzt durch Sojadesserts.

Schafs-, Ziegenkäse: Man erkundigt sich, ob es ein reiner Käse ist oder ob er mit Kuhmilch vermengt ist. Erfahrungsgemäß besitzen die milden Schafs- und Ziegenkäse einen hohen Gehalt an Kuhmilch (siehe oben).

Hühnereier werden ersetzt durch Wachtel-, Truthahn-, Puten-, Enten- und Gänseeier, oder:

1 Esslöffel Sojamehl (oder Kichererbsenmehl) wird mit 1–2 Esslöffel Soja-milch (oder mit Sojadrink, Schafsmilch, gewässerter Ziegenmilch, oder nur im Notfall mit Wasser) angerührt.

Mayonnaise wird ersetzt durch Tofu-Mayonnaise

Teigwaren (Nudeln) mit Ei werden ersetzt durch

- Nudeln ohne Ei (meistens italienischer Herkunft),
- Hartweizengrießnudeln (z. B. von Granovita, Drei Pauly),
- selbstgemachte Nudeln.

Panade wird ersetzt durch Sojamehl oder Kichererbsenmehl, dieses mit Soja-milch oder gewässerter Schafs- oder Ziegenmilch zu einem dicken „Omelet-tenteig" verrühren, salzen. Nun das Paniergut, z. B. Fleisch, in Mehl tauchen, durch das Sojamehl-Milch-Gemisch ziehen und in Brösel/Paniermehl wen-den.

Saucenbinder: Mondamin, Maizena usw. enthalten lediglich Milchzucker (= kein Allergen), evtl. kann es ersetzt werden durch Pfeilwurzmehl (Arrow-root).

Schweinefleisch wird ersetzt durch Kalbfleisch, Putenfleisch/Truthahnfleisch, Schafsfleisch, Ziegenfleisch und Tofu.

Schweinswurst wird ersetzt durch Putenwurst/Truthahnwurst, Eselswurst, Schafswurst, Sojawürstchen, Rindswurst, Kalbswurst (Vorsicht, im Geschäft nachfragen ob Schweinefleisch beigemengt ist).

Fertigprodukte (Päckchensuppen, Tiefkühlspeisen) werden ersetzt durch selbst eingefrorene Speisen.

Zum Backen kann auch Backtrennpapier verwendet werden. Wegen eventu-eller Beimengung von Formaldehyd sollte man auf braunes (Recycling-) Papier verzichten.

Teil 2:
Diagnose und Therapie

7 Diagnosemöglichkeiten

Die übliche Krankenvorgeschichte (Anamnese) ist „**ein Produkt aus ärztlicher Fähigkeit zum Fragen und dem Erinnerungsvermögen des Patienten**" (Bandmann) und bei allergischen Krankheiten das wichtigste Moment. Die bedeutendsten diagnostischen Maßnahmen im Nachweis der allergischen Pathogenese und in der Feststellung der sensibilisierenden spezifischen Antikörper oder der stofflich bestimmten auslösenden Allergene (Ätiologie) sind:

- Erhebung der allergologisch ausgerichteten Familien- und Eigenanamnese, Stuhlanamnese,
- detaillierte Angaben über eine individuelle Expositionszugehörigkeit und über entsprechende Expositionsmöglichkeiten, wie wiederkehrende Essgewohnheiten,
- Eosinophilie,
- Hautteste,
- Serologische Teste RAST, ELISA,
- Befunde: wie IgA im Serum und s-IgA, duodenale Schleimhautbiopsie,
- Ätiologie (z. B. Milch, Ei, Getreide, Blüten, Gräser, Pollen),
- Aufeinanderfolge der allergischen Krankheiten und ihr zeitlicher und möglicherweise kausaler Zusammenhang mit nicht enteralen Allergien.

7.1 Systematisches Vorgehen

Je länger Sie sich mit enteralen Allergien beschäftigen, umso mehr erkennen Sie, dass lediglich wenige Schritte für eine richtige Diagnose notwendig sind.

Jeder von uns weiß, dass man bei einer Krankenhausaufnahme die Blutbilder des Hausarztes, gemacht vor zwei Tagen, nicht mitnehmen muss. Sie werden keines Blickes gewürdigt. Das ist so, als ob nur das Labor in der Klinik alles richtig macht. Der Autor wiederholt prinzipiell keine Untersuchungen, die relativ neu (innerhalb der letzten 2–4 Wochen erhoben) sind und glaubt zunächst dem Patienten. Er leidet, er weiß am besten, wo es fehlt. Bei den Allergien ist das oben angeführte Wort eminent wichtig und die Anamnese ist und bleibt der bedeutsamste Teil für die Diagnose. Für den Autor sind die Anamnese, die Stuhlanamnese und die klinische Untersuchung das Wichtigste. Alles kostet Zeit – die nimmt man sich und lässt den Patienten (auch den kleinen) einmal erzählen. Zunächst sollte man keine Zwischenfrage stellen. Wichtig ist lediglich, was man an Information benötigt und welche Schritte danach kommen.

7.1.1 Krankengeschichte (Anamnese)

Die ätiologische Bedeutung der enteralen Allergene bei Erkrankungen des Intestinalraums wird zur Zeit noch viel zu wenig beachtet und daher fehlen bei der anamnestischen Erhebung wichtige Fragen bezüglich des Stuhles und der Darmtätigkeit und als Folge dieses Fehlens statistische Zahlen. Von großem Interesse sind präzise Angaben über Vorboten und Begleiterscheinungen der Krankheit, wobei genauere Aufschlüsse über Auslösungsmöglichkeiten oder pathogene Allergene oft nur aus einer eingehenden und systematischen, meist erst wiederholten Befragung über die näheren Lebensumstände und die Expositionsmöglichkeiten gewonnen werden. Diese detaillierte subtile Exploration ist eine diagnostische Aufgabe des untersuchenden Arztes, bei der auf die persönlichen und individuellen Gegebenheiten des Kranken umfassend einzugehen ist. Für den ungeübten Anfänger in dieser Materie lohnt es sich, einen darauf abgestellten Fragebogen zu verwenden (siehe S. 157). Man tut sich leichter und vergisst keine wichtige Frage. Erfahrene Gastroenterologen und Allergologen vermögen schon aus den Angaben zur Anamnese und über die Expositionsabhängigkeit weitreichende pathogenetische und ätiologische Schlüsse zu ziehen.

7.1.2 Darmtätigkeit

Man sollte sich bei jedem Patienten die Mühe machen, eine genaue Anamnese zu erheben, sofern es sich nicht um einen Notfall handelt, der sofort behandelt werden muss. Die Vorgeschichte ist zur Auffindung etwaiger Allergene und damit zur Behandlung der Allergie ungemein wichtig. Die Vielfalt der Beschwerden wird von dem Patienten oft so bunt geschildert, dass dies zuerst unglaubwürdig erscheint. So lassen z. B. Amalgam-Allergien Geruchssensationen erleben oder Fruchtester und maskierte Allergien reinste psychische Beschwerden aufkommen. Um sich einen Überblick über die Darmtätigkeit zu verschaffen, wird man auf das Erfragen einzelner Fakten nicht verzichten können.

7.1.3 Still- und Trinkanamnese

Schon die Still- und Trinkanamnese liefert echte Hinweise auf ein mögliches enterales Leiden. Um systematisch vorzugehen, teilt man zumindest bei Kindern die Still- und Stuhlanamnese in folgende Punkte:

- Still- und Trinkanamnese
- Überblick über die Darmtätigkeit
- Beschreibung und Untersuchung des Stuhles

Die Frage nach dem Stillen wird bei Erwachsenen wenig aufschlussreich sein, da sie meist nicht wissen, wie lange und ob sie gestillt wurden. Bei Kindern und jugendlichen Patienten wird dies schon ergiebiger sein, da sie meist in Begleitung der Eltern in der Sprechstunde erscheinen. Sie ist vor allem wichtig bei Personen, deren Krankheitsbeginn mit „schon als kleines Kind" angegeben wird. Wenn man die allergischen Symptome genauer kennt und bei der Anamnese genau hinhört, wird man bemerken, dass die Patientenzahl, die die ersten Zeichen einer Intoleranz schon in den ersten Monaten ihres Lebens hatten, gar nicht so klein ist. Unter den nicht gestillten Kindern, welche die Muttermilch nur kurze Zeit (2–6 Wochen) erhielten, finden sich besonders viele intestinale Allergiker.

Fragen zu spezifischen enteralen Allergien und Allergenfindung[52]

Allgemeine Gesichtspunkte

- Treten die Beschwerden anfallsartig auf oder bestehen diese schon langdauernd?
- Machen sich Vorboten, auch funktioneller oder vegetativer Natur, bemerkbar (z. B. bei Magen-Darm-Erscheinungen, ungewohntes Aufstoßen, erhebliche Flatulenz, Durchfall oder Obstipation, Erbrechen, auch Niesanfälle, z. B. bei Asthma, Juckreiz in Nase und Augen, ebenso Niesanfälle, bei Neurodermitis Juckreiz, Trockenheit der Haut)?
- Stellen sich häufig oder sogar regelmäßig Begleiterscheinungen ein (z. B. Kopfschmerzen, Migräne, Leibschmerzen, Gelenkschmerzen)?

Spezielle Auslösungsfaktoren

- Besteht eine Unverträglichkeit (welcher Art) oder eine ausgesprochene Abneigung (Ekel) gegen bestimmte Nahrungsmittel: Hühnerei (roh, gekocht, gebraten, Eigelb, Eiweiß) oder andere Eierspeisen; Milch (roh, gekocht) oder andere Milchspeisen; Mehlspeisen; Nüsse, Schokolade; Fische; Fleischsorten; Krebse, Hummer, Muscheln; Obstsorten; Erdbeeren; Apfelsine; Tomaten; Kartoffeln; oder gegen andere Nahrungs- und Genussmittel? Wenn ja, wie oft essen Sie am Tag diese Speise (evtl. 2-mal ein Ei oder 2-mal einen Joghurt usw.)?
- Welches Gemüse und Obst bevorzugen Sie? Vertragen Sie Fett?
- Welche Medikamente werden gebraucht (nur gelegentlich Fieber- und Kopfschmerzmittel, fortgesetzt Abführmittel, Antidiarrhoika, Psychopharmaka, Antikonzeptiva, Antidiabetika)?
- Lösen seelische Erregungen anfallsartige somatische Beschwerden aus (welches Organ?) oder führen diese generell zu Änderungen der Stimmungslage?

---

[52] Werner, modifiziert nach Werthmann.

Still-, Stuhlanamnese
- Sind Sie gestillt worden und wie lange?
  Hatten Sie in den ersten Jahren Beschwerden mit der Haut, mit der Lunge, mit dem Stuhlgang?
- Wie oft haben Sie Stuhlgang am Tag, schmiert der Stuhl im WC-Becken, ist die Konsistenz weich oder hart?
- Haben Sie viele Gase, stark übel riechend oder nicht?
- Haben Sie Probleme mit den Nasennebenhöhlen?
- Lieben Sie bestimmte Nahrungsmittel oder lehnen Sie diese (kategorisch) ab?

7.1.4 Anamnestische Erhebung bei Kindern

Die Anamnese-Erhebung bei Kindern ist etwas umständlicher als bei Erwachsenen. Trotzdem ist es nötig, sie mit einem oder beiden Elternteilen zu führen.

Folgende Fragen sollten Allgemeingut jeder Anamnese sein, auch bei Patienten von Spezialkliniken, wie Orthopädie, Gynäkologie oder Geburtshilfe.

Pädiatrische Anamnese-Erhebung für allergische Kinder vor der Suchdiät
- Wie lange wurde das Kind *voll* gestillt, wann war die erste Beifütterung?
- War von Anfang an nur Teilstillen möglich?
- Was erhielt das Kind in der Zeit des Milcheinschießens?
- Wann erhielt das Kind die erste Baby- oder Kindermilch, welche Marke, wann wurden zum ersten Mal Löffelbiskuits (Biskotten) bzw. Eierspeisen oder generell Speisen mit versteckten Eiern bzw. Kuhmilch gefüttert?
- Wann zeigte das Kind zum ersten Mal Probleme mit der Haut, mit den Atemwegen oder mit dem Stuhl?
- Wie oft hat das Kind pro Tag Stuhl, welche Konsistenz und Farbe bzw. welchen Geruch hat der Stuhl?
- Wie oft pro Monat, evtl. pro Jahr, hat das Kind Infekte (Ohren, Nase, Bronchitis)?
- Schreit es häufig, tagsüber oder nachts? Hat es Blähungen?
- Wie ist der Appetit, liebt es Speisen besonders gerne?
- Zeigt es eine Unruhe, wann? Haben Sie einen Zusammenhang von „Restlessness" mit bestimmten Speisen bemerkt?
- Gibt es Geschwister, die eine Allergie haben, an Haut- oder Atembeschwerden, Heu- oder Pollenschnupfen leiden?
- Ältere Kinder ab 4. Lebensjahr: Wie oft benutzt der Patient am Tag das Taschentuch? Leidet das Kind oft an Schnupfen?
- Gibt es in einer oder beiden Ursprungsfamilien Allergiker, gibt es Magengeschwüre, Hautprobleme, Gelenkprobleme?

Folgende Kurzfragen ermöglichen bereits einen Überblick, ob eine enterale Allergie möglich oder nicht möglich ist. Diese Fragen, oder besser den Fragebogen, kann bereits die Sprechstundenhilfe am Empfang beantworten lassen.

- Die Frage
    - nach Zahl der täglichen Stuhlentleerung,
    - nach der Konsistenz des Stuhles,
    - nach der Stuhlfarbe.
- Die Frage
    - nach der Vorliebe oder Abneigung von Milchprodukten bzw. Süßigkeiten oder sauren bzw. vegetarischen Speisen,
    - nach Familienmitgliedern mit Atopien,
    - nach einer oder oftmalig durchgemachten Dysbakterie.

Bei Darmkrankheiten ist es enorm wichtig, eine genaue, für den Verdauungstrakt spezifische Anamnese zu erstellen. Das ist nicht leicht, weil der Patient gar nicht weiß, was eine normale oder abnormale Darmfunktion ist. Er weiß nicht, welche Bedeutung ein Stuhlgang jeden zweiten Tag oder einmal in der Woche hat. Eine einmalige mäßige Enteritis wird nicht ernst genommen. Seiner Meinung nach hängt das alles lediglich vom Essen ab. An und für sich hat der Patient Recht, denn das Essen bestimmt das Milieu und die Fortdauer der Allergie. Was bedeutet eine Dysbiose, das viele Gas, die Vergrößerung des Bauchumfanges durch vermehrte Winde? Die Müdigkeit und vieles mehr werden mehr oder minder akzeptiert. Sobald von Essenseinschränkungen gesprochen wird, ist die gute Laune dahin und keine Kooperation sichtbar. Das ist für einige Therapeuten zu viel Mühe und Einsatz, daher wird gar nicht gefragt. Wie wichtig eine Blähsucht mit der Konsequenz einer Querverlagerung des Herzens (Roemheld-Komplex) sein kann, ist den wenigsten Therapeuten klar. Nicht selten sind solche Fakten eine Teilursache von Herzinfarkten.

Eine Anamnese bei Kindern ist schwieriger und umfangreicher als man meint, da die Mutter in den wenigsten Fällen den Stuhl genau inspiziert und beschreiben kann. Das war noch besser in der Zeit der Windelbenützung, denn die Windel musste vom Stuhl befreit und dann gewaschen werden. Heute werden Einmalwindeln benutzt und der Stuhl nicht einmal besehen. Es bedarf schon eines starken therapeutischen Beharrungsvermögens, die Mutter nach der Zahl, der Konsistenz und dem eventuell auffälligen Geruch der Stühle des Kindes zu befragen. Bei Kleinkindern, die nicht mehr den Topf benützen, ist es noch schwieriger. Meist muss der Therapeut die Kleinkinder beauftragen, den Eltern den Stuhl zu zeigen. Prinzipiell sehr wichtig erscheint auch die Frage nach der Nahrung, ob gestillt wird oder Kuhmilchpräparate gegeben und welche Getreidesorten eingekocht werden. Das erscheint alles umständlich, ist aber für die Erkenntnis wichtig, wann einerseits die Allergie entstanden ist und andererseits, was eine Verstopfung oder eine Diarrhoe ausgelöst haben kann. Immer wieder zeigt es sich, dass die Eruierung möglicher Gewichtsschwankungen sowie die Größe und eventuell der Kopfumfang wichtig ist. Solche Daten sollten immer wieder, am besten alle drei Monate, in eine Tabelle eingetragen werden, um die Kontrolle über das Einhalten der Diät und einen Überblick über den körperlichen Fortschritt nach Wegfall der Allergene zu erhalten.

Hier gleich eine **praktische und einfach durchzuführende Anwendung**: Der Autor lässt über 1 Woche die Eltern auf einem Blatt Papier das Essen des Kindes pro Tag aufschreiben. Am Beginn des Tages das Datum und dann nicht etwa entsprechend den drei Mahlzeiten morgens, mittags und abends eintragen lassen, sondern zwanglos untereinander Getränke, Speisen Süßigkeiten.

Weitere Stuhluntersuchungen wären die mikroskopische Beurteilung, die ebenso wie die meisten chemischen Untersuchungen einzelnen Labors vorenthalten bleiben. Die Elektrophorese des Stuhles und die Nachweisverfahren mit Anzüchtung einzelner Keime und deren Resistenzen werden kaum in der Praxis durchgeführt. Weil immer wieder von den Steatorrhoeen gesprochen wird, möchte der Autor eine Methode, die die Stuhlfett-Ausscheidung misst, erwähnen.

Diagnostische Möglichkeiten zum Nachweis pathologisch veränderter Floraverhältnisse ergeben sich aus dem Geruch und der mikrobiologischen Stuhluntersuchung[53] quantitativer und qualitativer Art.

Messung der Stuhlfett-Ausscheidung nach Dick: Gelangen Triglyzeride (Neutralfette) mangels entsprechender Resorption im Jejunum in das Kolon, werden sie als solche ausgeschieden. Dadurch erhält der Stuhl einen fetten Glanz. Der Nachweis einzelner Glyzeridanteile, wie Tri-, Di- und Monoglyzeride, war zunächst nicht möglich. Dick gelang eine Vereinfachung durch Verabreichung von Kupferthiozyanat (1969). Noch genauere Ergebnisse erlauben die Gaben von 131 Jod-markiertem Triolein oder C^{14}-markierten Triglyzeriden.

Für die Praxis stehen verschiedene Teststreifen für Proben auf Blut, pH-Wert und Fett im Stuhl zur Verfügung. Ebenso lässt sich in der Sprechstunde der Nachweis der Stärkekörner im Stuhl führen.

Messung des sekretorischen Immunglobulin A (s-IgA) (siehe Kap. 7.5.2, S. 170): Eine kleine Portion Stuhl in einem Stuhlröhrchen wird an ein Labor gesandt[54]: Die Normwerte sind: s-IgA: 510–2040 ng/ml Stuhl, verminderte Werte zeigen eine Atrophie an, erhöhte eine Entzündung.

---

[53] Institut für Mikroökologie, Herborn; Labor DDr. Hauss, Eckernförde: Stuhluntersuchung auf s-IgA und pathologische Candida (Elestase). Adressen siehe S. 53.
[54] Evtl. Labor DDr. Hauss.

Zusammenfassend sollte die Krankengeschichte die feinen Hinweise einer möglichen enteralen Allergie enthalten, wie die Vorliebe einer Ernährung, die die Intoleranz fördert, wie das Nichtstillen oder die frühe Verfütterung von Kuhmilch- und Eierprodukten. Sie sollte auch die herabgesetzte Empfindlichkeit der Zielorgane auf Darmantigene beinhalten, wie Hautveränderungen, oftmaliger Schnupfen und asthmoide Bronchitis. Eine im frühen Alter durchgemachte Dyspepsie und späteres Auftreten von Dysbakterien sind ebenso Hinweise auf eine atrophische Mucosa enteralis und damit auf eine enterale Allergie.

7.2 Palpatorische Untersuchung des Abdomens, Inspektion des Mundes

Inspektion des Beckens (Achse)

Die palpatorische Untersuchung müsste nicht erwähnt werden, wenn nicht so viele Therapeuten die Inspektion und Palpation des Abdomens „vergessen" würden. In erster Linie wird man dabei den Patienten in Rückenlage mit den eigenen Händen abtasten.

1. Man schaut, ob das Abdomen über dem Thoraxniveau, in Höhe desselben oder unter der Thoraxebene gelegen ist, ob Operationsnarben (Appendix, Nabelbruch, Leistenbruch, sonstige Narben) zu bemerken sind.
2. Es ist unbedingt nötig, beidhändig zu palpieren und die Lage des Querkolons zu eruieren. Je tiefer das Querkolon unter dem Bauchnabel liegt, das heißt, je näher es im Bereich zwischen dem Nabel und der Symphyse (dem oberen Rand des Os pubis) liegt, umso eher leidet der Patient an einem Gas-Kotbauch, umso älter ist die wahrscheinliche Obstipation, und umso eher wird man einen abnormalen Wert für das s-IgA erwarten dürfen.
3. Man muss sich immer vergewissern, dass kein Tumor, wie im Kindesalter Morbus Hirschsprung, das Geschehen maskiert oder dieser durch die enteralen allergischen Beschwerden verdeckt wird. Auch das Ertasten von Skybala (Stuhlknollen), vor allem im Kinder- und Jugendalter, ist ein Hinweis auf Stuhlprobleme.
4. Man darf niemals vergessen, per Perkussion die Höhe des Zwerchfells zu bestimmen. Ein Hochstand desselben kann ein Roemheld-Syndrom verursachen, das nicht selten über die Querlage des Herzens starke Herz-Kreislauf-Probleme, in Extremfällen einen Herzinfarkt bedingen und auch die Ursache für einen Bandscheibenprolaps darstellen kann. Beim Schuheschnüren oder Aufheben von Lasten erhöht sich der Druck auf die Wirbelsäule. Das Bücken presst die Bauchorgane durch das vermehrte Gas noch mehr an die Wirbelsäule, sodass dadurch ohne weiteres ein Prolaps die Folge sein kann.

5. Bitte vergessen Sie nie, auch die Beckenachse im Sitzen und im Stehen zu betrachten und bei ungleichen Beinlängen den Patienten an einen Osteopathen weiter zu verweisen. Dieser gleicht die Halswirbelsäule in Zusammenarbeit mit dem Zahnarzt nach der **Inspektion des Kindes** (Tonsillen ▶ Zunge ▶ Zähne) aus. Bitte lesen Sie das Kapitel 5.1.4 (S. 99) und Tabelle 2 (siehe S. 16). In diesem Kapitel können Sie die einzelnen Krankheitsschritte bis zur Ausbildung der schiefen Beckenachse nachlesen. In der genannten Tabelle können Sie weitere, vielleicht versteckt vorhandene Maskierungshinweise erkennen.

7.3 Eosinophilie

Eine Bluteosinophilie, das heißt mehr als 600 eosinophile Leukozyten pro mm^3 Blut, ist ein unzureichender Befund und hat wenig Aussagekraft für eine manifeste Allergie. Als beweiskräftiges Indiz für die allergische Pathogenese ist nach Werner die Eosinophilie eines zum Krankheitsbild gehörenden Exsudates, wie z. B. der Darmschleim bei einer enteralen Allergie oder der Gelenkerguss bei der allergischen Arthritis. Dabei besteht weder eine Übereinstimmung noch ein direkter Zusammenhang zwischen Sekret- und Bluteosinophilie. Eine Eosinophilie ist dann anzunehmen, wenn in zellreichen (entzündlichen) Exsudaten oder Sekreten mindestens 20%, in zellarmen 30–50% Eosinophile vorliegen oder wenn kleine Inseln eosinophiler Zellen festzustellen sind.

7.4 Hauttestung mit Nahrungsmittelantigenen

Die Bedeutung der Nahrungsmittelantigene bei anderen atopischen Erkrankungen wird generell unterschätzt. Darin dürfte neben den generellen Schwierigkeiten der entsprechenden Testverfahren der Grund liegen, dass erst in neuerer Zeit und in viel zu kleinem Umfang an möglichen Screeningverfahren gearbeitet wird. Mit solchen Suchtests könnte man gefährdete Angehörige eines an einer Atopie Erkrankten frühzeitig aufdecken. Aber auch bei den Allergikern selbst wäre eine Erfassung weiterer Intoleranzen leichter möglich. Wünschenswert ist es, dass es eines Tages gelingt, über die Abnahme von ein paar Tropfen Blut gleich nach der Geburt Hinweise auf eine atopische Anlage zu bekommen.

Das ist alles nicht möglich, denn der intestinale Raum ist dem körperlichen Abwehrsystem nicht unterworfen. Auf jeden Fall ist das eine Beobachtung in meiner über 40-jährigen gastroenterologischen Tätigkeit. Bei enteralen Allergien bzw. Atopien muss man zur Kenntnis nehmen, dass diese nur über

Suchtests bzw. über Auslass- und Belastungstests festgestellt werden können. Leider lässt die klinische Medizin nur Tests zu, die bei anderen körperlichen Allergien das klinische Denken und dessen „Richtigkeit" beweisen. Es ist eine irrige Annahme, enterale Antigene über Hauttests oder Scratch- und Skarifikationstests aufdecken zu können. Zu seinem Bedauern war der Autor bei der ersten Edition des Buches „Enterale Allergien" anderer Meinung. Damals dachte er, es müsste ein herkömmlicher Nachweis möglich sein. Nach heutigem Wissenstand und jahrelanger diesbezüglicher Erfahrung ergibt das in 99% der Tests einen falsch negativen Befund.

Die Testung der Allergie über die Haut ist auch in der Sprechstunde möglich. Sie beruht auf der Ausbildung einer Quaddel nach Berührung mit dem Allergen. Aus der Größe der Quaddelbildung lassen sich Rückschlüsse ziehen. Während bei der peroralen Antigenzufuhr eine generalisierte Nesselsucht (Urtikaria) auftritt, entsteht bei der intradermalen Antigenapplikation eine lokalisierte urtikarielle Quaddel. Die pharmakologische Hauptursache dieser anaphylaktischen Reaktion ist das plötzliche Freisetzen von Histamin durch die Mastzellen und weitere Mediatoren. Das an den Mastzellen angelagerte Immunglobulin E veranlasst bei Kontakt mit dem Antigen die Degranulation und die Histamin- sowie Serotoninbildung. Eines ist wichtig: All diese Verfahren werden erst positiv, wenn mittels der Porosität der Mucosa enteralis Speisenantigene die Darmbarriere durchbrechen und in den Bereich des intrakorporalen Immunsystems gelangen.

Bei der Quaddelbildung kommt es zu einem interstitiellen Ödem und einer Dissoziation der kollagenen Fasern. Eine Erweiterung der Lymphkapillaren und eine Schwellung der Gefäßendothelien sind die Folge. Ebenso kommt es zu einer Ansammlung von Lymphozyten. Histopathologisch bietet sich das Bild einer perakuten Entzündung und eine große Beteiligung der eosinophilen Leukozyten.

Die Quaddelbildung wird aber nicht immer dem tatsächlichen Immungeschehen gerecht. Für die **falsch-negativen** Befunde gibt es mehrere Möglichkeiten.

Zunächst ist daran zu denken, dass das aktuelle Allergen in der Testreihe nicht vorhanden ist. Bei einer Allergie gegen Konservierungsmittel könnte dieses in der herkömmlichen Testreihe fehlen, da der Patient zunächst nur Beschwerden gegen die Speise angibt, in der das Konservierungsmittel versteckt ist. Wesentlich häufiger ist das entsprechende enterale Antigen aber gar nicht im Blutkreislauf, da es die Darmbarriere noch nicht überwunden und sich daher nicht im Bereich des Blutumlaufs befindet.

Auch durch die Verabreichung von Medikamenten, die die Allergie unterdrücken, kann ein Hauttest negativ beeinflusst werden. Adrenergika, Kortikoide und Antihistaminika schwächen die hyperergische Gewebsreaktion ab. Ebenso werden bei der Beurteilung von Hauttests cyproheptadinähnlich wirkende Substanzen zu berücksichtigen sein. Das sind Antagonisten zu Histamin und Serotonin, die die Bildung des Erythems verhindern bzw. abschwächen. Daher sollen Adrenergika 2–3 Stunden, Antihistaminika 2–3 Tage, Kortison bzw. Cyproheptadin 3–4 Tage vor einer Hauttestung nicht verabreicht werden. Depotkortikoide und Kristallsuspensionen haben durch ihren Depoteffekt einen Zeitraum von 3 Wochen, in dem jede Hauttestung als sinnlos bezeichnet werden muss.

Bei der Auswertung der Hauttests sind weitere Faktoren zu berücksichtigen. Ein herabgesetzter Turgor, Röntgenbestrahlungen und extreme Sonnenexposition sowie Veränderungen der Haut selbst, wie eine Neurodermitis oder Ekzem, verändern die Reaktionsfähigkeit der Haut. Ebenso kann eine Erschöpfung des Antikörperbestandes eine schwache Reaktion ergeben. Diese Verminderung der Antikörper tritt vor allem nach einem akuten Schub (akute Enteritis, Asthmaanfall) auf. Sie wird nach einer vorangegangenen Hyposensibilisierung beobachtet. Es kann aber auch ein zu frühes Stadium der Sensibilisierung vorliegen.

Besonders in der Kinderheilkunde wird man auf weitere Umstände Rücksicht nehmen müssen. Die Reaktionsbereitschaft des Immunapparates wird sich während der Inkubationszeit einer fieberhaften Erkrankung anders verhalten und sich im Vergleich zum Gesunden ganz wesentlich verändern. Impfungen sind ebenfalls zu berücksichtigen. In diesem Zusammenhang sei nur auf die Lebendimpfung gegen Masern hingewiesen. Danach wird jede Testung auf Tuberkulin-Antikörper (Einreibung nach Moro) ein negatives Ergebnis bringen. Ebenso ist es ratsam, bei Kindern wegen eventuell heftiger Reaktionsabläufe immer zuerst eine Kutanprobe und erst bei spezieller Problematik einen Intrakutantest durchzuführen. Bei Kindern verlaufen die Hauttests bei den intestinalen Allergien sehr oft unergiebig (Visakorpi).

7.4.1 Methoden der Hauttestung

Reib- oder Perkutantest

Dieser Test entspricht dem Moro-Test. Hier wird die Haut mit einer antigenhaltigen Salbe eingerieben. Bei positivem Ausfall entsteht nach einigen Tagen eine Rötung der Haut.

Läppchen-, Pflaster- oder Epikutantest

Das vermutete Antigen wird mittels eines Trägers, der einen Tag auf der Haut belassen werden soll, aufgebracht.

Scratch- oder Scarifikationstest

Die Haut wird an der Beugeseite eines Armes mit Äther gereinigt und mit einem Skalpell durch die Testlösung ein ca. 1,5 cm langer oberflächlicher Schnitt in die Haut gemacht. Der Schnitt darf nicht bluten. Eine positive Reaktion zeigt sich innerhalb von 20 Minuten als Quaddelbildung an der Einritzstelle. Bleibt nach dieser Zeit eine Rötung aus, so wird die Lösung an der Teststelle eingerieben. Medikamente werden in 0,9%iger NaCl-Lösung verdünnt oder in Glyzerin aufgelöst. Nach einer Scratchtestung mit Phenothiazin (Lösungsmittel Glyzerin) tritt hin und wieder eine nicht juckende unspezifische Rötung auf, die nicht als Nachweis einer Phenothiazinallergie zu werten ist. Codein als Histaminliberator muss eine stärkere Sofortreaktion aufweisen als Histamin, um als positiv angesehen zu werden.

Ist beim offenen Scratchtest nach 20 Minuten keine positive Reaktion zu bemerken, so legt man zweckmäßigerweise ein Pflaster mit dem Medikament über die Ritzstelle. Die nächste Ablesung erfolgt nach 24 bzw. 48 Stunden.

Prick- oder Stichtest

Pricktestungen werden derzeit fast ausschließlich für die Gruppen der Inhalations- und Nahrungsmittelallergene durchgeführt, ihr bevorzugtes Anwendungsgebiet bilden jedoch die Pollenallergene. Bei ihnen erhält man regelmäßig einwandfreie und auch genügend stark positive Resultate, sodass Intrakutantestungen mit Pollenextrakten in der Praxis durchaus entbehrlich sind. Die Ergebnisse mit anderen inhalativen Allergenen, wie Hausstaub, Tierhaaren oder Schimmelpilz, sind nicht immer so eindeutig. Noch weniger sichere Resultate bringen die Nahrungsmittelallergene (Werner[55]).

Nach Reinigung der Haut mit Wasser, Seife oder Äther wird ein Tropfen der Allergenlösung auf die Beugeseite des Unterarmes gebracht. Anschließend wird die Haut mit einer Impffeder, Prick-Lanzette oder mit einer Einmal-Blutlanzette schräg angestochen und so das Antigen in die Haut gebracht.

Einige Kriterien sind dabei zu beachten: Bei kühlen Extremitäten wartet man ca. 20 Minuten bis zu deren Erwärmung und besseren Durchblutung. Aus demselben Grund soll bei Verwendung von Äther und Alkohol bis zur Ausführung des Tests eine Zeitspanne von mindestens 2 Minuten verstreichen. Das Lösungsmittel ohne Allergen, die so genannte Nulllösung, ist mitzutesten. Damit wird eine Fehlbeurteilung durch Neigung zu Quaddelbildung (bei Dermographie) verhindert.

---

[55] Werner/Ruppert 1979.

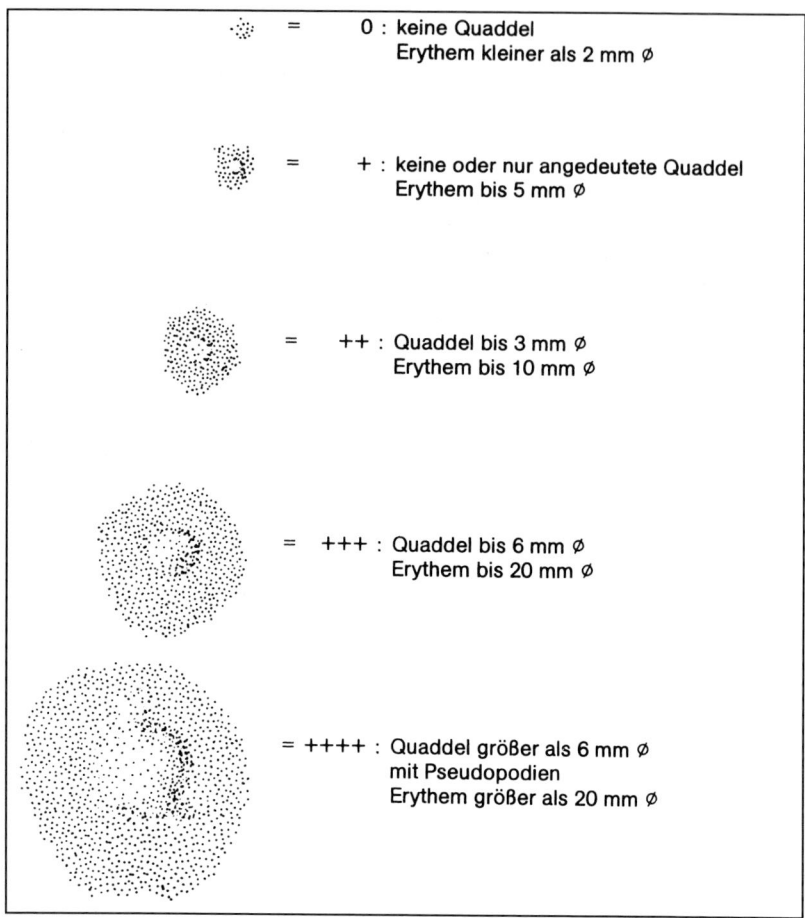

Abb. 9: Ergebnisse des Prick- oder Stichtests.

Die Bewertung der Reaktion erfolgt bei Kutanproben 20 Minuten nach der Stichelung. Bei mehreren derartigen Proben ist ein Abstand von 3–4 cm einzuhalten. Die Reaktion wird nach Quaddel- und Erythemgröße angegeben (siehe Abb. 10). Als Vortest ist er nicht nur in der Pädiatrie, sondern auch bei Erwachsenen besser geeignet als die intrakutane Testung.

Intrakutantest

Hier ist wegen der Gefahr von stärkeren allergischen Reaktionen mit Vorsicht zu arbeiten. Begonnen wird immer mit der größten Verdünnung, wobei bei durchschnittlichem Sensibilisierungsgrad der Beginn 1:100 des so genannten Stammextraktes genügt. Weist die Anamnese auf einen hohen Sensibilisierungsgrad hin, so wird man auf höhere Verdünnungen (etwa 1:10.000 bis 1:100.000) ausweichen. Die nächste ansteigende Konzentration wird erst mit dem Auswerten der Ergebnisse der vorhergehenden Testung verabreicht. Liegt eine spezifische Antikörperbildung gegen das vermutete Allergen vor, so kommt es zu einer IgA-vermittelten, urtikariellen Sofortreaktion, deren Maximum nach 20–30 Minuten erreicht ist. Diese Testung sollte vorwiegend den allergologisch ausgerichteten Instituten vorbehalten bleiben.

Unter den Besonderheiten der allergologischen Diagnostik im Kindesalter rät Erdmann[56] entsprechend seinen Erfahrungen nur ganz geringe Mengen des spezifischen Allergens für sämtliche möglichen Hautteste zu verwenden, da entsprechend der vom Erwachsenen abweichenden Reagibilität des Kindes am allergisch kranken Organ heftige Allgemein- oder Schockreaktionen ausgelöst werden können.

Weiterhin verwendet Erdmann routinemäßig nur Getreidepollen, die natürlich keine Primärantigene darstellen, und er kommt dadurch insgesamt zu einer differenzierten Einstellung über den Erfolg der Hauttests bei enteralen Allergien.

7.5 Serologie

7.5.1 RAST

Der RAST (= Radio-Allergo-Sorbent-Test), ein serologischer Test und direkter Nachweis einer Allergie, gelingt sehr gut bei Haut- und Lungenallergien. Er ist eine Messung der mit Radiojod markierten zirkulierenden IgE-Antikörper.

Technik

Das Patientenserum wird auf eine Papierscheibe aufgetragen, die mit dem Allergenextrakt beschichtet ist. Die eventuell vorhandenen spezifischen IgE-Antikörper binden sich an das Antigen. Daraufhin wird das unspezifische IgE ausgewaschen und der Scheibe mit dem Patientenblut ein radioaktiv mar-

---

[56] Erdmann G. Besonderheiten der allergologischen Diagnostik im Kindesalter. In: Werner/ Ruppert 1979.

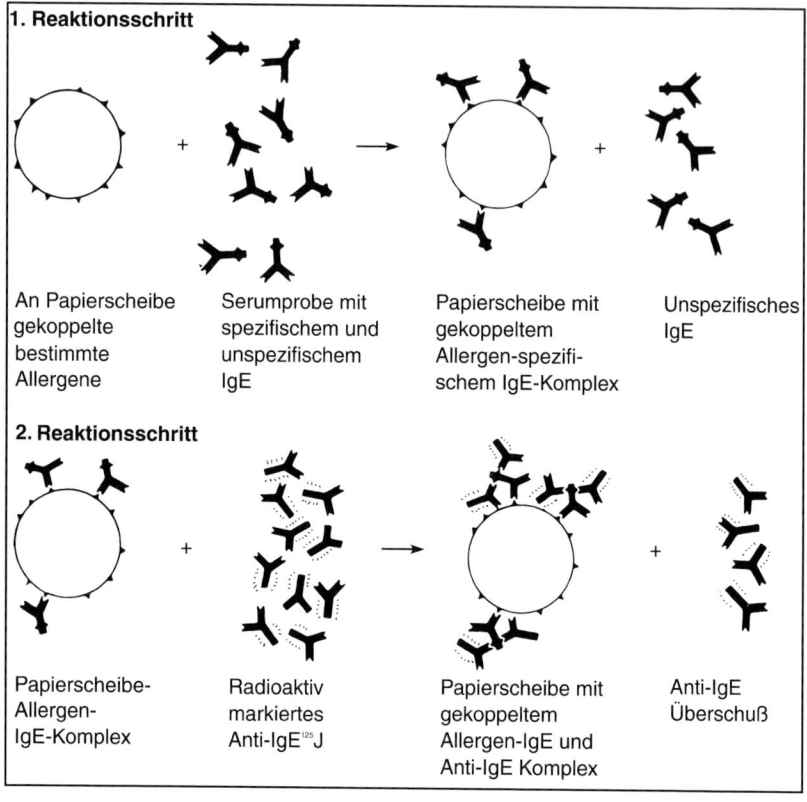

1. Reaktionsschritt

| An Papierscheibe gekoppelte bestimmte Allergene | Serumprobe mit spezifischem und unspezifischem IgE | Papierscheibe mit gekoppeltem Allergen-spezifischem IgE-Komplex | Unspezifisches IgE |

2. Reaktionsschritt

| Papierscheibe-Allergen-IgE-Komplex | Radioaktiv markiertes Anti-IgE^{125}J | Papierscheibe mit gekoppeltem Allergen-IgE und Anti-IgE Komplex | Anti-IgE Überschuß |

Abb. 10: Vorgänge beim RAST (Radio-Allergo-Sorbent-Test).

kiertes Jod[125] Anti-IgE zugesetzt. Das an die Papierscheibe und an das Antigen gebundene spezifische IgE bildet mit dem radioaktiv markierten Anti-IgE Jod[125] einen Komplex. Der Überschuss an Anti-IgE Jod[125] wird ausgewaschen und der gebundene Rest mit einem Gammazähler gemessen. Die Messergebnisse werden entsprechend den verschiedenen Verdünnungen semiquantitativ in fünf Klassen eingeteilt

Klasse 0	– negativ, noch keine zirkulierenden IgE nachweisbar
Klasse 1	– fraglich bis schwach positiv, minimale Mengen an IgE nachweisbar
Klasse 2	– positiv, spezifisches IgE in mäßigen Mengen vorhanden
Klasse 3 + 4	– stark positiv, stärkere Mengen von spezifischen IgE nachweisbar.

Beurteilung

Der RAST hat mehrere Vorteile, aber auch Nachteile, die für die Indikation dieser Untersuchung berücksichtigt werden müssen. Bei der Beurteilung soll vor allem beachtet werden, dass mit RAST die IgE-Antikörper im Serum und nicht die im reagierenden Gewebe gemessen werden, was auf die Grenzen dieser Methode hinweist.[57] Weder ein positiver RAST noch ein positiver Hauttest beweisen, dass eine vorhandene Sensibilisierung kausal für eine Überempfindlichkeitsreaktion verantwortlich zu machen ist. Die RAST-Resultate sollen immer in Zusammenhang mit der Anamnese, dem organischen Befund und den anderen klinischen Testergebnissen (Provokationsmethoden) gesehen und beurteilt werden. Nach den Erfahrungen des Autors hat die Anamnese die größte Aussagekraft (siehe Tab. 12, S. 169).

Bei unklaren Kombinationen von Anamnese, Hauttest und/oder RAST ist die Durchführung von Provokationstesten angezeigt. Es konnte bisher keine sichere Beziehung zwischen dem Titer von spezifischen IgE und dem klinischen Zustand bzw. der Stärke der Allergie nachgewiesen werden. Das dürfte daran liegen, dass für die klinische Symptomatik wahrscheinlich vielmehr die zellständigen, in der Schleimhaut fixierten IgE-Antikörper als die zirkulierenden IgE-Reagine verantwortlich zu machen sind (Reagine ist die veraltete Bezeichnung für IgE-Antikörper, für Wassermann Antikörper bei der Lues, die mit Gewebelipiden reagieren).

Tab. 12: Kriterien der allergologischen Diagnostik aus Werner/Ruppert.[58]

Kriterium				
Anamnese	negativ	fraglich	hinweisend	eindeutig
Hautteste	0	+	++	+++/++++
RAST-Klasse	0	1	2	3–4
Provokationstest	negativ	fraglich	schwach positiv	positiv
Allergie	keine	zweifelhaft	wahrscheinlich	sicher

Als Präsident der Österreichischen Gesellschaft für Elektroakupunktur (EAV) muss der Autor einzelnen Praktiken in der Allergen-Austestung entgegentreten. Die über die EAV (entwickelt von Voll vor 50 Jahren) oder der verwandten Methoden (Mora, Bioresonanz) gefundenen antigenen Stoffe haben eine hohe falsch-negative oder falsch-positive Aussage. Sie halten sich an Resonanzphänomene, die ebenso durch andere Stoffe ausgelöst werden können. Meistens stimmen die gefundenen Antigene nicht mit der Anamnese oder

---

[57] Werner/Ruppert 1979.

[58] dto.

der Maskierung überein. Ähnliches darf man auch über die Kinesiologie und ihre gefundenen Ergebnisse sagen.

Verminderte Eisenbindung im Serum

Die verminderte Bindung von Eisen im Serum wird bei verschiedenen Enteropathien beobachtet. Bei der Zöliakie tritt sie neben einem niedrigen Hämoglobingehalt der Erythrozyten allerdings sehr früh auf. Verschiebungen der Globulin-Albumin-Fraktionen des Blutes werden zusätzlich vereinzelt beobachtet. Sie treten vor allem im späteren Stadium auf und besitzen keinen signifikanten Wert.

7.5.2 Messung des IgA

Bei der Geburt nimmt der Säugling für die ersten Wochen mütterliches IgA mit. Damit wird der mangelnden Reife der Mucosa enteralis des Neugebore-

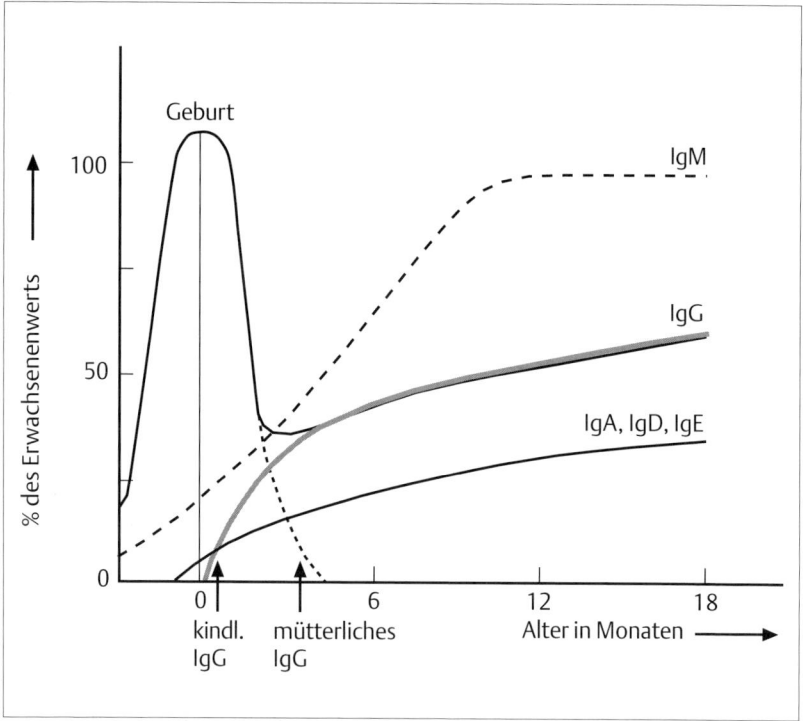

Abb. 11: Serumimmunglobulinspiegel beim Kleinkind. (Nach: Roitt JM. Essential Immunology. 2nd ed. Oxford: Blackwell; 1975).

nen entsprochen. Das gilt auch für das IgG und IgM. Im Gegensatz zum IgA wird nach der Geburt sofort eigenständiges IgG aufgebaut (siehe Abb. 11, S. 170). Immunglobulin G wird vorwiegend durch Proteine und T-Zellen synthetisiert und dient vor allem in der postnatalen Zeit als Schutz gegen mikrobielle Infekte und Haptene.

Serum-Immunglobulin A (IgA) erniedrigt

Ein niedriger IgA-Spiegel ist bedingt durch einen Mangel an IgA-produzierenden B-Zellen, welche bekanntlich in den Peyer-Plaques am Boden der Kerckring'schen Falten in der Mucosa enteralis gebildet werden.

Ein erniedrigter Blutwert für Immunglobulin A beweist noch keine enterale Allergie an sich und dennoch sind die pathognomonischen Zeichen für das Vorhandensein einer enteral bedingten Allergie nicht zu übersehen. Aus 40-jähriger Erfahrung an einer großen Zahl von Säuglingen, Kleinkindern und Jugendlichen weisen folgende Beschwerden auf eine allergische Zerstörung der Darmschleimhaut und konsekutiv auf einen IgA-Mangel hin.

Wie sich aus Tabelle 3 (siehe S. 34) ersehen lässt, ist ein normaler Blutspiegel des IgA für die Funktionen der Darmschleimhaut und der Antikörperbildung sehr wichtig. Das kann man anhand des Blut-IgA und einem korrelierenden klinischen Befund sehr schnell erkennen (siehe Tab. 2, S. 16). Ist das IgA vermindert, tritt eine Maskierung der allergischen Folgen und Krankheiten folgender Organe auf:

Krankheiten bei IgA-Mangel	
Lymphe	Lymphadenitis colli, Tonsillen vergrößert
Zähne, offener Mund	Lymphatisches Kind
Atemwege	Asthmoide Bronchitis, Schniefen der Säuglinge
Haut	Ekzeme juckend, Neurodermitis
Gelenke	Juvenile Koxitis, juvenile Gonarthritis
Neurologie	Starke Unruhe, Restless legs
Darmorgan	Durchfall, Obstipation, starke Gasansammlung
Absorptionsstörung	Verlangsamtes Größen-, Kopfwachstum, geringere Gewichtszunahme
Bakteriologie des Stuhles/Overgrowth	z. B. Candidabefall, Steatorrhoe, mit Erhöhung der Zahl an Bakteroides und Clostridienarten

Sobald die herabgesetzten IgA-Werte mit dem Auftreten der angegebenen klinischen Hinweise auf eine enterale Allergie korrelieren, besteht eine hohe Wahrscheinlichkeit einer Allergie gegen die Primärallergene. Das betrifft jede Altersgruppe. Ein Auslass- bzw. Belastungstest ist hier angezeigt.

Messung des sekretorischen Immunglobulin A (s-IgA) im Stuhl

Diese Messung sagt etwas über die Mucosa enteralis aus, denn das IgA wird in der Darmschleimhaut produziert und von ihr teilweise in das Darmlumen sezerniert. Bei großen Schleimhautdefekten kommt es zu einer Mangelproduktion. Bei ausgebreiteten Entzündungen sollte die Schleimhaut genügend s-IgA in das Darmlumen abgeben.

Diese Messung ist sehr einfach und besonders aufschlussreich. Man benötigt etwa ein halbes Stuhlröhrchen Stuhl.

Der Normalwert des s-IgA beträgt 510–2040 ng/ml Stuhl

Bewertung: Die Werte unter 510 ng/ml Stuhl weisen auf eine Atrophie der Darmschleimhaut hin und indirekt auf eine Zerstörung der Mucosa durch enterale Allergien. Die Werte über 2040 ng/ml Stuhl sind das Ergebnis einer Entzündung.[59]

Man sollte diese Werte jedoch immer in Zusammenhang mit der Klinik und den übrigen Ergebnissen vergleichen. So kann z.B. ein Wert von 620 zunächst als Normalwert erscheinen und bei näherer Betrachtung ohne weiteres einen pathologischen Hintergrund besitzen. Das kann eine Kombination von einer atrophisch bedingten Herabsetzung des Wertes und einer zugleich bestehenden entzündlichen Reaktion sein, wie das bei akuten Fällen (unmittelbar nach einer Diarrhoe oder einem Anfall von Nabelkoliken, besonders aber bei Kolitis) vorkommt. Dieser Hinweis dient nur dazu, bei solchen Fällen nicht an der klinischen Diagnose zu zweifeln oder diesen wichtigen Untersuchungsbefund als bedeutungslos zu klassifizieren. Solange der Normalbereich vorhanden ist, kann man annehmen, dass zumindest partiell die Funktionen des IgA erfüllt werden.

7.6 Bakterielle Stuhluntersuchung

Vielerorts wird eine Dysbiose für die Diskrepanz zwischen den für eine enterale Allergie positiven Symptomen und den über herkömmliche Verfahren erhaltenen negativen Test verantwortlich gemacht.

Hier muss eine körperliche Tatsache richtiggestellt oder besser erläutert werden. Der Bakterienrasen ist ein gesonderter Teil des enteralen Immunsystems und seine Güte hängt allein von der Integrität der Mucosa enteralis ab. Solange der Bürstensaum, die Schleimhaut und der Zottenapparat in Ordnung sind, kann keine Dysbiose entstehen. Sobald ein Teil der genannten

---

[59] Labor DDRs Hauss, Eckernförde; Adresse siehe S. 53.

Kompartimente in Mitleidenschaft gezogen wird, treten Verschiebungen im Bakterienrasen auf. Anders ausgedrückt, die Dysbiose ist in jedem Fall eine Konsequenz der Enteropathie und nicht umgekehrt. Die mikroökologischen Untersuchungen zeigen die Diskrepanzen zwischen den Soll- und Istwerten der jeweiligen Leitflora (Dünndarm, Dickdarm) an. Grobe Verschiebungen der Dünndarmflora sind Hinweise auf enterale Allergien. Vor allem die Gasbildung führt zu den von F.X. Mayr gezeichneten Körperformen. Alle acht verschiedenen Bauchkonturen (siehe S. 51) sind ein deutlicher Hinweis für die Störung im Bakterienrasen, verbunden mit der Funktion der Mucosa-Atrophie. Beides ein Signum der enteralen Allergie.

7.7 Enterale Diagnosemöglichkeiten

Eine Diagnose der enteralen Allergene ist ausschließlich nur über den Eliminations- und Belastungstest zu führen. Hier werden die intestinalen Reaktionen mit den Antigenen an den konsekutiven körperlichen Auswirkungen beobachtet. Genauer und für den Patienten weniger belastend geht es nicht. Im Rahmen dieser Diagnosemöglichkeit werden die Beschwerden des Patienten, so absurd sie klingen mögen, ernst genommen. Diese Methode kostet Zeit, ist aber sehr leicht auch auf eine gut geschulte Sprechstundenhilfe zu übertragen. Allerdings ist die Bewertung der Anamnese und der Labortests, sowie die Auswertung der Testergebnisse bei der Suchdiät Aufgabe des Therapeuten.

Die gezielte Allergenprovokation führt nach Fuchs und Werner am Magen-Darm-Kanal zu strukturellen und funktionellen Veränderungen, die auf verschiedene Weise sichtbar gemacht werden können. Nach Werner ist aus bioptisch gewonnenen Schleimhautexzidaten des Magens vor und nach einer einmaligen Allergenbelastung kaum eine diagnostische Aussage möglich. Dagegen lassen sich mögliche Provokationsfolgen röntgenologisch am Magen, Dünn- und Dickdarm gut objektivieren (Werner[60]). Bei den Röntgenkontrollen mittels Kontrastmittel zeigen sich 20 Minuten nach der Allergengabe Veränderungen funktioneller Art wie typische „rosenkranzartige" Abschnürungen und Streckkontraktionen. Soweit erkenntlich betraf das Einmalbelastungen erwachsener Patienten mit Magenleiden. Das ist zugleich ein Beweis für die Unschädlichkeit solcher Belastungstest. Um die Harmlosigkeit zu betonen und im Gegensatz zu Werner konnte Rossipal[61] sehr wohl über die duodenale Endoskopie zeigen, dass eine längerfristige Allergenbelastung bei Kindern und Säuglingen schwere Veränderungen mit einer ausgedehnten Schleimhaut- und Zottenatrophie hervorrufen.

---

[60] Werner/Ruppert 1979.
[61] Rossipal/Graz: Persönliche Mitteilung.

7.7.1 Suchdiät

Die Suchdiät ist zeitlich etwas aufwändig, aber in der Handhabung sehr einfach. Wie MacCarness zeigt, wird durch die bewusste Nahrungskarenz und durch die darauf folgende Nahrungsbelastung mit all ihren Folgen dem Patienten seine enterale Allergie erst richtig bewusst. Das ist von großer Wichtigkeit. Seinen Patienten erklärt der Autor das als „Suchdiät".

Die Suchdiät besteht aus zwei Teilen: aus dem Auslassteil und dem Belastungsteil.

1. **Auslassteil:** Im ersten Teil werden alle vermuteten allergisierenden Substanzen, angefangen von den Primärantigenen bis hin zu den dem Patienten bekannten Sekundärantigenen, alle weggelassen.
2. **Belastungsteil:** Im zweiten Teil wird der Körper erneut, aber einzeln damit belastet.

Dabei ist es nicht notwendig, dass sich der Patient ins Bett legt und nur Mineralwasser trinkt. Das Eliminieren der zu prüfenden Speisen erfolgt ganz gezielt. Wichtig ist, dass man die verschiedenen Möglichkeiten der Maskierung der Allergie kennt (siehe Tab. 2, S. 16). Nur so wird man dem Patienten die Notwendigkeit dieses Tests und anschließend die Einhaltung der Diät glaubwürdig erklären können.

Zugleich sollte man wissen, dass der Immunapparat von der dauernden und mehr oder minder schwer belastenden Allergenzufuhr reaktionsarm bis reaktionslos geworden ist. Alle notwendigen Eliminationsarbeiten übernehmen die Organe, die die Maskierung tragen (müssen). Allerdings muss man die verschiedenen Möglichkeiten der Maskierung einer Allergie und ihre mit der Suchdiät herbeigeführte **Demaskierung** kennen.

Demaskierung: Der wichtigste Punkt der Suchdiät ist das erneute Wiedererwachen der körperlichen Reaktionen auf ein Allergen.

Zunächst zur Maskierung

Wie wir schon in Kap. 4 ausführlich gesehen haben, versteht man unter Maskierung die Unfähigkeit des Körpers, bei wiederholter Zufuhr eines enteralen Allergens rasch auf dieses zu reagieren. Um diese Unfähigkeit erhalten zu können, darf der Abstand der einzelnen Portionen der Allergenzufuhr 72 Stunden nicht überschreiten. Durch zu schnelle bzw. häufige Gaben wird die Reaktionsbereitschaft des Körpers vermindert. Der Organismus weicht dabei oft in psychische und mentale Regelkreise aus. Die Maskierung erkennt man z. B. an dem Phänomen der Lieblingsspeise bzw. Ekel vor einer Speise.

Tab. 13: Fragen nach den Beschwerden der Maskierung.

Psychische Beschwerden		Ja/Nein
1. Beschwerden	1. Haben Sie Heißhunger auf bestimmte Speisen oder lehnen Sie eine Speise dauernd ab?	
2. Symptome der Maskierung	2. Erlebten Sie in letzter Zeit Wesensveränderungen, depressive Verstimmung, Hochstimmung?	
	3. Hatten Sie oder haben Sie Angstzustände, Euphorie, Jähzornanfälle?	
	4. Sind Sie leicht verstimmt bzw. schnell beleidigt?	
	5. Bei jeder Frage: Wie lange oder seit *wann*?	
Mentale Beschwerden		
1. Beschwerden	6. Haben Sie Schwierigkeiten mit dem Schlaf (Ein- oder Durchschlafen)?	
2. Symptome der Maskierung	7. Haben Sie Konzentrations- und Gedächtnisprobleme?	
	8. Haben Sie Wortfindungsstörungen? Eventuelles Stottern?	
	9. Bei jeder Frage: Wie lange oder seit *wann*?	
Vegetative Beschwerden		
1. Beschwerden	10. Schwitzen Sie vermehrt?	
2. Symptome der Maskierung	11. Verspüren Sie Schwere in den Beinen, Gänsehaut, Frösteln, Kribbeln, besonders an den Füßen oder auf der Kopfhaut?	
Körperliche Beschwerden		
1. Beschwerden	12. Haben Sie Darmprobleme, Obstipation, Diarrhoe, Flatulenz, Meteorismus?	
2. Symptome der Maskierung	13. Schwitzen Sie stärker?	
	14. Haben Sie Magenprobleme, rheumatische Beschwerden?	
	15. Bei jeder Frage: Wie lange oder seit *wann*?	

Ganz allgemein ist zu sagen, dass alle Beschwerden mentaler und psychischer Natur reversibel sind, das heißt, dass nach dem Eliminieren des Speisenantigens nicht nur die Neigung oder Abneigung, sondern auch die weiteren, erst später beschriebenen Symptome abklingen. Die Latenzzeit ist bei den einzelnen Patienten verschieden lang. Genauso verhält es sich bei neuerlicher Zufuhr der Allergene nach der Fastenperiode. Extrem empfindliche Personen zeigen gleich nach der Testmahlzeit akute Reaktionen, weniger empfindliche Personen benötigen 1–2 Tage, bis sie wieder dieselben Beschwerden zeigen.

Es ist aber auch möglich, dass sich die einzelnen Darmfunktionen nach längerer Allergenkarenz rasch erholen und daher erst mehrere Immunogenportionen hintereinander die alten Beschwerden wiederbringen. Bei Kindern, die an sich schon eine rasche Heilungstendenz aufweisen, wird man bei nur schwach ausgeprägter Atopie eventuell eine Belastung von mehreren Wochen vornehmen müssen, bis wieder die vorher bestandene Symptomatik vollends auftritt. In allen Fällen ist die Abklärung einer eventuellen Störung der Pankreasfunktion und der Dysbiose angezeigt.

Die Demaskierung

Die Demaskierung eines nutritiven Allergens gelingt nach Randolph nur bei dessen absoluter Karenz von mindestens 5 Tagen. Der Körper ist nach dieser Zeit wieder fähig, sich mit dem erneut zugeführten Allergen auseinanderzusetzen, das heißt seine Reaktionen zu zeigen. In der Eliminationsphase, einer Zeitspanne von mindestens 5 Tagen, bekommt der Organismus die Möglichkeit, nicht nur die Allergene, sondern auch ihre Abbauprodukte völlig auszuscheiden und somit das Bindegewebe wieder leitfähiger für Mitteilungen über Transmitter zu machen. In dieser Zeit fallen die meisten Maskierungen weg und es zeigt sich ein zum Teil veränderter Mensch.

Die Demaskierung tritt nur bei Antigenkarenz ein. An vorderster Stelle stehen meist der Darmtrakt und das Vegetativum. Letzteres reagiert beim Weglassen der Antigene in den allermeisten Fällen mit einem Nachlassen der erhöhten Schweißsekretion. Das ist für mich ein untrügliches Zeichen, dass sich das vermutete Allergen unter den in Karenz befindlichen Speisen befindet. Dann wird immer über das Schwinden der subjektiven Beschwerden, wie die Schwere in den Beinen, die Gänsehaut und das Frösteln oder Kribbeln auf der Kopfhaut oder in den Füßen berichtet. Unklare Gelenkbeschwerden, die weder röntgenologisch noch serologisch auf den rheumatischen Formenkreis hinweisen, können sich schon in der Eliminationsphase deutlich bessern. Es dürfte sich dabei um eine allergische Reaktion auf nutritive Antigene handeln, die sich an der Serosa der Gelenke abspielt. Patienten mit Migräne berichten ein Sistieren derselben, oft schon 2–3 Tage nach Diätbeginn. Der allgemeine Tenor ist, dass allein die Eliminierung des Allergens die Stärke und die Intervalle der persönlichen Gebrechen zum Guten hin verändert hätten.

7.7.2 Praktische Hinweise für die Suchdiät

Aufklärung des Patienten

Der wichtigste Punkt zur Vorbereitung einer Suchdiät ist die Auseinandersetzung mit dem Patienten über die Diätvorschriften. Das verlangt vom Therapeuten viel Einfühlungsvermögen und Sachkenntnis. Die einzelnen Stoffe, die in den Lebensmitteln versteckt sind, und die Stoffe, die bei verschiedenen

Speisen als Zutaten und als Allergene überhaupt nicht erkannt werden, sind dem Patienten genau zu erklären. Dabei muss ihm klar werden, dass nur eine strikte Allergenkarenz richtige Ergebnisse bringt. Er muss sich in jedem Fall über den Inhalt der gekauften Lebensmittel informieren. Die Problematik beginnt schon damit, dass Lebensmittel häufig nur oberflächliche Angaben über die Zutaten aufweisen. In der Leberstreichwurst z. B. kann sowohl Kalbfleisch als auch Schweinefleisch enthalten sein. Im günstigsten Fall ist das Kalbfleisch in Form der Leber und das Schweinefleisch in Form des Fettes verarbeitet. Jede Wurst, auch die teuerste Salami, wird aus Schweinefleisch hergestellt.

Die leicht gebräunte, knusprige Semmel (Brötchen) wird aus Weizenmehl gebacken, aber das Braune an der Rinde ist darüber gestreutes Roggenmehl. Bei vielen Brötchen sorgt aber auch Eiklar für eine gebräunte Oberfläche. Zusätzlich können noch Stoffe gegen Schimmelpilze enthalten sein. Das muss jeder Allergiker beachten, der auf Roggen oder Zusatzstoffe überempfindlich reagiert.

Getränke

Auf jeden Fall soll auf Alkohol und Coca-Cola verzichtet werden. Auch auf Fruchtgetränke, egal ob sie natürlich oder künstlich hergestellt werden. Dasselbe gilt für Sprudelimitationen. Kohlensäurearme Mineralwässer sind erlaubt. Zu viel an Kohlensäure verschiebt den pH-Wert und begünstigt die allergischen Reaktionen.

Wichtig: Eine allergische oder inflammatorische Reaktion ist im alkalischen Milieu nur schwer oder nicht möglich.

Bei den nichtalkoholischen Getränken ist deshalb Vorsicht angeraten, da diese sehr stark mit Zucker und Ester versetzt sind. Bei den Tees ist die offene Packung geeigneter als die Teebeutel, da diese mit Industrieparfüms besprüht sein können.

Feste Speisen

Bei den festen Speisen wird man als Hauptgerichte Lamm und evtl. Rindfleisch verordnen. Innereien und Histamin bildendes Fleisch (Schwein, Sardine, Hase) sind grundsätzlich verboten.

Wenn keine Allergie gegen Weizen besteht, dürfen zwei Brötchen (Semmeln) täglich verzehrt werden. Bitte daran denken und speziell fragen, ob diese Milch enthalten. Bei Glutenallergikern wird auf glutenfreies Gebäck ausgewichen. Als Kalorienspender dienen Reis und Mais. Nur wenn keine Hinweise auf eine mögliche Kartoffelallergie bestehen, dürfen Kartoffeln verzehrt werden. Grundsätzlich sind besonders fette Speisen, vor allem aber Industriefette, wie sie in Restaurants zum Frittieren verwendet werden (Pommes frites), bei der Suchdiät zu meiden. Daher ist Fett nur in Form von Maiskeimöl gestattet.

Den Patienten, die bei der Speisenanamnese nur von einheimischer Kost leben und keine gezielten Hinweise auf eine mögliche Intoleranz aufweisen, erlaubt der Autor zunächst nur fremdländische Kost. Rentier und Putenfleisch stehen dann auf dem Speisenzettel.

Gemüse

Wird das Gemüse nicht gesondert getestet, ist es ohne weiteres grün oder nur gedünstet vorzubereiten. Wird es mitgetestet, muss es ausnahmslos aus dem Speiseplan gestrichen werden. Man muss immer an verwandte Gemüsesorten denken. Das heißt, bei einer Testung von Schnittlauch muss der Allergiker nicht nur auf Schnittlauch, sondern auch auf Knoblauch und jedes Lauchgemüse (Bärlauch) verzichten. Bei Salaten sollte auf jedes Dressing verzichtet werden.

7.7.3 Auslasszeit (Karenzzeit) oder Eliminationsphase

Die Eliminationsphase soll eine Periode von mindestens 5 Tagen, nach Fuchs[62] mindestens 10 Tagen sein. Nach meinen Erfahrungen ist es einfacher und für die Richtigkeit der Testergebnisse besser, den Eliminationsteil eine Woche lang strikt einzuhalten. Das ist auch für den Patienten leichter zu merken.

Am 1. und am 7. Tag muss der Allergiker obendrein seine an diesem Tag bestehenden oder neu auftretenden Symptome aufschreiben und mir beim nächsten Besuch vorlegen. Dann folgt die Belastungsphase, einzeln für jedes angenommene Allergen. Die Belastungen der Suchdiät fallen umso deutlicher aus, je länger die Karenzzeit eingehalten wird.

Nach einer entsprechenden Anamnese und Exploration einzelner möglicher Sekundärantigene werden bei jedem Patienten neben den Primärantigenen, das heißt den Produkten aus Kuhmilch und Hühnerei, auch seine persönlichen Antigene (= Sekundärantigene) mit in die Palette der Eliminationsprodukte aufgenommen. Es ist ratsam, eine schriftliche Festlegung für den Therapeuten und den Patienten anzufertigen. So können Fehler vermieden werden.

Bei jedem Patienten ist es Pflicht, die Primärantigene auf jeden Fall mitzutesten. Es hat sich in vielen Fällen gezeigt, dass alleine die spätere längerfris-

---

[62] Fuchs E: Spezifische Provokationsproben am Manifestationsorgan. In: Werner/Ruppert 1979.

tige Karenz der Primärantigene bewies, dass eine stattgefundene Allergie gegen die Sekundärallergene gar nicht oder nur teilweise bestand. Das kann sehr leicht erklärt werden. Sobald die Lagerfähigkeit der Matrix erschöpft ist, beginnt die Maskierung und die Leitfähigkeit des Bindegewebes ist deutlich eingeschränkt. Die benötigte Zeit einer bestimmten Nachrichtenübermittlung verlängert sich von ein paar Sekunden oder Minuten auf viele Stunden. Nun isst der Patient am Abend sein persönliches Antigen oder ein Primärantigen, geht in aller Ruhe schlafen und bekommt am nächsten Morgen eine Speise, die nicht sein persönliches Antigen enthält. Einige Minuten später z. B. kitzelt der Rachen oder er bekommt Niesanfälle und der Allergiker meint, auch auf diese Speise sei er allergisch. Er kann nicht wissen, dass die Speise vom Vortag jetzt verspätet in Reaktion tritt.

Die Besserung der einzelnen Beschwerden gegen Ende der Eliminationsphase ist Ausdruck der Demaskierung und bestätigt nebenbei die Richtigkeit der Diagnose einer nutritiven Allergie. Die Erholung des Körpers setzt nicht schlagartig ein und ist nicht in allen Teilbereichen gleich. Bei den mentalen Störungen kehrt immer zuerst das Schlafvermögen zurück, wobei das Durchschlafen eine längere Zeitspanne in der Allergenkarenz benötigt. Wenn sich die Psyche bessert, schwinden Heißhunger, reizbare Unruhe, Angst und depressive Verstimmungen.

Die verminderte Aufnahme von Neurotoxinen durch den geschädigten Darm ist letztlich auch eine Folge der herabgesetzten Histaminbildung. Daher sind Innereien, Schweinefleisch, Hasen- oder Kaninchenfleisch und Sardinen verboten, denn sie sind verstärkte Histaminbildner und können jede Allergie verstärken bzw. in der Eliminationsphase der Suchdiät die Symptomatik verschleiern. Aus diesem Grund wird ihr Konsum von mir verboten. Wie sehr das Histamin die psychischen Beschwerden beeinflusst, beweisen entsprechende Medikamente.

Einige Antidepressiva wurden von Antihistaminika abgeleitet. Diese enge Verflechtung zwischen enteraler Allergie und Psyche wird noch deutlicher, wenn man auch das Symptom der Inappetenz als ein mögliches Zeichen einer nutritiven Allergie wertet. Das Cyproheptadinhydrochlorid ist ein für die Pädiatrie hergestelltes appetitanregendes Medikament und zugleich ein Antihistaminikum. Bevor man das Kind damit behandelt, wäre es sicher besser, eine Speisenanamnese und eventuell eine Suchdiät vorzunehmen.

Folgende Medikamentengruppen sind während der Eliminations- und Belastungsperiode absolut verboten: Kortikoide, Antihistaminika (auch in anderen Produkten enthalten), suppressive Medikamente, Histamin, Serotonin, Histidin. Alle Produkte folgender Fleischsorten sind ebenfalls verboten: Innereien, Schwein (auch Wildschwein), Hase, Kaninchen und Sardinen.

Bevor man bei der Suchdiät von der Eliminationsphase zum Belastungsteil übergeht, sollte man sich durch ein kurzes Telefongespräch über die Beschwerden des Patienten informieren lassen. Berichtet der Patient über eine Besserung seiner Beschwerden, ist der Belastungsteil durchzuführen. Äußert der Allergiker keine besonderen Vorkommnisse bzw. ist eine Änderung im Testplan durch eine Korrektur von der Anamnese her nötig, kann sie zu diesem Zeitpunkt noch eingebaut werden. Das neu zu testende Lebensmittel streicht man sofort aus dem Speisenplan und hängt es zuletzt bei der Testung an. Bei allen Patienten ist eine Gedächtnisstütze wertvoll.

Deshalb gibt der Autor den Patienten eine Kurzinformation über mögliche Reaktionen bei der Belastung mit (siehe Tab. 14). Nochmals: **Wichtig ist auch, dass alle Patienten aus demselben Grund ihre Ergebnisse bei den einzelnen Belastungen schriftlich fixieren und Ihnen beim nächsten Besuch zeigen.**

Tab. 14:   Mögliche Reaktionen bei der Suchdiät.

Kreislauf	Pulsbeschleunigung (um ca. 20 Schläge erhöhte Pulsfrequenz), Gesichtsrötung, verstärktes Schwitzen, leichter Schwindel
Schleimhäute	Augentränen, Juckreiz der Augen, Kratzen und Brennen im Rachen, Niesreiz und Niesanfälle, Schnupfen mit klarem, eher zähflüssigen Sekret
Atemtrakt	Beschleunigung der Atemfrequenz bis hin zur Atemnot, asthmatische Atmung, Hustenreiz
Magen-Darm-Trakt	Völlegefühl, Magendrücken, Appetitverlust, Blähungen, Bauchschmerzen, Nabelkoliken der Kleinkinder, vermehrte Darmperistaltik bis zu reiswasserähnlichen Durchfällen
Hautorgan	Makulopapulöse Hauterscheinungen, teils generalisiert, teils isoliert entlang einzelner Meridiane oder an Akupunkturpunkten

7.7.4 Belastungsphase

Belastungen sollten immer morgens vorgenommen werden. Der Autor empfiehlt jedem Patienten, ob klein oder groß, die Belastung mit dem Frühstück vorzunehmen. Damit hat der Patient die Möglichkeit, seine Reaktion den ganzen Tag über zu beobachten. Bei zu großer Intensität kann er überschießende Folgewirkungen mit Speisenatron (Natrium bicarbonicum) abbrechen. Im Gegensatz zu MacCarness, der die Einnahme des Allergens abends verordnet, damit der Patient seine Reaktionen verschläft und nicht durch sie am Arbeitsplatz gestört wird, findet der Autor, dass der Beobachtungszeitraum tagsüber wesentlich günstiger ist als in der Nacht. Zudem müssen die Reaktionen am Darm nicht sofort eintreten. Das Intervall beträgt mitunter nur einige Stunden. Im Tiefschlaf werden leichte Reaktionen sicher nicht so gut beobachtet.

Die **Belastungszeit** kann sich auf einige Wochen ausdehnen. Je mehr Antigene getestet werden müssen, umso länger dauert diese Phase.

Trotzdem, auch den zweiten Teil der Suchdiät, die Belastungsphase, sollte man systematisch beginnen. Speisen, die vom Patienten bisher gut vertragen worden sind und die nur der besonderen Symptomatik wegen untersucht werden, sind als erste zu testen, Das gilt für die Primärantigene. Allerdings werden Lebensmittel, die der Patient schlecht verträgt, gegen Ende der Belastungszeit eingesetzt. Das hat den Vorteil, dass eventuell auftretende Durchfälle oder gastrointestinale Beschwerden die gesamte Testserie in der zeitlichen Abfolge nicht blockieren. In einer Serie sollen nie mehr als vier, höchstens fünf Speisen auf ihren allergenen Charakter geprüft werden.

Tomaten und Äpfel werden roh und gekocht getestet. Einige Antigene sind hitzelabil und verlieren ihren allergischen Charakter nach dem Erhitzen, Braten oder Kochen. Bei den Tomaten und Paprika wird man sowohl die rote als auch die grüne Sorte testen, da der rote Farbstoff öfter als Antigen wirkt. Bei Hühnereiern braucht man nicht das Gelbe und das Weiße zu testen, denn das verantwortliche Ovalbumin findet sich in beiden Teilen.

Tritt nach der Eliminationsphase keine Besserung der Beschwerden ein, und zeigt die Testung keine eindeutigen Reaktionen am Darm, ist die Möglichkeit einer nutritiven Allergie auf Gewürze oder das Essen während der Testung möglich. Das bedeutet, dass man Gewürze, aber auch Puten-, Rentier- und sogar Rindfleisch testen muss. Auch Mais und Hirse können als Antigene auftreten.

Die Testung kann aber auch durch **scheinbare Schwierigkeiten** gezeichnet sein. Es kann sein, dass die Erwartungen des Patienten und des Therapeuten sich nicht erfüllen. Meist ist das die Folge von Schwierigkeiten des Patienten, sein Beschwerdenbild der enteralen Allergie darzustellen. Meist sind es Lücken in der Anamnese. Es kommt sehr oft vor, dass der Patient den zeitlichen Zusammenhang zwischen einer Operation, einer Wurzelbehandlung seiner Zähne oder einer Verletzung und dem nachfolgenden Auftreten seiner allergischen Beschwerden nicht konkret angeben kann. Es kann sich um den seltenen Fall einer herdbedingten nutritiven Allergie handeln, der in der Eliminationsphase eine nur leichte bzw. kurzzeitige Besserung zur Folge hat. Besonders auffällig ist, dass die Eliminierung einzelner Speisen oft nur einzelne, aber dafür genau differenzierbare Teilsymptome verschwinden lässt. Bei der Belastungsphase kommt es meist zu keinen oder nur ganz schwachen enteralen Erscheinungen.

Nebenbei kann sich, wie bereits erwähnt, das Störfeld über den Umweg Haut oder Schleimhaut bemerkbar machen. Ein weiterer Umstand ist das Gedächtnis: Werden Allergiker nicht auf eine eventuelle Medikamenteneinnahme angesprochen, so wird dieser Umstand einfach vergessen. Hier soll man besonders an die Abkömmlinge der Salizylsäure denken, die als o-Hydroxy-benzoesäure Ausgangsstoff vieler Arzneimittel ist. Sie kommt aber in natürlicher Form außer in Bananen auch in weiteren Beeren- und Gemüsesorten vor.

Ferner treten **Schwierigkeiten im Verständnis des Patienten** auf. Der Allergiker muss immer wieder dazu aufgefordert werden, sich selbst um den Inhalt der Lebensmittel zu kümmern. Er darf sich nicht auf das Verkaufspersonal verlassen, welches kaum über den Inhalt der Packung Bescheid weiß. Der Patient muss immer die Stoffe in ihrer natürlich belassenen Form testen (Obst, Fleisch) und sie dann erst dem Körper in verarbeiteter oder konservierter Form zuführen, da er gegen Konservierungsmittel oder Farbstoffe überempfindlich sein kann. Man wird sich bei den Versagern der Suchdiät auch fragen müssen, ob nicht ein Wechsel des Speiseöls oder das Schälen des Obstes das Auffinden des Antigens erleichtert. Hier sei nur an das Wachsen des Obstes oder an das Patulin in den Druckstellen und stippigen Anteilen der Äpfel erinnert. Natürlich muss man auch die Auxine gegen das Keimen bei den Kartoffeln und alle Stoffe, die im Handel gegen Schimmel versprüht werden, berücksichtigen.

Unter den angeblichen Fehlern liegen nicht selten **familiäre Schwierigkeiten**. Kinder naschen gerne und geraten leicht in Versuchung! Die älteren Geschwister oder ein Ehepartner machen die Diät nicht mit, weil der Einzelne auf „seine" Speisen nicht verzichten will. Dabei ist es meist unkomplizierter, wenn die ganze Familie selbstverständlich (!) die Suchdiät mitmacht, da die kleinen Patienten, aber auch die Erwachsenen ihre Diät in Gemeinschaft leichter durchführen können. Die Ausdehnung der Suchdiät auf die gesamte Familie hat auch den Vorteil, dass man familiäre Allergien erfassen kann.

Bei Kleinkindern muss man während der Testzeit auch alle Besucher aufklären, dass „Mitbringsel" verboten sind. Bei den Kleinen wird oft zu kurz belastet. Viel zu oft wird die Besserung der Darmbeschwerden, die durch die vorausgegangene Testung verursacht werden, nicht oder nur ungenügend abgewartet. Dadurch wird von vornherein eine klare Aussage bei der neuerlichen Speisenbelastung zunichte gemacht. Wenn trotz einer eingehenden Befragung keine Fehler in der Eliminationsphase aufzudecken sind und auch bei der Belastung keine eindeutigen Ergebnisse herauskommen, ist an eine Kohlenhydratüberlastung zu denken. Eine 3–4-wöchige Reduktion der Kohlenhydrate bringt dann oft das erwünschte Ergebnis.

Falls eine Suchdiät aus beruflichen Gründen (**Reise, Essen im Gasthaus**) weitergeführt werden muss, müssen natürlich die verdächtigen Stoffe aus dem Speiseplan gestrichen werden. Der Allergiker sollte nur im Gasthaus essen, wenn es unbedingt notwendig ist. Einzelne Gastwirte (auch Fleischer) nehmen Enzyme zum Weichmachen des Fleisches oder verwenden Mehl bei der Zubereitung des „Naturschnitzels". Ratsamer ist mitunter, einerseits den Fleischer zu wechseln oder andererseits den Wirt aufmerksam zu machen, dass nur Kalb- oder Rindfleisch, besser Puten- oder Hühnerfleisch, ohne jeglichen Zusatz serviert werden darf. Empfehlen Sie Ihren Patienten, auf die üblichen Saucen und Beilagengemüse zu verzichten und sich stattdessen als Beilage gedünsteten Reis oder gedämpfte Kartoffeln kommen zu lassen. Als Suppe hat sich noch immer eine echte Rindssuppe oder Hühner-Putenfleisch-Suppe bewährt, allerdings muss man hier bei den Fettaugen vorsichtig sein.

Tritt eine **überschießende Reaktion** am Darm auf, so gibt man Natrium bicarbonicum (Speisenatron) und bei auftretenden Durchfällen mehrmals täglich 2–3 Tropfen von Okoubasan® und setzt am nächsten Tag mit der weiteren Testung aus. Das Okoubasan® ist ein homöopathisches Mittel aus der getrockneten Rinde des afrikanischen Baumes Okoubaka aubrevillei und reich an Gerbstoffen. Es beeinflusst nicht durch Überempfindlichkeit.

7.7.5 Zum praktischen Vorgehen

Zwischen den einzelnen Testtagen lässt man immer einen Tag frei, um auch noch Spätreaktionen zu bemerken und diese nicht der nächstfolgenden Testsubstanz als negative Reaktion zuzuordnen. Verordnen Sie immer kleine Testportionen, denn das ist genug für das Immunsystem.

Ein Testplan könnte folgendermaßen aussehen:

1. Tag: Belastung mit 2 Esslöffeln Kuhmilch (oder Joghurt, evtl. eine Scheibe Käse; kein Schimmelkäse)
2. Tag: ohne Belastung ► Rückkehr zur Eliminationsdiät
3. Tag: Belastung mit einem Kaffeelöffel eines rohen Hühnereis (wenn das geschmacklich nicht toleriert wird, etwas Eigelb und Eiweiß vom weich gekochten Ei)
4. Tag: ohne Belastung ► Rückkehr zur Eliminationsdiät
5. Tag: Belastung mit einem persönlichen Antigen (= Sekundärantigen, z.B. Haselnüsse)
6. Tag: ohne Belastung ► Rückkehr zur Eliminationsdiät,
7. Tag: Belastung: eventuell eine weitere Testung mit einem weiteren Sekundärallergen wie z.B. mit gekochten Kartoffeln
8. Tag: ohne Belastung ► Rückkehr zur Eliminationsdiät und Besuch beim Therapeuten zur Besprechung der antigenen Nahrungsanteile

Den Erfolg der Suchdiät sollte man nach 2–3 Monaten und nochmals nach einem Jahr erfragen, denn erfahrungsgemäß wird der Patient nach einer mehr oder minder langen Einhaltung der Diät durch die Beschwerdenfreiheit müde. Er nascht da und dort, ohne größere Beschwerden zu haben. Das kann die Folge des Aufbaues einer Low-Dosis-Toleranz sein oder der Patient verdrängt die diskreten Symptome. Eine Nachfrage ist immer wertvoll und gibt Erfahrung.

7.8 Unterzungentest

Falls eine Suchdiät aus beruflichen Gründen nicht möglich ist oder wegen einer Fernreise nicht verschoben werden soll, dann lässt sich der Unterzungentest verwenden. Dies ist ebenfalls ein Belastungstest und ein methodisch sehr einfacher. Dabei handelt sich um eine besondere Form der Suchdiät, die nur in der Praxis unter ärztlicher Aufsicht durchgeführt werden kann.

Man muss eine Woche die in Kapitel 7.7.3 beschriebene Eliminationsdiät strikt einhalten. Die sublinguale Schleimhaut ist gut vaskularisiert und Substanzen mit einem Molekulargewicht bis zu 40.000 Dalton werden schnell resorbiert. Dadurch treten innerhalb von 15 Minuten die provozierten Reaktionen auf. Subjektive Beschwerden wie Schwäche- oder Schwindelgefühle sollten nicht als Provokationsreaktionen bewertet werden.

Praktisches Vorgehen

- Vor jeder Testung immer Pulskontrolle oder Herzschlagzahl messen.
- Dieser Test eignet sich nicht für nervöse Personen, da die Zungenkontrolle schlecht eingehalten werden kann.
- Das zu testende Lebensmittel wird in einem Mixer zu einem feinen Brei zerkleinert. Dieser Brei wird in einer 10-ml-Spritze aufgezogen und dem sitzenden Patienten 1–5 Tropfen davon unter die Zunge gegeben. Dieser Tropfen muss 2–5 Minuten[63] einwirken, wobei die Zunge immer an das Gaumendach gehalten werden muss. Nicht selten muss man mittels eines Spatels nachhelfen.
- Nach den 2–5 Minuten den Mund gründlich mit Mineralwasser ausspülen lassen. Treten nun Zeichen einer Allergie auf, wie etwa ein roter Kopf, erweiterte Pupillen, Pulsbeschleunigung (um ca. 20 Schläge erhöhte Pulsfrequenz) (siehe Tab. 14, S. 180), muss „abgeschaltet" werden.
- **Abschaltung** praktisch: Der Therapeut verdünnt 1 ml der Mixtur der 10-ml-Spritze auf weitere 10 ml mit Mineralwasser (Verdünnung 1:10)

---

[63] Fuchs E. Spezifische Provokationsmethoden am Manifestationsorgan. In: Werner/Ruppert 1979.

und gibt dem Patienten wiederum nur 1 Tropfen unter die Zunge. Tritt nicht binnen 2–3 Minuten eine deutliche Besserung der Beschwerden ein, dann muss eine weitere Verdünnung der benutzten Substanz vorgenommen werden. Der Vorgang ist derselbe, sodass die neue Verdünnung 1:100 bedeutet. Wiederum wird davon 1 Tropfen unter die Zunge gegeben. Wenn keine Besserung eintritt, ist ein weiterer Verdünnungsvorgang nötig. Manchmal muss eine Verdünnung von 1:1000 hergestellt werden.

- Weitere Substanzen dürfen erst nach Aufhören aller allergischen Reaktionen getestet werden. Starke Reaktionen können leicht und schnell mit Natrium bicarbonicum (doppelkohlensaures Natron oder Speisesoda) kupiert werden.
- Eine Entlassung des Patienten aus der ärztlichen Aufsicht ist erst 30 Minuten nach Beendigung des Testes und nach einer erneuten Kontrolle des Pulses und der Herzfrequenz erlaubt.

8   Mögliche Komplikationen

Während seiner jahrelangen Erfahrungen mit den Testungen (Suchdiät, Unterzungentest) hat der Autor nie eine Komplikation durch den Test selbst gesehen. Wenn eine Kleinigkeit auftrat, so lag der Fehler in jedem Fall in einer vergessenen Anweisung oder an einer anamnestischen Bemerkung, die er nicht im Gedächtnis behalten hatte. Manche Komplikation ist gar keine, sondern ein falsche Deutung.

8.1   Komplikationen bei den Tests

Die Suchtests, entweder über die Unterzungenregion oder über die orale Belastung, kennen keine richtigen Komplikationen. Die so genannte Komplikationsrate beim Eliminations- und Belastungsteil des Suchtests ist äußerst gering, wie zum Beispiel durchfälliger Stuhl, Niesanfall, Abdominalschmerz. Im Gegensatz dazu kann es beim Unterzungentest zu „Herzattacken" (um ca. 20 Schläge erhöhte Pulsfrequenz) kommen, die zwar über die Abschaltung (siehe Punkt „Abschaltung", S. 184) leicht beherrschbar sind, für manchen Patienten aber doch einige Minuten Ängste bereiten können. Eine der meisten so genannten Komplikationen beim Suchtest sind Fehler in der zeitlichen Einnahme der einzelnen Antigene. Es kann schon mal vorkommen, dass der Patient an zwei Tagen hintereinander zwei verschiedene Antigene nimmt und man am nächsten Tag die Beschwerden keinem der verspeisten Allergene zuschreiben kann. Es gibt nämlich die Möglichkeit, dass ein Antigen die Reaktion des anderen deutlich verstärkt. Die einzige Konsequenz ist, zwei Tage keine Antigene zuzuführen und dann wie besprochen mit der Einzelgabe der verschiedenen Antigene weiter zu prüfen.

8.2   Falsch deklarierte Antigene

Mitunter werden Impfungen als der Anlass der enteralen Beschwerden oder der Fernwirkungen der Darmschleimhaut angegeben. Der Therapeut ist im Zweifel, ob er den Belastungstest für so viele Antigene durchführen soll.

Die Betroffenen haben sich wegen ihrer chronischen Beschwerden in die Hand eines mit Elektroakupunktur nach Voll (EAV), Mora oder Bioresonanz, mitunter auch eines die Kinesiologie anwendenden Therapeuten begeben. Das mögen gute Diagnostiker und Therapeuten sein, nur vergessen sie alle, dass man enterale Allergien mittels dieser Geräte oder der Kinesiologie nicht nachweisen und auch nicht therapieren kann. Sie bedenken nicht, dass verschiedenste Bakterien und Viren dieselben Resonanzphänomene aufweisen können wie sie von Impfungen zu erwarten sind. Auch andere Antigene können dieselben Resonanzphänomene besitzen wie Impfungen oder Bakterien. Die Messergebnisse müssen immer zur Anamnese und zu den Beschwerden passen. So ist es möglich, dass Patienten zwecks Austestung ihrer „Allergien" eine Liste von Krankheiten vorlegen. Manchmal beträgt die Zahl der „getesteten" möglichen Schäden aus Impfungen und der Menge von Allergenen 45–50. Man kann als seriöser Therapeut die persönliche Krankengeschichte mit diesen mitgebrachten Befunden nicht in Einklang bringen. Als langjähriger Präsident der Österreichischen Gesellschaft für Elektroakupunktur und als Gastroenterologe erlaubt sich der Autor zu sagen, dass solche Testergebnisse nicht der Realität entsprechen. Hier ist große Vorsicht geboten. Das sind falsch positive Messergebnisse, die bei entsprechender Testung mittels der Suchdiät keine Ergebnisse im Sinne einer enteralen Allergie ergeben. Ebenso sind bei solchen „Allergikern" die anamnestischen Angaben weder zeitlich noch in den Beschwerden eindeutig einer enteralen Allergie zuzuordnen. Diese Patienten haben eine starke Sensibilität gegen die Primärantigene, aber keine eindeutige Sekundärallergie. Ein Vorschlag ist, einfach die Primärantigene zu testen und auf das Ergebnis zu achten. Bessern sich die Beschwerden, dann sind die Urheber der Symptome die Primärantigene.

8.3 Lebensbedrohliche Zustände

Mitunter entwickeln sich Zustände, die für den Laien oder unerfahrenen Therapeuten lebensbedrohlich erscheinen. Rein theoretisch können sie das auch sein. Hier sind vor allem Bauchkoliken oder asthmatische Zustände gemeint. Neben dem Natrium bicarbonat (doppelkohlensaures Natron oder Speisesoda: 1 TL in sehr warmem Wasser) ist das Kalzium intravenös verabreicht das Mittel der Wahl. Die Volumensubstitution kann anschließend vorgenommen werden. Bei einem möglichen Kreislaufschock ist sie unumgänglich. Die Gabe eines Glukokortikoids, in der Dosierung von 1–2 mg/Kilogramm Körpergewicht, ist in jedem Fall zweckmäßig. Selbst bei intravenöser Verabreichung tritt die Wirkung des Kortisons erst 20 Minuten später ein. Dieses Intervall wird bei intramuskulärer Injektion noch beträchtlich verlängert. Die orale Gabe ist bei allen allergischen Zuständen wirkungslos. Bei asthmatischen Sensationen bringt das Kortison in Form eines Inhalationssprays schnelle Hilfe.

8.4 Impfungen und Komplikationen

Impfungen sind ein heikles Kapitel, da einerseits die naturheilkundlichen Therapeuten nur die Negativseiten der Impfungen sehen und generell jede Impfung ablehnen und andererseits jede Mutter möglichst wenig Belastungen für ihr Kind will, sich aber auf jeden Fall einen Schutz vor Krankheiten wünscht. Um diesem Wunsch entgegenzukommen, muss man als pädiatrischer Therapeut an den naturheilkundlichen Behandler und die Eltern drei Forderungen stellen.

1. Jeder Therapeut soll sich darüber im Klaren sein, dass man nicht aktiv gegen die Impfungen vorgeht, solange sie einzeln, also nicht im Multipack, verabreicht werden und so lange Eltern und Therapeuten die Punkte 2 und 3 einhalten. Der Autor weiß, dass Impfungen eine große Zahl von Nebenwirkungen verursachen können, die aber ausnahmslos durch kritikloses Verhalten bedingt sind. Solange die Punkte 2 und 3 nicht von jedem impfenden Therapeuten eingehalten werden, wird es Nebenwirkungen geben. Diese Diskussion kann nur im Sinne des Kindes geführt werden, nicht aus ideologischer Sicht. Es leidet.

   Folgendes muss auch einmal klar und verständlich ausgesprochen werden: Leidet ein Kind an einer Infektionskrankheit, wie z. B. den Masern mit einer lebensbedrohenden Komplikation, der Hirnzellenentzündung oder Enzephalitis, dann hat die Medizin die Schlacht verloren. Egal, ob naturheilkundlich oder nicht, herkömmliche Heilmittel, auch die Antibiotika versagen. Für mich als Vater sind zerebrale Defektheilungen die allerschwerste Last für Patient und Eltern. Ganz zu schweigen davon, dass juristische Folgen diese Diskussionsproblematik erschweren.

2. Wenn es möglich ist, bespricht man dieses Problem mit den Eltern vor der Schwangerschaft, auf jeden Fall vor der Geburt. Sollte die Mutter mit dem Neugeborenen erst Wochen nach der Geburt diesbezügliche Wünsche äußern, macht man das Beste aus der Situation. Das wichtige Ziel ist die mögliche Reparation des Intestinaltraktes mit einer Diät ohne die Primärantigene für Mutter und Kind. Das heißt, eine stillende Mutter darf die Primärantigene nicht essen, da diese ebenso in der Brustmilch vorkommen. Daher besprechen Sie das generell in der Schwangerschaft. Je früher die stillende Mutter die Schwangerschaft ohne die Primärantigene erlebt und das Kind sofort nach der Geburt keine Primärantigene (HA-Milch = hypoantigene Kuhmilch-Babymilch, die auch ein Antigen darstellt) gefüttert bekommt, umso besser ist die Mucosa enteralis vollständig vorhanden. Nach der Geburt sollte die Mutter das Baby 10–12 Monate *voll* stillen und bei einer bestehenden Atopie des Kindes während der Stillzeit selbst die Diät ohne die Primärantigene einhalten. Ist das Stillen unmöglich,

dann muss eine kuhmilchfreie Kindermilch verwendet werden und die Zusatzkost muss ohne Produkte aus Hühnereiern und Kuhmilch bestehen.

Wichtig: Nur ein Darm mit einer intakten und voll IgA-produzierenden Mucosa enteralis kann genügend Immunglobulin A produzieren und die erforderliche Abwehr (auch gegen die Impftoxine) leisten. Dieses Kind wird bei einem Impfwunsch der Eltern auch keine großen „Schäden" am Verdauungstrakt und am Nervensystem durch die Impfungen erleiden.

3. Weiterhin wird man der Mutter erklären, dass vor dem 6. Lebensmonat des Säuglings, ohne weiteres auch bis zum 12. Lebensmonat, unter Einhaltung der Primärdiät keine Impfung wirklich nötig ist und daher das Kind auch nicht geimpft werden muss. Dieser Umstand fördert ein normales Milieu im immunologisch wichtigen Part, nämlich in Mucosa enteralis und Bakterienrasen. Erst im Alter des beginnenden zweiten Lebensjahres (Zeit des beginnenden Laufens) können Probleme entstehen. Das ist die Zeit, in der der Autor als Pädiater eine Impfung gegen Tetanus und Poliomyelitis als intramuskuläre Injektion anrät. Über eine mögliche Hepatitis-A-Impfung und die gegen die Streptokokkeninfektion lässt er aus juristischen Gründen die Eltern selbst entscheiden. Etwa 5% entscheiden sich dann doch für diese Impfungen. Diese elterliche Entscheidung ist notwendig. Eine Vakzination gegen Röteln und Masern kann ohne weiteres in die zweite Hälfte des zweiten Lebensjahres verlegt werden. Bitte vergessen Sie nicht, dass die Primärdiät unumgänglich ist, denn nur sie garantiert genügend IgA-Schutz. Trotz diesem „Entgegenkommen" wollen einzelne Eltern eine Impfung noch im Kleinkindesalter durchführen.

Andererseits sollte man die Eltern darauf aufmerksam machen, dass mit zunehmendem Alter die Möglichkeit einer Wildinfektion steigt. In einem solchen Fall hat man wenig Möglichkeiten, den Krankheitsverlauf zu minimieren oder abzukürzen.

Der Vorwurf der Eltern an die Therapeuten, ihr Kind hätte in einer kränkelnden Zeit Impfungen erhalten, ist glaubwürdig und zeigt auf eine fehlende Impfanamnese oder generell auf einen Fehler in der Anamnese. Kein Arzt fragt nach den Symptomen der Maskierung einer Allergie. Keiner fragt nach der Stuhlanamnese, nach eventuellen Allergien oder Auffälligkeiten an verschiedenen Organen (Zeichen der Maskierung) des Neugeborenen oder Kleinkindes. Probleme der Haut oder des Atemtraktes werden mit symptomatischer oder unterdrückender Therapie „impfreif" behandelt. Es wird auch nach der Impfung keine Frage bezüglich der Verträglichkeit an die Eltern gestellt. Hier kann man nur jeden Therapeuten, aber auch alle Eltern dazu auffordern, entsprechende Gespräche zu suchen und somit unerkannte Folgewirkungen zu vermeiden.

9 Therapiemöglichkeiten

Es gibt eine Menge von Möglichkeiten, die **Symptome** einer enteralen Allergie zu mildern, nur heilen kann man sie nicht. *Um nachhaltige Besserungen zu erzielen, benötigt man generell die Diät ohne die Primärantigene.* So lange nicht die Ursache behandelt wird, darf man keine dauerhafte Heilung erwarten. Dieser Teil des Buches soll nur einige Hinweise auf mögliche Wege zeigen, die für den einen oder anderen die Therapie im Zusammenleben mit der Familie, mit der Umgebung oder im Klassenverband erträglicher machen. Jeder kann seinen Weg ohne Wertung bezüglich der Effizienz beschreiten.

9.1 Medikamente

Die Diskussion um die Kosten der Arzneimittel ist in aller Munde, dabei ist das billigste und einfachste Heilmittel die Karenz des Allergens. Nur ist das zunächst für den Einzelnen eine große seelische Belastung. Daher wird man in einigen Fällen ein akzeptables naturheilkundliches Therapeutikum verordnen müssen.

9.1.1 Milieuänderung

Das Milieu in jeder Zelle ist entsprechend dem Organ sehr spezifisch. So hat die weibliche Scheide genauso wie der Magen ein stark saures Milieu und die männliche Prostata ein deutlich alkalisches. Der Grund liegt darin, dass an allen Körperöffnungen durch saures Milieu die Mikroben abgetötet werden. Das Milieu ist auch für die inneren Organe wichtig, denn wenn es in einem Organ von seiner physiologischen Größe abweicht, können sich Bakterien entwickeln, die dieses Milieu lieben. Daher haben Reckeweg mit der Komplexhomöopathie und Enderlein mit der Isotherapie den Leitsatz „Das Milieu ist alles" geprägt.

Das Milieu wird jedoch auch durch falsches Essen, durch Entzündungen, allergische Reaktionen, durch Leberkrankheit oder kranke (wurzelbehandelte) Zähne verändert, das heißt für das einzelne Organ: pathologisch. Das Milieu als erstes zu korrigieren, halten nur wenige Heilweisen ein: sicher nicht die Allopathie und die maschinelle Medizin (EAV, Bioresonanz, Mora usw.), nur die Isotherapie und ein wenig die Komplex-Homöopathie. Daher sind deren Heilerfolge bei den Beschwerden der Allergie gut. Nur das Grundlegende, die **Karenz der Primärantigene**, wird auch hier nicht berücksichtigt. *Daher gibt es auch keine effektive Heilung.*

Trotzdem sollen einige Heilweisen angeführt und näher beschrieben werden.

9.1.2 Allopathie

Man teilt die Medikamente in allopathische und holistische (naturheilkundliche) Medikamente ein. Das Wort „Allopathie" stammt aus der Homöopathie und bezeichnet Heilmethoden, die eine Erkrankung mit Mitteln „entgegengesetzter Richtung" behandeln, also mit Mitteln der Schulmedizin. Der übliche Mediziner wird demnach eine Blutuntersuchung bezüglich entsprechender Antikörper auf enterale Allergene veranlassen und die Beschwerden, wie den Durchfall, die Verstopfung, den Juckreiz, die Hautentzündung oder die Atembeschwerden mit den dafür *bekannten symptomatischen Medikamenten* behandeln. Vielleicht bekommt man noch spärliche diätetische Hinweise. Da sich serologisch vermutlich keine spezifischen Antikörper zeigen, ist das Beschwerdenbild kein Hinweis auf eine intestinale Allergie und daher nach eingefahrenem Muster nicht als Überempfindlichkeit behandelnswert. Nach kurzer Besserung kommen die Beschwerden wieder. Es kann ohne weiteres vorkommen, dass die Maskierung (Histaminausscheidung) von einem Organ zum nächsten wandert (von der Haut zur Lunge wechselt, wie im Fall der Neurodermitis). Dann wird ohne Nachdenken einfach die Medikation gewechselt. Hier sind vor allem die Sulfonamid- (wie das Salofalk) und Kortisonpräparate bzw. Histaminpräparate zu nennen.

9.1.3 Homöopathie

Die Homöopathie ist ein von Samuel Hahnemann (1755–1843) begründetes Therapieverfahren, das die Krankheitserscheinungen nicht durch Zufuhr von gegen die Beschwerden gerichteten Arzneimitteln behandelt (lat. Contraria contraribus curentur). Vielmehr werden verdünnte und verschüttelte Substanzen eingesetzt, die beim Gesunden die gleichen Krankheitserscheinungen verursachen können, die sie beim Patienten heilen. Dieses so genannte Ähnlichkeitsprinzip wird unter Umständen ergänzt durch die Berücksichtigung der Konstitution und eventueller Eigenschaften der Ursubstanz. Es ist dem Grunde nach eine energetische Therapie. Hahnemann sagte: „Große Dosen zerstören, das heißt, sie erzeugen ein bestimmtes Leiden. Kleinste Dosen desselben Mittels heilen dieses Leiden."

Man kann die Homöopathika in Hoch- und Niedrigpotenzen (Verschüttelungsstärken) einteilen. Für die Wirksamkeit der Homöopathie auf energeti-

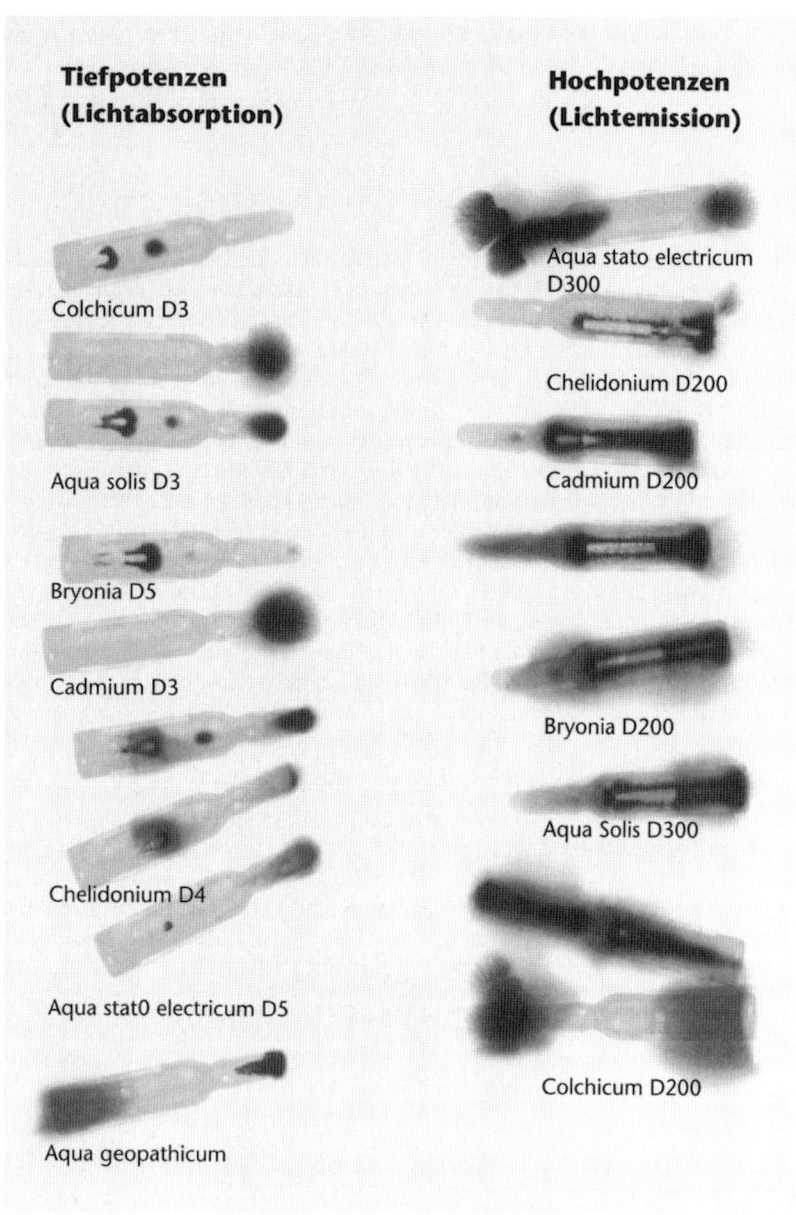

Tiefpotenzen (Lichtabsorption)

Colchicum D3

Aqua solis D3

Bryonia D5

Cadmium D3

Chelidonium D4

Aqua stat0 electricum D5

Aqua geopathicum

Hochpotenzen (Lichtemission)

Aqua stato electricum D300

Chelidonium D200

Cadmium D200

Bryonia D200

Aqua Solis D300

Colchicum D200

Abb. 12: Hoch- und Tiefpotenzen, der deutliche energetische Unterschied.
Quelle: Werthmann K: Dr. med. H.G. Mücke – Biophotonen als Ausdruck des Lebens.
CH-Kirchlindach: ebi; 1997.

scher Ebene gibt es unterschiedliche Erklärungsmodelle. Eines davon geht davon aus, dass es sich bei der so genannten Lichtenergie um Biophotonen handelt, die unsichtbar sind und Energieaussendungen von einzelnen Stoffen oder Organen bedeuten.[64]

Wie in Abbildung 12 gezeigt wird, sind die Ampullen mit den niedrigen Potenzen beinahe ohne Lichtenergie, die Ampullen der Hochpotenzen hingegen deutlich von (Verschüttelungs-)Energie (= Licht) erfüllt. Dies korreliert mit einem weiteren Phänomen: In der Spektralanalyse erscheinen die Tiefpotenzen durchwegs mit einem typischen roten Band und die Hochpotenzen mit einem blauen Band. Die Farbe *Rot* steht in der holistischen Medizin für eine akute Entzündung und für das jugendliche Leben. Erfahrungsgemäß bekommt der Therapeut den besten Erfolg, wenn er bei Kindern und akuten Entzündungen die Tiefpotenzen (wenig Verschüttelungsenergie) anwendet und damit die überschüssige Energie in der Entzündung „absaugt". Die Hochpotenzen mit dem *blauen* Band stehen als Synonym für alte Menschen und chronisch Kranke. Alle Krankheiten erhöhen den energetischen Umsatz im Körper. Ein Jugendlicher mit Energieüberschuss kann daher einen Krankheitsprozess rascher bewältigen. Chronisch Kranke und alte Mensch leiden hingegen an einem Minus an Energie. Sie sind gezeichnet durch bläulich anmutende Gelenkregionen, durch Frösteln und durch ein Minus an Energie. Sie benötigen Hochpotenzen. Allerdings benötigt der Therapeut große Erfahrung in der Auswahl des richtigen Mittels und der Potenz. Bei einer hohen Potenz kann die Wirkung z. B. länger andauern.

Ein Homöopathikum ist nur dann ein wirkliches Homöopathikum, wenn der Therapeut durch eine langwierige Anamnese-Erhebung das Mittel gefunden hat und es in einer Potenz verschreibt, die seiner Meinung nach die richtige für dieses persönliche Leiden ist. Alle anderen „Homöopathika", egal ob Einzelmittel oder Kombinationspräparat, sind zwar potenziert, aber keine echten, entsprechend dem Leiden des Patienten verordneten Homöopathika, da ihnen der Ähnlichkeitsbezug fehlt.

Guten Erfolg kann man bei Durchfall mit Carbo medicinalis, Okoubasan und bei Nabelkoliken: Windwasser, Belladonna-Globuli erreichen.

9.1.4 Isotherapie

Die Isotherapie beruht auf dem Effekt, dass in der Evolution apathogene kleinste pilzartige Teilchen, modern ausgedrückt Nanobakterien, beim Menschen intrazelluläre und extrazelluläre Funktionen übernommen haben. Diese Teilchen kommen in jeder menschlichen Zelle vor. Je abnormer das

---

[64] Werthmann 1997. Energie als Licht: Nur das Licht, auch nicht sichtbares UV-Licht, schwärzt die Photoplatte.

Milieu in einem menschlichen Organ wird, umso stärker verändern sich diese Nanobakterien in Richtung pathogener Formen. Bei Milieuänderung in Richtung Normalität kehren sie wieder zu apathogenen Stadien zurück. Das hat Enderlein bereits vor 100 Jahren herausgefunden. Zugleich zeigte er die Möglichkeit auf, dass man über Medikamente, die die apathogenen Stadien beinhalten, ebenfalls die höher und hoch pathogenen Stadien auf apathogene physiologische Formen zurückführen kann. Allerdings muss auf das dem Organ entsprechende normale Milieu für lange Zeit geachtet werden. Es gibt eine isopathische Therapie, die den Anforderungen Enderleins entspricht und als „4-Stufen-Therapie"[65] bekannt ist. Bei dieser Form der Behandlung ist natürlich und vor allem das Milieu des oberen Dünndarms, des Duodenums, gemeint. Das ist indirekt ein Hinweis auf die Wiederherstellung der Mucosa enteralis und konsekutiv des ortsständigen Bakterienrasens.

Einfaches isotherapeutisches Rezept für erwachsene Darmallergiker

Stufe 1
- betrifft das Milieu des oberen Dünndarms: Basenpulver oder Alkala N über Wochen,
- betrifft das mikro-mikrobielle Milieu: zusätzlich täglich Sanuvis (homöopathische Milchsäure) und Citrokehl (homöopathische Zitronensäure) über Wochen,
- betrifft die atrophische Darmschleimhaut: Diät ohne Primärantigene.

Stufe 2
- betrifft die Penicillium-Cyclogenie: Notakehl® D5 oder Fortakehl® D5 über 10 Tage.
  Stufe 1 und 2 beginnt man zum selben Zeitpunkt, dann Umstellung auf

Stufe 3
- betrifft die Basis-Cyclogenien: Sankombi® D5 über Wochen, immer Montag bis Freitag Sankombi® und am Wochenende das Penicillium-Präparat. Anschließend wieder von vorne.

Stufe 4
- betrifft immunbiologische Therapie: Utilin „S"® D6 Tropfen, täglich 1x3 einreiben. Dieser Punkt beginnt zur selben Zeit wie Punkt 3.

Dasselbe Rezept und dieselben Bedingungen für einen kindlichen Darmkranken

Stufe 1
- Diät ohne Primärantigene, evtl. $^1/_2$ Kaffeelöffel Basenpulver mit 2–3 Tropfen eines Himbeersirups

---

[65] Werthmann K. 4-Stufentherapie bei der Isotherapie. CH-Kirchlindach: ebi; 2003.

Stufe 2
- Notakehl® D5 oder Fortakehl® D5 Tropfen, täglich 2x5 über 10 Tage, dann Umstellung auf

Stufe 3
- Sankombi® D5 Tropfen über Wochen

Stufe 4
- Recarcin® D6 Tropfen zum Einreiben täglich 1x2 Tropfen

9.1.5 Phytotherapie

Die Phytotherapie dient zur Behandlung und Vorbeugung von Krankheiten und Befindensstörungen durch Pflanzen, Pflanzenteile und deren Zubereitungen (Extrakte, Aufgüsse). Diese besitzen ein breites therapeutisches und pharmakologisches Wirkprofil, haben meist eine große therapeutische Breite und sind teilweise nebenwirkungsärmer als ähnliche synthetisch hergestellte Medikamente. Je nach Beschwerden und Ursache werden einzelne Kräuter oder Kräuterkompositionen verordnet.

Es ist nicht einfach, die Phytotherapie anzuwenden. Mehrere Punkte sind zu beachten: Zunächst muss man bedenken, dass pharmakodynamisch die meisten Arzneimittel vom Neugeborenen bis zum Greis gleichartig wirken. Die notwendige Dosis und die möglichen Nebenwirkungen sind jedoch sehr unterschiedlich. Eine Kenntnis der altersabhängigen Pharmakokinetik ist bei Verschreibung eines Phytotherapeutikums unbedingt notwendig. Eine Selbstmedikation sollte nur kurz angewandt und bei Auftreten von unklaren Beschwerden ein Arzt aufgesucht werden.

Bei einer Therapie an Kindern genügen oft „mite"-Werte, also schwache therapeutische Effekte. Zusätzlich spielen die verschiedenen Applikationsformen, wie Inhalate, Bäder, Salben oder Sirupe ebenso eine Rolle. Ferner muss man die Rezeptur der Phytotherapie beherrschen, denn eine medizinische Teerezeptur besteht z. B. aus: einem Remedium Cardinale, dem Grund- und Basismittel, und aus einem Adjuvans. Das sind Drogen, welche die Wirkung der Grundmittel verstärken, ergänzen oder unerwünschte Nebenwirkungen reduzieren. Zuletzt benötigt man noch ein Constituens und dem Korrigens, das sind indifferente Drogen (bis zu 20% einer Mischung), die einer mehr oder weniger arzneilich indifferenten Droge beigemischt werden. Zugleich sollte ein Tee gut schmecken, dazu nimmt man Geschmacksdrogen wie Pomeranzenschalen, Orangenblüten, Hibiskusblüten oder Pfefferminzblätter und viele andere. Laien sind oftmals der Meinung, dass man mit einem Tee einzelne Symptome heilen kann. Das mag vereinzelt zutreffen, aber es handelt sich um eine symptomatische Therapie. Auch hier gilt das, was bei der Vollwerternährung moniert wird (siehe Kap. 9.4.3, S. 200).

Eine Heilung der Allergien vermag nur die Karenz der Primärantigene zu leisten.

9.1.6 Orthomolekulare Medizin

Für die Orthomolekulare Medizin muss man über ein umfangreiches biochemisches Wissen verfügen und natürlich die Ursache eines Leidens sehr genau kennen. Dazu kommt vor allem die Kenntnis der Essgewohnheiten des Patienten. Der Pionier Linus Pauling[66] arbeitete bereits nach dem Satz des berühmten griechischen Arztes Hippokrates: „Deine Nahrung soll Deine Medizin sein". Nach L. Burgerstein[67] dient die Orthomolekulare Medizin der Erhaltung der Gesundheit und der Behandlung von Krankheiten durch Veränderung der Konzentration von Substanzen im menschlichen Körper, die normalerweise vorhanden und für die Gesundheit erforderlich sind. Solche Körperstoffe sind Vitamine, Mineralien, Spurenelemente, Aminosäuren und essenzielle Fettsäuren, die zur Erhaltung des Lebens unbedingt nötig sind. Mit solchen Substanzen lassen sich die Symptome der Maskierung sehr gut einschränken und die Sensibilität gegenüber Allergenen herabsetzen. So helfen z. B. bei einer allergischen Rhinitis (Pollenschnupfen): Pantothensäure 10–150 mg, Kalzium 500 mg und Magnesium 250 mg (beides in Dolomit® Tabletten.)

Bei einer allergischen Bronchitis (asthmoide Form): Vitamin B6, Dolomit® Tabletten.

Alle **Beschwerden der Maskierung** werden ganz allgemein gemildert durch eine supplementäre Therapie mit einer hochdosierten Gabe von:

Omega-3-Fettsäuren (= 2–3 g EPA in Form von Fischölkapseln, Biofried® Fischölkapseln oder Lipiscor® Kapseln. 2–3/Tag). Diese normalisieren die Reaktionskurve nach Selye und ermöglichen dadurch die Rückführung einer chronischen Krankheit in eine akute. Letztere ist leichter heilbar. Weiter das *Niacin* 100 mg, das die Histamin-Freisetzung verlangsamt, weshalb keine so starken Beschwerden entstehen. Kalziumkarbonat 100 mg und Vitamin D_3 880 IU dienen zur Beruhigung der Symptome.

Natürlich gibt es noch eine große Menge von therapeutischen Medizinen, um die Beschwerden der Maskierung zu lindern, nur sind diese meist nicht sehr schnell wirksam oder umständlich anzuwenden. Die angegebenen Zusätze kann man einzeln oder in Mischungen in der Apotheke kaufen und in den angegebenen Dosierungen risikolos einnehmen. Wichtig ist: Eine Allergie kann dadurch nicht wesentlich beeinflusst werden, denn nur die Karenz der Primärantigene vermag das.

---

[66] Hawkins D, Pauling L. Orthomolecular Psychiatry. San Francisco: WH Freeman; 1973.
[67] Burgerstein 2002.

9.2 Elektrodermale Untersuchungs- und Heilmethoden

Diese sind in erster Linie Diagnose- und erst zweitrangig Therapiegeräte und Methoden. Heute werden sie zwecks Ersparnis von Zeit und Denken auch zum Nachweis von Allergien eingesetzt. Konkrete Heilungen sind wie bei den anderen angegebenen Behandlungsarten nicht möglich. Natürlich sind trotz hochmoderner Elektronik entsprechend dem gastroenterologischen Wissen und der Allergiekenntnisse des einzelnen Therapeuten gravierende Fehler möglich. Die Darmkrankheiten verlangen ein systematisches Denken und die absolute Berücksichtigung der Mucosa enteralis. Das wird bei diesen Geräten wenig oder nicht genutzt, da sie über Resonanzphänomene arbeiten.

9.2.1 Elektroakupunktur nach Voll (EAV oder EAP)

Diese Methode ist über 50 Jahre alt und aus ihr werden viele modifizierte Behandlungsschemata abgeleitet. Es handelt sich um eine kybernetische Methode, die den Akupunkturpunkt mit den Möglichkeiten der modernen Elektronik verbindet. Die pathohistologischen Verhältnisse der Gewebestrukturen ergeben die Messwerte, deutliche Hinweise auf den Grad der histologischen Veränderung. Sie lassen darüber hinaus erkennen, ob es sich um entzündliche oder degenerative Prozesse an den zu den Messpunkten gehörenden Organen handelt. Resonanzphänomene lassen den Medikamententest zu. Er hat seinen Ursprung in dem zufällig entdeckten Phänomen, dass chemische Substanzen, die in den Messkreis eingebracht werden, die Messwerte verändern. Unter Messkreis versteht man in diesem Zusammenhang die apparative Einrichtung und als biologisches Testobjekt, in dem Stromkreis integriert, den Patienten. Als Medikamente werden klassische, homöopathische Einzelmittel, Nosoden und potenzierte Organpräparate benutzt. Das schließt nicht aus, dass man z. B. auch an den Punkten des Herzmeridians das geeignete allopathische Herzmittel austesten kann.

Wie bereits bei der Suchdiät erwähnt, können über gleiche oder ähnliche Resonanzphänomene zwischen einzelnen Bakterienstämmen oder Impfmitteln auf der einen Seite und Nahrungsmitteln bzw. Zusätzen auf der anderen Seite falsch positive Werte gemessen werden, die dann von einzelnen Anwendern als Antigene bewertet werden. Das erfolgt besonders bei Messungen, die computergesteuert durchgeführt werden.

9.2.2 Bioresonanz

Hier handelt es sich um eine weit verbreitete Methode zur Diagnosefindung und Therapieanwendung. Sie beruht auf einem ähnlichen Aufbau wie die Elektroakupunktur. Der Tester muss allerdings den Gedankengängen des Programmierers folgen und kann seine Testungen nicht individuell gestalten. Damit hat diese Methode Fehlerquellen. Die Bioresonanzanwender haben lange Zeit den Mythos verbreitet, dass man Allergien löschen kann. Das ist nicht möglich, da die Allergie ein Leben lang besteht und auf den Leistungen der T-Lymphozyten, der Makrophagen und der Plasmazellen beruht. Der beste Garant, dass die Allergie ein lebenslanges Leiden bleibt, sind die geklonten Plasmazellen. Ähnlich wie bei der Elektroakupunktur produziert auch diese Methode Fehlerquoten.

9.3 Allergenvermeidung

Das ist wohl die einzig richtige Methode, um eine Freiheit von der Allergie, vor allem von der enteralen Allergie zu erhalten. Diese Methode ist auch die schwierigste Form für den einzelnen Betroffenen. Um das Alles konsequent ausführen zu können, benötigt man anfänglich einen hohen Leidensdruck. Das nächste Stadium ist dann die entsprechende mentale Einstellung. Eine alte Weisheit hat einen tröstlichen Hintergrund: Alles Leiden kommt aus dem Darm (Paracelsus). Wer also seine Diät einhält braucht keine Angst vor chronischen Leiden befürchten. Dieses wirklich alte Sprichwort zeigt Ihnen die Wichtigkeit einer intakten, gesunden und effektiv arbeitenden Dünndarm-Schleimhaut.

9.4 Diätetik

Als Patient aber auch als Therapeut wird man durch allzu viele Angebote an Diäten und an entsprechenden Büchern verunsichert. Wie heißt es so schön: „Jeder kocht sein eigenes Süppchen"; und keiner hat ein richtiges System. Die größte Zahl der so genannten „Diätbücher" widmet sich dem Abnehmen und nahezu 100% davon beschreiben eine Crashdiät. Das heißt, diese Diäten zerstören die Darmschleimhaut oder wollen einfach nur spektakulär sein. Auch Beschreibungen einzelner Diäten unter einem Namen (z.B. Hildegard-Diät, Brigitte-Diät usw.) sind persönliche Ansichten, wobei viele dieser Bücher z.B. Schlagsahne (Obers, Rahm) und Butter nicht zu den Kuhmilchabkömmlingen rechnen, denn diese seien ohnehin nur Fett. Das ist schlichtweg falsch, aber das scheint niemanden zu kümmern. Unter Diätetik muss immer ein Ziel und ein System verstanden werden. Ansonsten sind diese „Diäten" unseriös und können sogar Schaden anrichten.

9.4.1 Grundlinien für die Zusammenstellung der Ernährung (Stufenplan)

Diätformen sind Kostformen, bei denen die empfohlene Nahrung nach Art, Menge und z.T. auch in ihrer Zubereitungsweise, den Erfordernissen der Krankheit angepasst wird. Die Anwendungsform ist zielgerichtet, im speziellen Fall dient sie der Wiederherstellung einer voll entwickelten und daher voll funktionierenden Mucosa enteralis.

Sobald man das Wort „Diät" in den Mund nimmt, meinen die Menschen, es handelt sich um eine Methode zum Abnehmen, denn sie empfinden oftmals die verbotenen Primärantigene bzw. Sekundärantigene als Einschränkungen beim Essen. Sehr oft ist auch die stolze oder traurige Nachricht über ein Abnehmen der erste Punkt bezüglich der Diätanstrengungen. Die so genannten Reduktionsdiäten verbieten bestimmte Nahrungsmittel und sind meistens Crashdiäten, die die Darmschleimhaut zerstören, wie oben schon erwähnt wurde. Eine den meisten vielleicht bekannte Diätform soll vorgestellt werden, da sie dem Körper und seinen Funktionen entgegenkommt. Außerdem kann man in sie ohne weiteres die Diät ohne die Primärantigene integrieren kann.

9.4.2 Diät nach Hay oder die Hay'sche Trennkost

Das Prinzip ist die Einteilung des Essens in Kohlenhydrate, Eiweiß und Obst/Gemüse. An und für sich ist bei dieser Diätform jedes Essen erlaubt, solange die Kohlenhydrate und die Proteine nicht zusammen gegessen werden. Es ist z. B. ohne weiteres möglich, Wurst mit Gemüse zusammen zu essen oder das Brot mit dem Gemüse; es ist aber nicht erlaubt, ein Wurstbrot zu verspeisen. Ein weiteres Beispiel wäre ein Kalbsbraten mit Gemüse oder der Knödel mit dem Gemüse; jedoch ist es nicht erlaubt, den Kalbsbraten mit Knödel und Gemüse zu genießen. Man muss beachten, dass Bananen, Feigen oder Kartoffeln und Reis kein Gemüse, sondern Kohlenhydrate darstellen. Ebenso zählen bestimmte Beerensorten in der Bewertung nach Hay zu den Proteinen. Diese Einstellung hat den Sinn, dass der Mensch dem Körper nicht wahllos Kalorien Körper zuführt und damit seine Verdauungssysteme überfordert. Auch eine Verzuckerung der Proteine ist nur minimal möglich. Vor allem kommt es bei dieser Diät viel weniger zur Deposition von Kohlenhydraten und Proteinen im Bindegewebe. Sie ist gesund und kann problemlos auch dann genutzt werden, wenn bei der Ernährung die Primärantigene ausgeschlossen werden sollen.

9.4.3 Vollwerternährung

Die moderne Ernährung hat viele Fehlerquellen, vor allem, was den Verlust von Stoffen betrifft, die der Körper dringend benötigt, allen voran Vitamine und Mineralien. Dieses Defizit ist groß und liegt bei Vitaminen bei etwa 30–90%, bei Mineralien bei 40–80%. Diesen Zustand könnte man ändern, wenn man die wissenschaftlichen Grundsätze des Forschers Werner Kollath berücksichtigen würde. Das bedeutet eine Ernährung auf wissenschaftlicher Basis nach einem System, das krankmachenden Einflüssen – infolge der veränderten Lebensbedingungen unserer Zeit – auf der Basis einer rationellen vollwertigen Ernährung entgegenwirkt. Kollath[68] war der Vorreiter dieser Ernährungs-Philosophie, der je nach Veränderung die einzelnen Lebensmittel in vier Qualitätsstufen einteilte. Je höher der Bewertungsgrad, umso niedriger der biologische Wert.

Als *Beispiel:* Ein Apfel hat roh gegessen den Wert von Stufe 1, wird er geschält Stufe 2, wird er gekocht Stufe 3, das Eindosen bedeutet Stufe 4. Tiefgefrieren bekommt Stufe 3.

Der durch die mechanische oder thermische Behandlung geminderte Gesundheitswert unserer Lebensmittel zeigt sich auch am Beispiel des Vitamin- und Mineralverlustes beim Ausmahlen des Getreides.

Um ernährungsbedingten Krankheiten therapeutisch, besonders aber prophylaktisch zu begegnen, benötigt man gute Kenntnisse über die Ernährung und verzehrte Nahrung sowie auch eine Portion Selbstdisziplin. Das vornehmliche Ziel der Vollwerternährung ist die ausreichende Versorgung des Organismus' mit essenziellen Nahrungsmitteln. Die Wahrscheinlichkeit, dass die Nahrung alle essenziellen Nahrungsbestandteile enthält, ist umso größer, je naturbelassener die Nahrungsmittel sind. Fast jede Verarbeitung vermindert den Gehalt an essenziellen Nahrungsbestandteilen.

Natürlich lässt sich auch die Diät ohne die Primärantigene und Sekundärantigene als Vollwertkost gestalten. Das allerdings bleibt jedem Einzelnen überlassen. Man muss aber festhalten, dass diese Kostform nicht die atrophische Darmschleimhaut an sich regenerieren kann und auch nicht die Therapie für Allergien darstellt. Sie dient nur der Verbesserung des Gesundheitszustandes allgemein und hat Heilwirkung bei ernährungsbedingten Mangelkrankheiten.

Diese Ernährungsform gehört in erfahrene Hände. Tee im herkömmlichen Sinn ist keine Infusion (schlichtweg auch ein Tee im Vollwertsinn). Man ist auch nicht gut beraten, nur schalenweise Salate zu konsumieren. Die laktovegetabile Vollwerternährung mutet man einem Verdauungstrakt zu, der keine Enzyme dafür besitzt und auch den Bakterienrasen zur Spaltung der

---

[68] Kollath W. Die Ordnung unserer Nahrung. 16. Aufl. Heidelberg: Haug; 1998.

Zellulose vermisst, nur weil das natürlich, natur- oder artgemäß erscheint (Pirlet[69]). Damit wird keine enterale Allergie geheilt, vielmehr wird der Darmtrakt schwer belastet. Vitamine und Mineralstoffe kann man sich auch als Pulver, Tabletten oder Brausetabletten besorgen, wenigstens für den akuten Teil der Therapie.

9.4.4 Diät ohne Primärantigene

Diese Diät wurde bereits mehrfach erklärt. Es ist eine langfristig angewendete Grunddiät zur Wiederherstellung und Erhaltung der Darmschleimhaut und des dazu gehörenden Zottenapparates, vornehmlich im oberen Teil des Dünndarms. Als weiteres Ziel erleichtert sie den Aufbau oder die Erneuerung des ortsständigen Bakterienrasens. Beide, die Mucosa und der Bakterienbelag, ergeben ein voll funktionsfähiges Organ, das sowohl den digestiven, als auch den immunologischen Gegebenheiten entspricht.

Bei der Erstellung des Diätplanes sollte man zwei Perioden mit verschiedenen Zielen anführen.

Die **erste Periode** mit einer Dauer von 4–6 Wochen dient nur der Wiederherstellung der Mucosa und der Erholung des Patienten. Sie dient auch der „Begeisterung" für eine länger dauernde Karenz der Primärantigene. Das zunächst bestehende zeitliche Limit ist für den ersten Augenblick leichter zu ertragen. Doch wenn dann die nachfolgend genannten Verbesserungen eintreten, kann man leichter einer Verlängerung der Karenz zustimmen, zumal man schon weiß, wo die Speisen zu bekommen sind.

Beim Säugling und Kleinkind verbessern sich zunächst die Stühle (Normalisierung der Konsistenz, Frequenz 1–2-mal täglich, weniger Flatulenz). Das Abdomen wird kleiner und erscheint in Thoraxhöhe, die Nabelkoliken und übrigen abdominellen Koliken werden weniger. Der Schlaf und die nächtliche Ruhe kehren zurück, die Appetenz steigt und das Gewicht nähert sich dem altersgerechten Zustand.

Beim Großkind und Jugendlichen normalisieren sich ebenso die Stuhlfrequenz und -konsistenz, der Windabgang wird deutlich geringer. Hier zeigt sich die Wiederherstellung der Schleimhaut vor allem in der Lernwilligkeit und den Lernerfolgen, aber auch in weniger krankheitsbedingten Fehltagen in der Schule. Das Auswendiglernen fällt leichter und die besseren Noten machen Mut. Das hebt die psychische Stimmung.

Beim Erwachsenen kommt es zu einer deutlichen Verbesserung der Schlafprobleme, zu einer höheren Konzentrationsfähigkeit und zur Normalisierung

---

[69] Pirlet K. Zur Problematik der Vollwerternährung. Ist sie vernünftig? Kann sie auch schaden? In: Zeitschrift für Erfahrungsheilkunde 1992;5:345–356.

der Stuhlprobleme. Die Partner leben auf, weil sich die Mitleid heischende Psyche aufhellt und der geliebte Mensch wieder „der alte" ist.

Eines haben alle Patienten gemeinsam: Sie kommen am Ende dieser Zeitspanne lächelnd bis strahlend in die Sprechstunde, denn die weiteren Beschwerden (rheumatischer, asthmatischer oder ekzematöser Natur) sind deutlich weniger geworden. Natürlich gibt es Ausnahmen, die zwar die Diätvorschriften eingehalten haben, aber mental wegen der fehlenden viel geliebten häuslichen Bequemlichkeiten die Diät nicht annehmen oder nicht annehmen können. Das ist allerdings ein extrem kleiner Anteil (weniger als 5%). Hier gibt es ein bewährtes Rezept: Schreiben Sie alle kleinen und großen Beschwerden in die Krankengeschichte. Beim Wiedererscheinen fragen Sie nicht „Wie geht es Ihnen?" oder „Was hat sich gebessert?", sondern fangen Sie „unschuldig" an zu fragen, was denn diese oder jene Bewegung einer Extremität oder eines Gelenkes heute macht, wann heute das letzte Mal gekratzt wurde, wann die letzte asthmatische Attacke oder das letzte Halsweh bestand. Das fällt nicht auf und man kann am Ende sagen, wie viele Antworten positiv ausgefallen sind.

Die **zweite Periode** ist die langfristige Verordnung der Diät für Monate bis zu einem Jahr. Wichtig für diesen Abschnitt sind zunächst vierteljährliche und später halbjährliche Kontrollen. Natürlich kann man in dieser Periode einmal etwas Butter erlauben, um die Toleranzhöhe zu erfahren. Man sollte immer zuerst mit den Milchprodukten anfangen, nie mit den Eiern. Unter den Gemüsesorten ist die Zwiebel das letzte Antigen, das zugelassen wird.

9.4.5 Lebensmittelkunde für Allergiker

Unter den Betroffenen gibt es die weit verbreitete Angst, dass die Speisen für diese Diät ohne Primärantigene nur umständlich oder mit großem Aufwand zu kochen sind. Diese Angst ist unbegründet, weil man lediglich die Kuhmilch mit Schafs-, Ziegen- oder Sojamilch und das Hühnerei eben durch Puten-, Gänse-, Enten- und Wachteleier ersetzen muss. Allerdings sind diese Ersatzmaßnahmen frühestens zwei Wochen nach Beginn mit der reinen Diät möglich. Ein guter Rat ist, dass am Anfang nur die Speisen gekocht werden, die der Hausfrau machbar erscheinen und die ihrem Gusto entsprechen. Man muss sich im Handel über die möglichen Lebensmittel oder bei Bauern, die die gewünschte Spezies von Milchspendertieren in ihrem Stall halten, informieren.

Manchmal erscheinen die Zutaten für die Gerichte zu teuer, man muss jedoch bedenken, dass jede chronische Krankheit und die entsprechende Therapie ihren Preis hat.

Welche besonderen Regeln sind einzuhalten, wie bekommt man all die Kalorien, die Vitamine oder Spurenelemente in den Körper? Nun, das erfolgt wie bei normaler Kost eben auch. Die Kost kann aus dem gewohnten Frühstück bestehen, nur Kuhmilch wird eben durch andere Milchsorten ersetzt, das Müsli mit Tee, Frühstückskaffee oder Schafsjoghurt eingenommen. Das Mittagessen kann genauso gut aus einer Hauptspeise mit Salat und einem Dessert serviert werden. Beim Abendessen gibt es Brot mit Margarine und Käse von der Ziege oder dem Schaf. Ist die Familie an Süßes gewöhnt, gibt es eine große Anzahl an Rezepten für Torten und Kuchen (siehe S. 241).

9.4.6 Stoffe, die aus Aminosäuren entstehen und allergische Beschwerden fördern

Biogene Amine und ihre Derivate

Das ist eine Klasse von Stoffen, die durch Decarboxylierung von Aminosäuren entstehen und von großer physiologischer Bedeutung sind.

Die Decarboxylierung bedeutet eine Kohlendioxydabspaltung aus einer Karbonsäure bzw. ihren Salzen und damit Überführung in eine Verbindung mit nächst niedriger C-Atomzahl, die enzymatische Decarboxylierung erfolgt über die Decarboxylasen.

Die biogenen Amine gehen durch Decarboxylierung aus Aminosäuren hervor. Sowohl die Aminosäuren als auch die biogenen Amine sind zum Teil essenzielle Nahrungsbestandteile. Ein Fehlen kann chronische Krankheiten erzeugen. Es sollen nur einige wichtige angeführt[70] werden:

Phenylalanin und Tyrosin

Diese kommen vor allem in Sojabohnen, Mandeln, Erdnüssen, Weizenkeimen, Thunfisch, Forellen, Käse und Hühnerei vor. Der tägliche Bedarf beträgt 14 mg/kg Körpergewicht.

Sie besitzen Neurotransmitterfunktionen als Dopamin und Norepinephrin, und sind daher bei der Parkinson'schen Krankheit, evtl. auch bei der Multiplen Sklerose (MS) wichtige Therapiebestandteile. Sie beeinflussen Schlafstörungen und Migräne positiv.

Besonders wichtig ist die **Phenylketonurie** der Kinder, bei der beide Produkte ganz aus dem Speiseplan genommen werden müssen. Diesen Kindern fehlt ein Hormon, das in der Leber das Phenylalanin zu Tyrosin abbauen kann.

---

[70] Burgerstein 2002.

Ebenso sollte man bei **hyperaktiven Kindern** diese beiden Stoffe nicht verwenden, indem man keine Erdnüsse, Mandeln und Eier verfüttert. Die Sojamilch kann durch Ziegen- oder Schafsmilch ersetzt werden. Viele hyperaktiven Kinder werden alleine durch Weglassen der Primärantigene schon zu „normalen" Kindern, sodass dieses Leiden dann gar nicht mehr so große Bedeutung hat.

Histidin und Histamin

Das Histidin ist die Vorläufersubstanz für das Histamin. Beide kommen in höheren Dosen in Thunfisch, Schweinefleisch, Huhn, Sojabohnen, Linsen und Emmentaler Käse vor.

Histidin spielt eine Rolle bei der Synthese von Erythrozyten und unterstützt die Aktivität der Leukozyten. Von Interesse ist: Je niedriger der Histidinspiegel ist, umso höher sind die rheumatischen Gelenkbeschwerden.

In Zusammenhang mit den enteralen Allergien ist das Zusammenspiel zwischen Vitamin C und Histamin interessant. Vitamin C kontrolliert den Histaminspiegel im Blut und Körper. Ein unzureichender Vitamin-C-Status erhöht den Histaminspiegel im Blut und verschlimmert damit Allergien, Magengeschwüre und bestimmte psychische Erkrankungen.

Demnach benötigt der enterale Allergiker, besonders der ältere Mensch, täglich hohe Dosen von Vitamin C.

Cystein, Methionin, Taurin

Dies sind teilweise biogene Amine der Aminosäuren Tyrosin, Tryptophan und der Buttersäure und enthalten Schwefel. Sie sind wichtige Produzenten von Antioxydanzien und wichtige Teile im Kampf gegen Alterungsprozesse und chronische Krankheiten.

Sie kommen besonders in Muscheln, Austern, Thunfisch und Hammelfleisch vor.

Glutamin

Glutaminsäure kann in kleinen Mengen vom Körper gebildet werden, vornehmlich ist es im Huhn, Truthahn, Käse und Schinken enthalten.

Das Glutamin ist die wichtigste Aminosäure im Körper und wird vom Gehirn ohne Schwierigkeiten aufgenommen. Dort wird sie zur Gamma-Amino-Buttersäure umgebaut. Sie hat eine starke beruhigende Wirkung und ist ein wichtiges immunologisches Amin. Für die entzündlichen Darmzellen ist es ein bedeutendes Heilmittel. In Glutathion ist es ebenso ein wichtiges Antioxydans.

Acetylsalizylsäure-Präparate

Das sind Präparate mit einer analgetischen, antipyretischen, keratolytischen und antiphlogistischen Wirkung. Sie werden bei Rheuma, Schmerzen und Fieber, sowie zur Hemmung der Thrombozyten-Aggregation zur Prävention des Herzinfarktes verordnet. Vom Autor wurden diese Präparate noch bei keinem Patienten angeordnet. Man benötigt sie nicht. Das beste Mittel gegen die Entzündung ist das Immunglobulin A (IgA) und gegen die Thrombozyten-aggregation das Mucokehl®.

9.4.7 Wie hilft man dem allergischen Kind?
(Die Ernährung außer Haus, im Kindergarten, auf Reisen, bei Einladungen)

Wie verhält man sich als Eltern oder Betroffener auf Reisen, was können Mutter oder Vater dem Kind in den Kindergarten oder Hort mitgeben? – Diese Fragen werden sehr oft gestellt. Auch die Sorge um die soziale Ein- oder Ausgliederung des Kindes bei Schul- oder Geburtstagsfesten ist groß.

Hier gibt es aus Erfahrung gewisse Prinzipien, die einzuhalten sind (siehe auch S. 145).

1. Zuerst sollten die Eltern wissen, dass bei ihrem **Kind nur eine Allergie vorliegt und keine Krankheit.** Weiterhin sollten sie sich sicher fühlen, dass diese Diät nicht so schlimm ist wie etwa eine Diät für Diabetiker. Weiterhin weiß jeder Elternteil, dass bei seinem Kind über die Diät eine deutliche Verbesserung der mentalen und psychischen Sphäre eintritt und das Kind weniger hyperaktiv oder aufsässig sein wird.

2. Sehr wichtig ist, dass das allergische Kind nur die vom Therapeuten verordneten Verbote einhält. Meist werden in diese Verordnungen noch mütterliche Extrawünsche hineingeschmuggelt. Alles andere, wie Zucker, Bonbons, Obst oder Gemüse sind erlaubt und „daher nicht verboten" oder „müssen mehr gegessen" werden. Hier geht es nicht darum, was *man* verbietet oder doch *so* schlecht ist, hier geht es lediglich um die Gesundung der Darmschleimhaut. Es sollte daher nicht eigenen Vorstellungen nachgegeben und die Diätvorschriften noch um einiges erweitert werden. Diese angeordnete Diät genügt, denn sie ist eigentlich ein moderner „Gesundheitstrip".

3. Man darf kein Mitleid zulassen, das ist Unfug und bedeutet für die meisten Fragenden nur Abwechslung und Stillen ihrer Neugierde. Mitgefühl ist ganz anders und leiser. Die Eltern sollten ermuntert werden, dass sie es ganz leicht schaffen können und nur ein wenig Denkarbeit

leisten müssen, um die wenigen Umstellungen immer „im Hinterkopf" parat zu haben. Ich möchte ihnen als Vater solcher allergischer Kinder und als selbst Betroffener sagen: Man kann das leisten und meine Kinder haben keinen seelischen Schaden davongetragen! Für den Anfang gilt den Eltern mein ganzes Mitgefühl, mit der Zeit aber lernt man den Umgang mit der Diät und die Unsicherheit wird schwinden.

4. Sehr oft versteckt sich hinter solchen Sorgen die eigene Unsicherheit des jeweiligen Elternteils. Auch die Sorge, dass das Kind leiden könnte, wird artikuliert. Kein Darmleiden inklusive seiner von der Maskierung betroffenen Organe erzeugt wirkliche Schmerzen. Lediglich die Neurodermitis fällt durch ihre Juckattacken mit den nachfolgenden Kratzspuren auf. Das verleitet Eltern zu der irrigen Meinung, dass das Kind Schmerzen erleiden muss.

5. Den Eltern möchte ich raten, ein wenig mehr Selbstwertgefühl und Selbstvertrauen gegenüber der Umwelt zu entwickeln. Wenn jemand nach dem Grund der Diät fragt, kann man das kurz erklären und weitere Fragen mit der Antwort: „Das ist mein Problem und das des Kindes!" unterbinden.

6. Wenn man beim Stadtbummel Bekannte trifft und ein Café besucht, so trinkt das Kind ein stilles Mineralwasser, evtl. Apfelsaft oder eine Tasse Tee, und bestellt sich z.B. einen Apfelstrudel (wenn möglich ohne Nüsse) aus einem Blätterteig, jedoch ohne Schlagsahne (Obers). Der erwachsene Allergiker nimmt dasselbe. Ein Glas Wein kann ohne weiteres genehmigt werden. Wenn es möglich ist, ist der an Histamin ärmere Rotwein besser geeignet.

7. Ist man bei Bekannten zu einer Nachmittagsrunde eingeladen, dann wird man schon vorher bekannt geben, dass das Kind entweder seinen Kuchen mitbringt oder dass es z.B. Apfelstrudel aus Blätterteig bekommt und als Getränk stilles Mineralwasser oder Tee (natürlich mit Honig oder Zucker gesüßt).

8. Das Reisen ist nicht schwierig, denn im Restaurant der Bahn oder unterwegs erhält man immer Pommes frites oder Chips (sicher nicht die beste Kost, aber ein Sandwich bzw. Frankfurter oder Wiener Würstchen sind auch nicht besser). Es gibt auch eine klare Suppe mit einer Reiseinlage, Kartoffeln in Wasser gekocht und Salate mit einem italienischem oder griechischen (kein französisches!) Dressing. Fleisch – gekocht, gegrillt oder als Naturschnitzel – ist ebenso überall erhältlich. Beim Naturschnitzel wie bei gebratenem Fisch bitte aufpassen: es darf kein Mehl (oder Ei) auf dem Fleisch/Fisch sein. Andernfalls kann man keine Unterscheidung treffen, ob das Mehl oder das Ei die gelb

braune Farbe verursacht haben. Ein mögliches Dessert könnte aus einem Eis aus Früchten bestehen. Zitronen-Orangen-Pfirsich-Eis besteht meist nur aus Wassereis mit ein paar Tropfen Fruchtester. Ester sind keine Allergene. Denken Sie bitte an eventuelle nicht verträgliche Farbstoffe oder Zutaten.

9. Die Schul- und Geburtstagsfeste, sowie das Weihnachtsfest sind für Eltern ein Problem. Wer weiß, ob die Mutter der Freundin oder des Freundes, die Oma, die Patin oder die Tante sich an die Übereinkunft halten wird. Hier sollte lieber dem Kind vertraut werden, das ist klüger als man denkt. Es hat sicher schon Diätfehler „büßen" müssen und weiß, was das heißt. Im Übrigen finden Sie bei den Kopiervorlagen (siehe S. 241 ff.) Rezepte für Torten, Kuchen und Kekse, die sich bei einer großen Anzahl von Patienten sehr bewährt haben.[71] Die jugendlichen Allergiker nehmen einen Kuchen oder eine Torte einfach mit und bieten es ihren Mitschülern an. Damit stehen sie wenigstens einmal wegen der enteralen Allergie im Mittelpunkt, denn jedes Kind ist neugierig. Meist kommen am nächsten Tag die Mütter der miteingeladenen Freunde, um sich das Rezept zu holen, weil „der Kuchen so gut geschmeckt hat".

9.4.8 Fragen zu weiteren Verunreinigungen bzw. Allergien
(Verwurmung, Schimmelpilz, Schwefel, Lebensmittelzusatzstoffe)

So lange der Mensch eine gesunde Darmschleimhaut besitzt und eine dadurch bedingte gute Zusammenarbeit mit dem Mikrobenrasen gewährleistet ist, ist er weitgehend von Fehlbesiedlung, hervorgerufen durch mit dem Essen (Salaten, zu wenig gekochtem Fleisch von Enten, Gänsen und Fischen) eingeführte Parasiten, Würmer und Egel oder Escherichia salmonellae, bewahrt. Einige Punkte sprechen für diese Annahme:

- Das s-IgA schließt die Interzellularräume und keine Mikrobe oder Parasit kann die mittleren Teile der Darmbarriere erreichen. Weiterhin werden alle Fremdkeime durch das s-IgA markiert. Auch das erlaubt kein Eindringen in den Körper.

- Die mikrobielle Standortflora selbst lässt freiwillig keinen Fremdling an die „Futterkrippe" Dünndarm. Sie selbst wird die ortsfremden Keime eliminieren.

- Das alkalische Milieu im Duodenum ist den Fremdkeimen abträglich und der azide Bereich im Magen tötet diese ab.

---

[71] Werthmann K. Ernährungsumstellung für chronisch Kranke und Allergiker. CH-Kirchlindach: ebi; 1993.

Wenn also Kinder oder Erwachsene an einer **Wurmkrankheit** leiden, dann ist das in jedem Fall ein Zeichen einer Mucosa-Atrophie, bedingt durch eine Allergie. Therapeutisch muss man bei der Heilung der Darmschleimhaut und konsekutiv des Bakterienrasens ansetzen. Eine pH-Änderung bewirkt eine ausreichende Sekretion von s-IgA und das wirkt sich auch auf die Gallenblase und die Leber aus. Es kommt zum Abgang der Würmer, evtl. zur Zystenbildung mit Verkalkung der Egel in der Leber. Unter gesunden Verhältnissen können auch die Eier der Würmer nicht gedeihen.

Dasselbe darf man bei eventuellen **Schimmelpilz**-Verunreinigungen annehmen. Diese Pilze kommen bei normalen (gesunden) duodenalen Verhältnissen in ein Milieu, das für den Schimmelpilz keine Lebensfähigkeit garantiert. Der Abgang per vias naturales ist inbegriffen.

Ein Therapievorschlag bei Verwurmung bzw. Pilz-„Infektion", der natürlich in jedem Fall die Diät ohne die Primärantigene beinhaltet:

Erwachsene und Jugendliche
Stufe 1
Basenpulver oder Alkala N, 2-mal täglich in warmen Wasser und gleichzeitiger Beginn
Stufe 2
Exmykehl D_3-Zäpfchen, 1–2-mal täglich für 10 Tage, dann sollte man nach dieser Zeit auf
Stufe 3
Sankombi D5-Tropfen für weitere 10 Tage übergehen.

Kleinkinder (2–7 Jahre)
Stufe 1
Minimale Mengen Basenpulver oder $1/4$ Kaffeelöffel von Alkala N in einem Glas warmem Wasser mit 2 Tropfen eines Himbeer-Esters.
Stufe 2
Zusätzlich Fortakehl D5-Tropfen 2-mal täglich. 2–5 Tropfen in den Mund, nach 10 Tagen sollte man auf das Medikament
Stufe 3
Sankombi D5 wechseln und 2-mal täglich 10 Tropfen pur verabreichen. Statt Sankombi kann auch Symbioflor I verwendet werden.

So genannte Antimykotika finden sich in Spuren in jedem normalen Essen, im Brot, im Fleisch und vielleicht sogar im Gemüse. Natürlich ist das verboten, doch diesen Minidosen kann man sich auch bei Normalkost nicht entziehen.

Eine **Infektion mit Escherichia salmonellae** bedeutet immer Durchfall, manchmal begleitet von großem Wasserverlust und nachfolgendem Salzmangel. So lange die Darmschleimhaut intakt ist, das heißt, der Allergiker seine verordnete Diät einhält, wird wenig passieren. Die Mucosa enteralis und der Mikrobenbelag drängen diese Erreger in Richtung Darmausgang. Sobald allerdings die Diät nicht ernst genommen wird, erhalten diese Erreger und alle anderen Fremdstoffe Zugang zu den internen Schichten. Damit werden körperliche Immuneinrichtungen aktiv und klinisch bricht das übliche Krankheitsbild aus.

Lamblien: Nach Sickinger[72] ist die Lambliasis des Dünndarms oft die Folge einer anderen Krankheit, deren Symptome im Vordergrund stehen. Die Parasiten liegen im Dünndarmlumen und auf den Dünndarmepithelien der Mikrovilli und erzeugen eine Malabsorption. Das wäre unter normalen Umständen nicht möglich und es beweist, dass die Schleimhautzerstörung mit der Malabsorption bereits vorher bestand. Das Vorgehen ist dasselbe wie bei der Infestation (Verwurmung).

Schwefel und andere Allergie-Auslöser: Für die Organismen ist der Schwefel lebensnotwendig. Auch der Mensch benötigt den Schwefel. Er ist in den schwefelhaltigen Aminosäuren bzw. biogenen Aminen, Taurin, Cystein und Methionin und somit in allen Proteinen vorhanden. Er kommt allerdings auch als Thiamin und Biotin in Penizillin und Cephalosporin vor.

Schwefelreiche, mesenchymale Schleimsubstanzen, wie die Aminozucker, Hyaluronsäuren und die Hexosamine verursachen eine schleimige Aufweichung des Mesenchyms wie bei den Myogelosen und der Adipositas oder sie bilden Einlagerungen von Schleimsubstanzen in die Sehnen, Bänder, Knorpel und Faszien und sind damit die Basis für eine rheumatische Arthritis, für Arthrosen und Osteochondrosen. Solche Stoffwechselprodukte werden Sutoxine (Schweinegifte) genannt und die erwähnten Krankheiten werden vor allem durch den Genuss von Schweinefleisch begünstigt.

Manche Weinbauern spritzen ihre Kulturen mit schwefelhaltigen Verbindungen, die teilweise durch den Regen abgewaschen werden und teils über Carrier-Systeme in die Trauben gelangen. Das heißt, solche schwefelhaltigen Getränke (Most, Wein) sind nicht im Speiseplan enthalten und haben nichts mit der Diät zu tun. Sehr oft weiß man gar nicht, dass es Konservierungsstoffe auf Sulfitbasis gibt, die in Frischprodukten, Dörrobst, Salaten, Kartoffeln und Wein vorkommen. Die dadurch vielleicht verursachte Migräne ist keine Allergie, eher eine toxische, durch fehlenden oder mangelnden Abbau des Agens bedingte Störung. Natürlich ist es möglich, dass die Anwesenheit

---

[72] Sickinger K. Klinik und Therapie der Assimilationsstörungen im Dünndarm. In: Wissenschaftliche Berichte Nr. 6/Merck.

solcher Konservierungsstoffe die Reaktionsbereitschaft der Mucosa enteralis oder des die Maskierung tragenden Organs erhöhen wird. Kindernahrung ist frei davon.

Weitere häufige Auslöser von Überempfindlichkeiten sind **Lebensmittelfarbstoffe und sonstige Zusatzstoffe:**

- Konservierungsstoffe auf Sulfitbasis,
- Natriumglutamat,
- Salze der Benzoesäure,
- Tatrazin (= gelber Farbstoff),
- Vanillin.

Die Lebensmittelzusätze können ähnliche Symptome wie Lebensmittelallergien erzeugen. Werden Lebensmittel mit Zusätzen als mögliche Allergene angegeben, muss man immer zuerst den Speisenteil testen, der den Gedanken an eine Überempfindlichkeit nahe gelegt hat. Wenn sich kein positives Ergebnis einstellt, sind auch die Zusätze zu testen. Nochmals: Eine Testung der primären Allergene ist in jedem Fall inkludiert.

Tab. 15: Symptome bei Lebensmittel**zusatz**-Überempfindlichkeit.

Beschwerden	Krankheiten
Bauchschmerzen, Koliken, Blähungen Magengeschwüre, Durchfall Brennende, wässrige Augen, rote Bindehautentzündung Blutstauung nasal, Stirnhöhlen- und Innenohrprobleme Schwellung- und Flüssigkeitsretention Wiederholte Erkältungen	Akne Arthritis, Gelenkbeschwerden Asthma und Lungenbeschwerden Geschwüre Hyperaktivität Erschöpfung Gedächtnis- und Konzentrationsprobleme

Aus der Tabelle 15 ersehen Sie, dass die Beschwerden relativ indifferent sind und großteils auch den enteralen Maskierungsbeschwerden zugeordnet werden können. Sie sind ein Konglomerat und nicht immer so typisch, dass man die Allergie gegen Zusatzstoffe erkennen kann. Diese Extratestung wurde in der Praxis sehr selten wahrgenommen, da meist über die Karenz der Primärantigene auch keine Beschwerden über Zusätze mehr zu beobachten waren. Diese Tabelle wurde der Vollständigkeit halber angeführt.

Enzyme, früher Fermente genannt, bewerkstelligen als Biokatalysatoren chemische Reaktionen und bleiben in ihrem energetischen Gleichgewicht. Bei mehreren gleichzeitig oder nacheinander ablaufenden enzymatischen Reaktionsschritten kommt es jedoch durch die ständige Entfernung eines Reaktionspartners zu einem vom chemischen Gleichgewichtszustand abweichenden Fließgleichgewicht. Es gibt verschiedene Enzymgruppen, wie die

Dehydrogenasen, Transferasen usw., aber auch wichtige, im Pankreassaft vorkommende Enzyme zur Verdauung einzelner Speisenteile. Alle im Körper vorhandenen Enzyme sind lebensnotwendig.

Natürlich werden bei der alkoholischen Produktion (Most, Wein) Enzyme eingesetzt. Anders ist das frühe Angebot nach der Lese von einem „Heurigenwein" oder „Süßmost" nicht zu verstehen. Die Gärung kann enzymatisch verstärkt oder unterdrückt werden. Solche Weine sind sicher kein geeignetes Getränk für einen Allergiker.

9.4.9 Welche Medikamente sind bei Allergien erlaubt?

Diesbezügliche Fragen werden sehr oft gestellt und die Antwort muss differenziert ausfallen. Prinzipiell sollte man nicht aus ideologischen Gründen alles und jedes umstellen. Es gibt immer bestimmte Problemstellungen, jedoch müssen zwei Möglichkeiten genau besprochen werden:

Umstellung von Medikamenten

Der Patient kommt mit einer antiallergischen herkömmlichen medikamentösen Behandlung (Einstellung) und möchte nun eine holistische Therapie.

Bitte ändern Sie nicht prinzipiell sofort die Therapie, sondern studieren sie zunächst die vom Vorgänger verordneten Medikamentengruppen. Das ist überaus wichtig. Im Zusammenhang mit der Anamnese und dem Befindensbefund lässt sich aus dem Ergebnis das weitere Procedere festlegen: Was lässt sich leichter absetzen bzw. ergänzen? Was muss man langsam ausschleichen lassen?

Immer wieder glauben Therapeuten, dass das Kortison das schlechteste Heilmittel der Medizin ist. Es hat seinen Stellenwert, z.B. in der antientzündlichen oder suppressiven Therapie. Die Allergie ist eine Entzündung. Als Nachbehandler des allopathischen Kollegen weiß man als Therapeut nicht, wie stark einschränkend oder lebensbedrohend die allergischen Symptome bei dem Patienten waren. Solche Zusätze von Kortison können auch durch eine Senkniere bedingt sein und verlangen eine langjährige minimale Substitution des Glukokortikoids oder besser eine osteopathische Therapie. Das heißt, ein guter Osteopath ist imstande, die Senkniere zurück in ihre alte physiologische Stellung zu bringen und damit die Probleme mit der Nebenniere zu lösen. Mehrmalige Sitzungen sind nötig.

Eines ist allerdings sicher: Die Nebenniere arbeitet bei der Verabreichung von Kortison um einiges weniger. Setzt man das vom Vorgänger verschriebene Medikament plötzlich und ganz ab, kann die Nebenniere nicht sofort die erforderliche Menge produzieren. Das hat negative Konsequenzen und kann mitunter für den Allergiker gefährlich werden.

Das gilt auch für alle weiteren Therapeutika. Bei einer Absetzung bitte darauf achten: Entweder wird die Ursache völlig ausgeheilt und es sind keine negativen Konsequenzen zu erwarten, oder das neu verordnete alternative Medikament kann das alte in jeder Hinsicht ersetzen. Erst nach dem Erreichen eines effektiven Wirkspiegels darf das alte Medikament stufenweise reduziert werden.

Manchmal muss man auch simultan therapieren, nämlich mit chemischer Therapie und holistischer Behandlung. Das ist z. B. sehr häufig bei der chronischen Colitis ulcerosa oder beim Heuschnupfen notwendig. Gerade beim Heuschnupfen werden hohe Dosen eines Antihistaminikums verordnet. Lässt man das kurzfristig auslaufen und beginnt nicht zur selben Zeit mit einem alternativen Präparat, kann man beängstigende Verschlimmerungen erreichen. Wichtiges Ziel ist in jedem Fall die Gesundheit des Patienten. Deshalb darf man auch die Gruppenallergien gegen Medikamente nicht außer Acht lassen.

Allergien auf Medikamente

Meist äußern sich diese als juckende Hauterscheinungen, Durchfälle oder Schwellungen der Nasenschleimhaut.

Mitunter erleidet der Patient eine asthmatische Bronchitis. Der Patient leidet an einer Allergie, die sich in einer Sensibilisierung gegen eine chemisch definierte „Gruppe" des Medikamentes äußert. Denken Sie an die Gruppe der so genannten Parastoffe.

Diese Gruppe ist auch bei anderen pharmakodynamisch recht unterschiedlichen Arzneistoffen vorhanden. Der Begriff der Gruppenallergie beinhaltet, dass sich eine polyvalent erscheinende Allergie auf eine Sensibilisierung gegen chemisch verwandte Substanzen zurückführen lässt, wobei das primär sensibilisierende Allergen mit dem sekundär die allergischen Erscheinungen auslösenden Allergen immunchemisch verwandt ist (Schopf[73]). Man kann das auch so ausdrücken: Die verschiedenen Medikamente haben in ihrer Struktur einen kleinen gemeinsamen Teil.

Parastoffe werden häufig in der Medizin eingesetzt. Das sind Verbindungen mit einem gemeinsamen Strukturmerkmal, das am Benzolring eine paraständig substituierte Aminogruppe besitzt. Parastoffe im weiteren Sinne besitzen am Benzolring eine paraständig substituierte -OH oder -N$_2$O-Gruppe. Das

---

[73] Schopf E. Gruppenallergie bei Arzneimitteln. In: Werner/Ruppert 1979.

immunchemisch Gemeinsame an diesen verschiedenen aromatischen Verbindungen ist, dass sie durch Oxydation zu Substanzen mit Chinoncharakter metabolisiert werden. Chinone sind Stoffe, die durch Oxydation aus Benzolderivaten hervorgehen und Verbindungen mit zwei Ketogruppen darstellen. Sehr bekannte Medikamente sind das Ubichinon und das Phyllochinon (Vitamin K). Ist ein Mensch vor Jahren gegen ein Sulfonamid sensibilisiert worden, kann er ohne weiteres gegen das an sich harmlose Procain allergisch reagieren. Die Folge ist, dass man dann nachfragen muss, ob Medikamente mit ähnlichen Gruppen schon einmal verordnet wurden. Nachfolgend sind einige bekannte Medikamente aufgelistet, die man häufig beim Arzt verschrieben bekommt, und die auch Kinder und Jugendliche erhalten.

Wichtige Medikamente mit paraständiger Aminogruppe	
Benzocain (Anästhesin)	in Hämorrhoidensalbe, Lutschtabletten bei Angina
p-Amino-Benzoesäure	
Procain	in Lichtschutzsalben
Sulfonamide	in Neuraltherapie, Anästhetikum
Aber auch: p-Toluylendiamin	in Chemotherapie, antibakt. Salben/ Puder
	in Haarfarben, Pelzfarben

Wie breit das Spektrum der Parastoffe gefächert ist, sieht man im folgenden Textkasten. Selbst Kosmetika, Antidiabetika oder Konservierungsmittel finden sich in der Gruppe der Parastoffe.

Substanzgruppen so genannter Parastoffe

- Lokalanästhetika (Benzocain)
- Chemotherapeutika (Sulfonamide)
- Orale Antidiabetika (Carbutamid)
- Diuretika (Furosemid)
- Tuberkulostatika (PAS)
- Konservierungsstoffe (Nipaester)
- Lichtschutzmittel (p-Aminobenzoesäure)
- Gummi-Inhaltsstoffe (Derivate von p-Phenylendiamin)
- Farbstoffe (p-Phenylendiamin)
- Filmentwickler (Hydrochinon)

Wie hilft man sich gegen Gruppenallergene bzw. Gruppenallergien?
Im Akutfall nimmt man zunächst Natrium bicarbonicum (Speisesoda oder Basenpulver, Alkala N®oder Alkala T®): 2-mal täglich einen Kaffeelöffel in warmem Wasser oder 2-mal täglich 1/2 bis 1 Tablette und beginnt mit der Karenz der Primärantigene. Solche Medikamente dienen vornehmlich dem akuten Anfall.

Prinzipiell darf man isopathische oder homöopathische Medikamente alleine oder gemeinsam zuführen. Man muss nur bei Globuli aufpassen, da diese Laktose (Milchzucker) beinhalten und mancher Allergiker dieses wegen der fehlenden Laktase nicht abbauen kann. In Akutfällen wird man immer wieder einmal genötigt sein, auch ein allopathisches Medikament einzusetzen. Bitte dieses nur so lange wie nötig und so kurz wie möglich einsetzen.

Ein Problem für Jugendliche und Erwachsene können **Amalgamplomben** sein, denn sie können sowohl Ursache als auch Verstärker für einzelne Beschwerden darstellen (siehe Übersicht S. 131). Sie sind ein Teil der Parastoffe. Bei Kindern lassen sich diese Plomben durch Zement oder Kunststoff ersetzen. Der Zahnarzt wird von Zement abraten, da dieser nicht fest genug ist um Jahre zu halten; man sollte jedoch darauf bestehen und diesen Zement nach Bedarf wieder erneuern lassen. Das bringt für das Immunsystem eine Erleichterung. Nach ein bis zwei Jahren kann man sich eine dauerhafte Lösung überlegen. Wenn das nicht möglich ist, nimmt man Spirulina oder Chlorella ein. Das sind Algen, die wie Candida die Schwermetalle aufsaugen und damit das Bindegewebe vor allem im Nervengewebe vom abgelegten Amalgam entsorgen.

9.5 Stärkung des Immunsystems

Der Begriff „Stärkung des Immunsystems" ist ein Missnorma, eigentlich müsste es heißen „**Stärkung der Darmschleimhaut**".

Für eine medikamentöse Unterstützung der Mucosa enteralis (oder der Nasenschleimhaut) haben sich folgende Präparate bewährt:

- Ameisensäure   = Acidum formicicum (generell)
- Zwiebel homöopathisiert = Allium cepa (bei Heuschnupfen)
- Ungesättigte Fettsäuren = Omega-FS (z. B. Lipiscor®)
- Natriumbikarbonat   = Speisesoda als Badezusatz
                          (1–2 KL für 10 Min. auch bei Neurodermitis, juckenden Ekzemen)

Leider ist in jedem Buch über Allergien von der Stärkung des Immunsystems die Rede und jeder Autor meint, es besser zu wissen. An dieser Stelle soll Folgendes endlich einmal richtiggestellt werden: *Kein Mensch, der an einer enteralen Allergie leidet, benötigt eine Stärkung der Abwehr.* Eine Allergie ist eine überschießende Reaktion der Immunzelle gegen das Antigen – eine Abwehr von Giften, also eine starke Reaktion. Diese überschießende Form der Immunantwort entsteht immer zuerst im intestinalen Bereich, durch ein Zuviel an Energie und sollte eigentlich eher beruhigt werden.

Inzwischen ist bekannt, dass eine positive Lebenseinstellung und ein angemessener Umfang von „positivem" Stress förderlich für die Gesundheit sind. Diese Erkenntnis ist an sich schon sehr alt und wurde bereits von den Griechen propagiert. Wie schon weiter vorne angedeutet, verbirgt sich hinter der von ihnen entwickelten Denkrichtung „Diaita" ein ganzes Lebenskonzept. „Diaita" könnte man übersetzen mit: *Umstellung* in der Einstellung. Diese Umstellung der Lebensweise durchzieht alle Bereiche des Lebens, natürlich auch dem Darm gegenüber. Im Hinblick auf enterale Allergien bedeutet dies unter anderem: weniger Stress, weniger Hektik, etwas mehr positives Gemüt aufbringen und nicht unbewusst im Mittelpunkt stehen wollen.

Auch wenn die Kostumstellung und Karenz der Antigene erfolgt, tritt leider nicht immer der gewünschte Erfolg ein. Das betroffene Kind wird dann zwar von jedem bemitleidet, aber sein Leiden wird dadurch auch nicht besser. Hilfreicher ist es, den Patienteneltern, ganz im Sinne der Diaita, zu raten:

- Lenken Sie sich oder das Kind ab, gehen Sie zum Sport oder zum Baden oder spielen Sie Karten.
- Geben Sie dem Kind das Gefühl, dass es ein normaler Mitbürger oder ein normales Familienmitglied ist.
- Essen Sie bewusster, weniger hektisch und vor allem lassen Sie den Verdauungsvorgängen Zeit. Bitte niemals zur selben Zeit Fernsehen oder Zeitung lesen!

Gerade bei den psychischen Formen der enteralen Allergien haben Eltern oft Ängste hinsichtlich der schulischen Leistungen ihrer Kinder. Allergiker sind intelligente Menschen, besonders die Kinder, und sie durchschauen die heimlichen Ängste der Eltern. Damit wird der Druck auf die Kinder nur verstärkt. Sie sollten bedenken: Auch Intelligenz ist kein Garant für gute Noten … und trotz der (manchmal) mäßigen Noten schaffen Allergiker die Schule.

Der Autor selbst war vor über fünf Jahrzehnten ein starker enteraler Allergiker, der aus heutiger Sicht nur insuffiziente Therapien erhielt. Eine Diät oder das Denken an die enterale Ursache war zu jener Zeit überhaupt nicht angesagt. Aus diesem damaligen „faulen" Buben, der die ganze Nacht mit zwei Taschentüchern seine fließende Nase zubinden musste, mit eitrigen Ohren zur Schule ging und mit offenem Mund schlafen musste, ist auch etwas geworden.

Das sollte allen, Jung und Alt, nicht nur ein Trost sein, sondern Mut geben, dieses Leiden an der „Wurzel Darmschleimhaut" zu packen und dadurch gesünder zu werden.

> Die wichtigste Hilfe, die stärkste Waffe gegen Allergien
> (und chronische Krankheiten) ist immer die
> **Diät ohne die Primärantigene.**

3. Teil
Kopiervorlagen

Auf den folgenden Seiten hat der Autor einige Kopiervorlagen zusammengestellt, die sich in seiner jahrelangen Praxis überaus bewährt haben. Sie können diese Seiten bei Bedarf kopieren und sie den Eltern Ihrer Patienten als Anregung oder Anleitung mit nach Hause geben.

Im Einzelnen handelt es sich hierbei um:

- Diätanleitung Primärantigene und Sekundärantigene
- Fragen wegen der Maskierung der Allergie
- Maskierung der Allergie bei Kindern
- Maskierung der Allergie bei Erwachsenen
- Vorschlag eines Speisenplans für ein Kleinkind (3–6 Jahre) für 14 Tage
- Ernährungstagebuch
- Einfache Diätrezepte für den Anfang – Suppen und Eintöpfe
- Diätrezepte für Salate, Rohkost, Gemüse
- Diätrezepte für Fisch und Fleisch
- Diätrezepte für Kartoffelgerichte
- Diätrezepte mit Getreide (Hirse, Buchweizen, Reis, Gerste)
- Diätrezepte mit Nudeln, Kartoffeln, Spätzle, Polenta
- Diätrezepte für warme Süßspeisen
- Diätrezepte mit Tofu/Sojamilch
- Kekse und Torten
- Nützliche Hinweise auf geeignete Nahrungsmittel

Die Rezepte stammen aus dem Werk des Autors: Ernährungsumstellung für chronisch Kranke und Allergiker – Kochrezepte.
Nachdruck mit freundlicher Genehmigung des ebi-Verlages, CH-Kirchlindach

10 Diätanleitung
Primärantigene und Sekundärantigene: Vorkommen und Ersatzmöglichkeiten

Verboten sind folgende Speisen:	Erlaubt bzw. Ersatznahrung
Primärantigene	Gegen folgende Speisen sind nur minimale Allergien bekannt:
Kuhmilch und ihre Produkte wie: Butter, Quark (Topfen), Molke, Käse, Schokolade, herkömmliche Margarine, französisches Salatdressing	**Ersatz für Kuhmilch** *Säuglinge*: adaptierte Ersatzmilchen wie Sojamilch: Milupa SOM (und Brei) Humana SL (und Brei) Galactina Mammina (und Brei) Reismilch
Hühnerei und seine Produkte wie: Kuchen, Torten, Knödel, Paniertes, Mayonnaise, Pfannkuchen (Palatschinken), Löffelbiskuits (Biskotten), chinesische Frühlingsrollen, Eierteigwaren, Kekse	*Ältere Kinder/Erwachsene* **Sojamilch** und Produkte: Sojadrink, Sojadessert Sojadream (Schlagsahne), Sojacream (Sauerrahm)
Sekundärantigene	**Ziegenmilch** und Produkte (immer $1/2$ Milch, $1/2$ Wasser) Ziegenjoghurt, -Butter, -Käse, -Quark (Topfen)
Nüssemix: Haselnüsse, Walnüsse, Nutella, Nuss-Müsliriegel	**Schafsmilch** und Produkte (immer $1/2$ Milch, $1/2$ Wasser) Schafsjoghurt, -Butter, -Käse, -Quark (Topfen)
Andere Antigene:	**Kuhmilchfreie Margarine:** ALSAN-S 250 g, VITASIEG 500 g, VITAZELL 250 g, SANOMIO 500 g, DIE GUTE EDEN 500 g
Weglassen bei Zellulose-Abbaustörung Grobkörnige Vollkornbrote, Kerne (Sonnenblumenkerne) Frisch-Obst, Frisch-Gemüse, Trocken-Obst, Rohkost-Salate	**Ersatz für Hühnerei und Bindemittel** Ersatzeier: Puten-, Wachtel-, Gänse-, Enteneier Bindemittel: Pfeilwurzmehl, Mondamin/Maizena Teigwaren: Original italienische Teigwaren, Hartweizengrießnudeln
Weglassen bei Heu- und Dauerschnupfen: Zwiebel in jeder Form, Suppenwürfel, Knoblauch, Schnittlauch, Lauchgemüse, Senf, Ketchup	**Evtl. Ersatz für Sekundärantigene** **Ersatz für Nüssemix/Zellulose** Cashew-Nüsse, Mandeln, *gekochtes* Obst, *gekochtes* Gemüse *gekochte* Salate, *gegrillte* Bananen

Buchempfehlung: Werthmann K. Ziegen- und Schafsmilch, Hilfsmittel im Heilungsprozess. CH-Kirchlindach. Ebi verlag; 1996.

11 Fragen zur Maskierung der Allergie

Maskierung	**Fragen** nach versteckten Hinweisen auf eine Intestinale Allergie (Mucosa-Atrophie)	Ja oder Nein
Darm	Diarrhoe, Verstopfung; zeitweilige, teils unklare anfallsartige Blinddarm-Beschwerden Abdominelle Koliken, Nabelkoliken, „Bauchweh", Dreimonats-, Viermonatskoliken	
Nasen und Nebenhöhlen	Niesanfälle, Dauerschnupfen (unabhängig von der Jahreszeit), verstopfte Nase, Mundatmer, ▶ lymphatisches Kind	
Rachen-, Gaumenmandeln	Geschwollen ▶ Zunge wird nach vorne gedrückt ▶ Kreuzbiss der Zähne (Zahnkorrektur) Kitzeln an der Rachenhinterwand Kitzeln an der Wangenschleimhaut	
Ohren	Rezidivierende Entzündungen, Eiterungen	
Lungen, Atemwege	Chronischer Husten, Asthmoide Bronchitis, Asthma	
Haut	Neurodermitis, Ekzeme, Juckreiz	
Gelenke	Entzündungen, Schmerzen, bei Kindern vorwiegend Hüft- und Kniegelenk	
Zentralnervensystem	Restless legs, Rastlosigkeit, quengeliges Verhalten	
Lymphorgane	Vergrößerung der Tonsillen und adenoiden Vegetationen ▶ Nasenatmung behindert (Angst) Otitis usw. Lymphadenitis chronica (Rezidive) colli	

12 Maskierung der Allergie bei Kindern – Fragen nach Beschwerden

Pädiatrische Anamnese-Erhebung für allergische Kinder	Ja oder Nein
1. Wie lange wurde das Kind *voll* gestillt, wann war die erste Beifütterung?	
2. War von Anfang an nur Teilstillen möglich?	
3. Was erhielt das Kind in der Zeit des Milcheinschießens?	
4. Wann erhielt das Kind die erste Baby- oder Kindermilch, welche Marke, wann wurden zum ersten Mal Löffelbiskuits (Biskotten) bzw. Eierspeisen oder generell Speisen mit versteckten Eiern bzw. Kuhmilch gefüttert?	
5. Wann zeigte das Kind zum ersten Mal Probleme mit der Haut, mit den Atemwegen oder mit dem Stuhl?	
6. Wie oft hat das Kind pro Tag Stuhl, welche Konsistenz und Farbe bzw. welchen Geruch hat der Stuhl?	
7. Wie oft pro Monat, evtl. pro Jahr, hat das Kind Infekte (Ohren, Nase, Bronchitis)?	
8. Schreit es häufig, tagsüber oder nachts? Hat es Blähungen?	
9. Wie ist der Appetit, liebt es Speisen besonders gerne?	
10. Zeigt es eine Unruhe, wann? Haben Sie einen Zusammenhang von „Restlessness" mit bestimmten Speisen bemerkt?	
11. Gibt es Geschwister, die eine Allergie haben, an Haut- oder Atembeschwerden, Heu- oder Pollenschnupfen leiden?	
12. Ältere Kinder ab 4. Lebensjahr: Wie oft verwendet der Patient am Tag das Taschentuch? Leidet das Kind oft an Schnupfen?	
13. Gibt es in einer oder beiden Ursprungsfamilien Allergiker, gibt es Magengeschwüre, Hautprobleme, Gelenkprobleme?	

13 Maskierung der Allergie bei Erwachsenen – Fragen nach Beschwerden

Psychische Beschwerden		Ja/Nein
1. Beschwerden	1. Haben Sie Heißhunger auf bestimmte Speisen oder lehnen Sie eine Speise dauernd ab?	
2. Symptome der Maskierung	2. Erlebten Sie in letzter Zeit Wesensveränderungen, depressive Verstimmung, Hochstimmung?	
	3. Hatten Sie oder haben Sie Angstzustände, Euphorie, Jähzornanfälle	
	4. Sind Sie leicht verstimmt bzw. schnell beleidigt?	
	5. Bei jeder Frage: Wie lange oder seit *wann*?	
Mentale Beschwerden		
1. Beschwerden	6. Haben Sie Schwierigkeiten mit dem Schlaf (Ein- oder Durchschlafen)?	
2. Symptome der Maskierung	7. Haben Sie Konzentrations- und Gedächtnisprobleme?	
	8. Haben Sie Wortfindungsstörungen? Eventuelles Stottern?	
	9. Bei jeder Frage: Wie lange oder seit *wann*?	
Vegetative Beschwerden		
1. Beschwerden	10. Schwitzen Sie vermehrt?	
2. Symptome der Maskierung	11. Verspüren Sie Schwere in den Beinen, Gänsehaut, Frösteln, Kribbeln, besonders an den Füßen oder auf der Kopfhaut?	
Körperliche Beschwerden		
1. Beschwerden	12. Haben Sie Darmprobleme, Obstipation, Diarrhoe, Flatulenz, Meteorismus?	
2. Symptome der Maskierung	13. Schwitzen Sie stärker?	
	14. Haben Sie Magenprobleme, rheumatische Beschwerden?	
	15. Bei jeder Frage: Wie lange oder seit *wann*?	

14 Vorschlag eines Speisenplans für ein Kleinkind (3–6 Jahre) für 14 Tage

Frühstück
Jeweils wahlweise ein Müsli mit Honig, Brot mit Marmelade, Konfitüre oder Honig, Aufstriche (Tartex) und milchfreie Margarine, mit Puten-, Truthahnwurst, Rinderwurst, Obst, Sojamilch (evtl. adaptierte Sojamilch), Schafsjoghurt, Sojamilch (Rezept Sojamilch 2)

1. Tag	Mittag	Kresse-, Tomaten-, Gurkensalat, Brokkoli oder Blumenkohl mit Vollkornbrösel/Vollkornpaniermehl, Petersilienkartoffel
	Abend	Apfelspätzle, Getränk
2. Tag	Mittag	Gemischter Salat, Kartoffellaibchen/Kartoffelbällchen im Ofen gebacken, Letscho oder Cremelauch
	Abend	Vollkorntoast mit Radieschen
3. Tag	Mittag	Gemüsebrühe, Kartoffelgulasch
	Abend	Hirsebrei mit Apfelschaum
4. Tag	Mittag	Wiener Schnitzel, Grüner Salat
	Abend	Gersteneintopf
5. Tag	Mittag	Überbackene Marillen
	Abend	Kartoffelsuppe
6. Tag	Mittag	Karottensalat, Blattsalat
	Abend	Tomaten mit Schafskäse und Basilikum, Kartoffeln in der Schale
7. Tag	Mittag	Salat, Heidenknödel, Champignonsauce
	Abend	Aprikosenknödel
8. Tag	Mittag	Bunter Kartoffelsalat, Gegrillter Tofu, Kartoffelschnee
	Abend	Gefüllte Baguettes
9. Tag	Mittag	Pizza mit Gemüse (z. B. Tomaten und Zucchini)
	Abend	Kartoffelsuppe
10. Tag	Mittag	Gemischter Salat, Tofu-Pilz-Ragout
	Abend	Reisauflauf
11. Tag	Mittag	Zucchini-Cremesuppe, Obstknödel
	Abend	Reisauflauf
12. Tag	Mittag	Kaiserschmarren
	Abend	Tomatenfächer, Kartoffeln in der Schale
13. Tag	Mittag	Röstkartoffeln, Rote Grütze
	Abend	Hirsebrei mit Apfelschaum
14. Tag	Mittag	Apfelstrudel
	Abend	Tofu-Liptauer-Aufstrich, Brot oder Pellkartoffeln

15 Ernährungstagebuch

Bitte zunächst mit dem behandelnden Therapeuten Kontakt aufnehmen, vielleicht sind Änderungen bezüglich der speziellen Symptome notwendig. Das Ernährungstagebuch sollte bei Beginn der Suchdiät und vor allem bei der Belastung der Suchdiät geführt werden. Es ist aber auch sinnvoll, wenn man 2 Wochen vor dem Besuch des Allergie-Therapeuten einfach ein solches Tagebuch zwecks Information des Therapeuten führt. Manchmal kann er neben der Anamnese auch daraus schon seine Schlüsse ziehen.

Das Ernährungstagebuch gilt für jedes Alter, jede Berufsgruppe und natürlich besonders für Kinder.

Die Fragen nach dem, was hat das Kind gegessen oder getrunken hat, beantworten Sie nicht aufgeschlüsselt nach Frühstück, Mittagessen und Abendessen, sondern tragen Sie zwanglos einfach ein, was es an diesem Tag gegessen bzw. getrunken hat. Auch die Menge der Speisen und Getränke einfach nur lose eintragen, zusammengezählt wird später.

Datum	Was wird gegessen, getrunken? Morgens, mittags, abends, evtl. Zwischenmahlzeit? Wie viele Flaschen?	Fern-Wirkungen des Darms (Haut, Nase, Lunge usw.) Schlechter? Gebessert?	Stuhl: Zahl, Konsistenz

16 Rezepte für Ihre Patienten

16.1 Einfache Diätrezepte für den Anfang – Suppen und Eintöpfe

Suppen

Gehen Sie mit (Fleisch-)Suppenwürfeln sparsam um, verwenden Sie lieber Gewürze. Ein Suppenwürfel enthält die Harnsäuremenge von 700 g Fleisch!

Gemüsebrühe (Kuhmilchallergie, Zöliakie, Getreideallergie)

Zutaten (ergibt 1,5 l):
Bis zu 1 kg Gemüse, 1,75 l Wasser, 1 Bund Suppengrün oder Lorbeerblatt, Petersilienstängel und Thymiansstängel (nach Belieben)

Zubereitung:
Das Gemüse waschen und klein schneiden, in einen großen Topf geben und mit dem Wasser bedecken. Zum Kochen bringen, die Kräuter (evtl. Pfefferkörner) zugeben, zudecken und 15 Minuten kochen lassen. Den Topf vom Herd nehmen, die Brühe abseihen und das Gemüse wegwerfen. Diese Brühe kann man einfrieren oder im Kühlschrank bis zu 4 Tagen aufbewahren.

Eintöpfe

Hier gilt es, kräftig und richtig zu würzen und sooft wie nur möglich frische Küchenkräuter zu verwenden. Gewürze und Küchenkräuter sind Gaumenfreuden und eine wichtige Verdauungshilfe.
Zwiebeln nicht bräunen, nur glasig dünsten oder noch besser ganz ohne Fett dünsten und etwas Wasser zugeben. Im Zweifelsfall weglassen. Kalt gepresstes Öl (auch Cashewsahne/Cashewrahm, Küchenkräuter) kurz vor dem Servieren zugeben. Dann nicht mehr kochen lassen

Kartoffelgulasch (bei Kuhmilchallergie, Zöliakie)

Zutaten für 1 Person:
100 g Zwiebel fein gehackt, 1 TL Pflanzenöl, 100 g grüner Paprika/grüne Peperoni, in Streifen geschnitten, 100 g rohe Kartoffeln in kleine Würfel geschnitten, Paprikapulver nach Geschmack, 1–2 TL Essigwasser, Wasser nach Bedarf, Salz, Pfeffer, Majoran, 2 Zehen Knoblauch, etwas Kümmel, etwas Ketchup oder Tomatenmark, 90 g Putenwurst oder Putenschinken in kleine Würfel geschnitten

Zubereitung:
In einer Kasserolle Zwiebel in Öl glasig dünsten, grüne Paprika/Peperoni und Kartoffel dazugeben und mitrösten. Paprikapulver drüberstreuen. Einmal umrühren und sofort mit dem Essigwasser ablöschen. So viel Wasser dazugeben, bis die Kartoffeln bedeckt sind. Putenwurst beigeben und aufkochen lassen. Köcheln lassen, bis die Kartoffeln gar sind.

Tipp: Die würfelig geschnittenen Kartoffeln bis zur Verwendung ins kalte Wasser legen, damit sie nicht braun werden. Das Wasser nicht wegschütten, sondern zum Aufgießen verwenden.

Kartoffel-Lauch-Pfanne/Porree-Pfanne (bei Kuhmilchallergie, Zöliakie)

Zutaten (4 Personen):
800 g gekochte Kartoffeln (im Schnellkochtopf), 600 g Lauch, 1 Gemüsesuppenwürfel, Pfeffer aus der Mühle, 30 g Reformmargarine, 1 Prise Muskat, Kräutersalz

Zubereitung:
Lauch/Porree putzen, die Wurzelenden und die dunkelgrünen Blattspitzen entfernen. Jede Porreestange mit einem scharfen Messer 2–3 cm zum Wurzelansatz einschneiden, etwas auseinanderziehen, sehr sorgfältig unter fließendem Wasser waschen und in 2 cm lange Stücke schneiden. In einem Topf die Porreestücke mit wenig Wasser, Gemüsesuppenwürfel, Muskat und Pfeffer aus der Mühle dünsten, Die gekochten Kartoffeln schälen, auskühlen lassen und in Scheiben schneiden. Zu den Porreestücken geben, einige Minuten ziehen lassen, pikant abschmecken. Reformmargarine zugeben und schmelzen lassen.

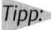 *Tipp:* Für sehr kleine Kinder den gekochten Lauch pürieren und dann die Kartoffelscheiben einlegen.

16.2 Diätrezepte für Salate, Rohkost, Gemüse

Salate, Rohkost

Tofu-Spinat-Salat (bei Kuhmilchallergie, Zöliakie)
Zutaten:
125 g frische Spinatblätter, 250 g Tofu, Pfeffer, Sojasauce, $1/2$ Teelöffel Paprika, $1/2$ TL Senf, 3 EL Zitronensaft, 1 Knoblauchzehe, 3–4 EL Erstpressöl, ca. 1 EL Wasser. Nach Belieben frische Champignons, Radieschen etc.

Zubereitung:
Spinat waschen, Stiele entfernen, Blätter in kleine Stücke reißen oder nudelig schneiden. Tofu und die übrigen Zutaten im Mixer zu einer glatten Sauce pürieren, über den Salat geben und mit den übrigen Zutaten garnieren.

Bauernsalat (bei Kuhmilchallergie, Zöliakie – erst 3–4 Wochen nach Diätbeginn)
Zutaten (2 Personen):
2 Tomaten, $1/2$ Gurke, $1/2$ Bund Radieschen, 1 kleine grüne Paprika, 1 Portion Schafskäse, Oliven, Essig, Öl, Salz, Pfeffer, Oregano

Zubereitung:
Das Gemüse waschen, die Tomaten in Scheiben schneiden, Gurken und Radieschen blättrig hobeln oder schneiden, Paprika entkernen, waschen, in feine Streifen schneiden, Schafskäse in kleine Würfel schneiden. Alle Zutaten vermischen, Essig, Öl, Salz, Wasser, Pfeffer verrühren und untermengen. Salat mit einigen Oliven verzieren und mit Oregano bestreuen.

Kinder-Rohkost (bei Kuhmilchallergie – erst 3–4 Wochen nach Beginn der Diät)

Zutaten (6 Personen):
500 g Karotten/Rübli, 500 g Zucchini, 2 rote Äpfel, 1 EL Zitronensaft, 300 g Ziegen- oder Schafsjoghurt, Saft von 1/2 Zitrone, 1 EL Honig

Zubereitung:
Geschälte Karotten und gewaschene Zucchini in lange Streifen raspeln. Äpfel waschen, vierteln, entkernen, in Spalten schneiden und mit Zitronensaft beträufeln. Für das Dressing Ziegen- oder Schafsjoghurt, Zitronensaft und Honig verquirlen.

Tipp: Angerichtete Rohkost mit Sonnenblumenkernen bestreuen.

Gemüse

Tomaten mit Schafskäse und Basilikum

Zutaten (1 Person):
1–2 feste Tomaten, 50–100 g Schafskäse, frische Basilikumblätter (evtl. getrocknet), 1–2 TL unraffiniertes Distelöl, 1 EL Apfelessig/Weinessig, Gemüse, Kräutersalz, Pfeffer aus der Mühle

Zubereitung:
Schafskäse und die gewaschenen Tomaten in Scheiben schneiden, abwechselnd auf einem Teller auflegen, mit grob gehackten Basilikumblättern oder getrocknetem Basilikum bestreuen. Essig, Öl und Gemüse-Kräutersalz verrühren. Tomaten und Käse damit beträufeln und mit Pfeffer bestreuen.

Blumenkohlcurry (Karfiolcurry)

Zutaten (1 Person):
1 kleiner Blumenkohl, 1 Zwiebel, 1 Apfel, 1/2 Tasse Tiefkühlerbsen, 1 TL Curry, 2 gehäutete Tomaten, 1 TL Sojasauce, Petersilie

Zubereitung:
Die Zwiebel fein hacken, ohne Fett anbraten; den in kleine Würfel geschnittenen Apfel und Curry dazugeben und mit 1/2 Tasse Wasser aufgießen. Blumenkohl in kleine Röschen teilen, waschen ebenfalls hinzufügen und 5–6 Minuten dünsten lassen. Tomaten klein hacken und mit den Erbsen zum Currytopf geben. Fertiggaren, pikant abschmecken und gehackte Petersilie darüber streuen.

Nudeln mit Feta-Käse und Selleriesauce

Zutaten (4 Personen):
400 g Vollkornnudeln (Spiralen), Salz, 1 Zwiebel, 2 EL Öl, 250 g Knollensellerie (geschält gewogen), 6 EL Tomatenmark (Reformhaus), 1 Würfel Gemüsebrühe, 2 Knoblauchzehen, Pfeffer, 3 TL Honig, 100 g Feta-Schafskäse, 4 Stiele Oregano

Zubereitung:
Zwiebel schälen und würfeln. Geschälten Sellerie grob raffeln. Zwiebel und Sellerie in heißem Öl anbraten. Den gepressten Knoblauch mitrösten, 1–2 EL Tomatenmark unterrühren. Tomatenmark und Gemüsebrühe sofort zugeben und ca. 15 Minuten schmoren.

Mit Salz, Pfeffer, Oregano und Honig abschmecken. Nudeln in reichlich Salzwasser bissfest kochen, dann mit kaltem Wasser in einem Sieb abschrecken. Sauce über die Nudeln geben. Mit zerbröckeltem Fetakäse und evtl. Oreganoblättchen servieren.

Tofu-Pilzragout

Zutaten (3–4 Personen):
250 g Tofu, 500 g Pilze (Champignons), 1 Bund Petersilie, 150 g Zwiebeln, 1 EL Olivenöl, 1 EL Shoyusauce (Tamari), 100 g Erbsen, $1/2$ TL Knoblauchpulver, Kräutersalz, Cashewsahne/Cashewrahm (50 g Cashewkerne fein mahlen, mit 0,125 l heißem Wasser mixen)

Zubereitung:
Die Zwiebeln fein hacken und in Öl leicht anbraten. Tofu in feine Scheiben schneiden, mit Kräutersalz und Shoyusauce würzen und mitbraten. Die Pilze blättrig schneiden und dazugeben. Mit geschlossenem Deckel in der Pfanne weich dünsten. Erbsen in ganz wenig Wasser mit etwas Salz kochen, zum Schluss mit der gehackten Petersilie und den Gewürzen zum Ragout geben. Mit Cashewsahne/Cashewrahm abschmecken.
Dazu passen Vollkornspiralen, Naturreis, Kartoffelpüree.
Cashewsahne/Cashewrahm: 50 g Cashewkerne fein mahlen, mit $1/16$ l heißem Wasser mixen.

16.3 Diätrezepte für Fisch und Fleisch

Fisch

Fischauflauf   (bei Kuhmilchallergie)

Zutaten (2 Personen):
200 g Zucchini, 200 g gemischte Pilze (Champignons), Salz, Curry, 400 g Seefisch (tiefgekühlt), 2 EL Reformmargarine, 2 EL Vollwertbrösel/Vollkornpaniermehl, 2 Knoblauchzehen

Zubereitung:
Zucchini und Pilze putzen, waschen und in etwa 5 mm dicke Scheiben schneiden. Mit Salz und Curry würzen, Seefisch auftauen lassen, salzen und mit Zitronensaft beträufeln. Zucchini, Pilze und Fisch (abwechselnd) dachziegelartig in einer gefetteten Auflaufform schichten. Margarine schmelzen, Brösel/Paniermehl und zerdrückten Knoblauch dazugeben, gut verrühren und den Auflauf damit bedecken. Im vorgeheizten Backofen bei 220 °C etwa 15–20 Minuten backen. Dazu passen Salzkartoffeln und eventuell Tomatensauce.

Fischtopf mit Nudeln   (bei Kuhmilchallergie)

Zutaten (3–4 Personen):
140 g Vollkornnudeln (z. B. Bandnudeln), etwas Reformmargarine zum Schwenken, 1 Zwiebel, 30 g Reformmargarine, 50 g Lauch, 3 EL Tomatenmark (Reformhaus), $1/4$ l Gemüsebrühe, 2 Knoblauchzehen zerdrückt, Thymian, Salz, Pfeffer aus der Mühle, 250 g Dorsch

Zubereitung:
Die Zwiebel schälen, fein hacken und in Reformmargarine anrösten. Lauch waschen, putzen, in dünne Ringe schneiden, zur Zwiebel geben und mitrösten. Tomatenmark unterrühren und mit der Gemüsebrühe aufgießen. Mit den zerdrückten Knoblauchzehen, Thymian, Salz und Pfeffer aus der Mühle würzen. 250 g Dorsch waschen, trockentupfen, in etwa 2 cm große Würfel schneiden und dazugeben. Bei geringer Hitze 10 Minuten dünsten. Bandnudeln in reichlich Salzwasser bissfest kochen. Nudeln abseihen/absieben, eventuell in Reformmargarine schwenken, mit Fischsauce anrichten.

Fleisch

Wiener Schnitzel

Zutaten (4 Personen):
4 Kalbs- oder Putenschnitzel, Salz, Mehl, 2 EL Sojamehl, ca. $^1/_8$ l Sojamilch, Brösel/ Paniermehl, Öl oder Kokosfett zum Herausbacken

Zubereitung:
Das Fleisch klopfen, Ränder einschneiden, salzen. In Mehl wenden und in die mit Sojamehl (oder Kichererbsenmehl) versprudelte Sojamilch tauchen, anschließend in Brösel/Paniermehl wälzen und in Kokosfett hellbraun herausbacken.

Zucchinischnitzel

Zutaten (4 Personen):
400 g Zucchini, 4 EL gehackte Mandeln, 1 EL Reformmargarine, Salz, Pfeffer aus der Mühle, 4 Kalbs- oder Putenschnitzel (je ca. 150 g), Salz, Öl zum Braten

Zubereitung:
Zucchini waschen, grob raspeln und mit etwas Salz bestreuen; etwa 30 Minuten ruhen lassen, danach die Flüssigkeit gut ausdrücken. Mandeln in heißem Fett anrösten, Zucchiniraspeln zufügen, mit Pfeffer und Thymian würzen. Schnitzel klopfen, salzen und pfeffern, eine Seite im heißen Öl braun braten, wenden, Zucchinimasse aufstreichen und Schnitzel zugedeckt bei mittlerer Hitze etwa 6 Minuten fertig braten. Dazu passen Kartoffelpüree (Kartoffelstock).

Kräuterfleisch (kalt)

Zutaten (4 Personen):
3 EL Olivenöl, 3 EL gemischte gehackte Kräuter (Schnittlauch, Kerbel, Dill, Bohnenkraut), 1 EL scharfer Senf, 2 EL Weinessig, 2 EL Wasser, 8 Scheiben gebratenes Roastbeef (3 mm dick), 4 Tomaten

Zubereitung:
Öl, Kräuter, Senf, Essig und Wasser verrühren. Roastbeef mit dieser Marinade übergießen und das Fleisch darin etwa 1 Stunde marinieren. Zusammen mit der Marinade servieren und mit Tomatenscheiben garnieren.
Dazu passen Vollkornbrötchen (Vollkornsemmeln).

16.4 Diätrezepte für Kartoffelgerichte

Kartoffelknödel

Zutaten (4 Personen):
300 g gekochte Kartoffeln, 900 g rohe Kartoffeln, Salz, 12 EL Vollweizenmehl, 2 EL Pfeilwurzmehl oder Sojamehl

Zubereitung:
Gekochte Kartoffeln schälen und heiß durch die Kartoffelpresse drücken. Die rohen Kartoffeln auf der feinen Reibe in ein Geschirrtuch reiben, welches in einer Schüssel ausgebreitet ist, in der sich Wasser befindet. Rohe Kartoffeln dann fest auspressen und mit den gekochten Kartoffeln vermischen. Die Mehlsorten dazugeben, salzen und alles gut vermischen. Knödel formen und einige Probeknödel kochen. Die Knödel sind fertig, wenn sie sich zu drehen beginnen. Zerfällt der Probeknödel, muss noch etwas Mehl zur Knödelmasse gegeben werden.

Kartoffelschmarren/Erdäpfelschmarren

Zutaten (4 Personen):
$3/4$ kg mehlige Kartoffeln, 2 Zwiebeln, Öl, Salz, Pfeffer, Kümmel

Zubereitung:
Kartoffeln waschen, in leicht gesalzenem Wasser bissfest kochen, schälen, grob raffeln und mit Salz, Pfeffer und Kümmel würzen. Zwiebel schälen, fein hacken, in Öl anschwitzen, Kartoffeln zugeben und bei mittlerer Hitze rösten, bis sich eine knusprige Kruste bildet (am besten in einer antihaftbeschichteten Pfanne). Den Schmarren mit einem Holzlöffel öfter wenden. Einen Schöpflöffel mit kaltem Wasser ausspülen, Kartoffelschmarren in den Schöpflöffel drücken und auf einen Teller stürzen. Restlichen Schmarren ebenso anrichten.

Kartoffelpuffer mit Äpfeln

Zutaten (4 Personen):
$1/2$ kg rohe Kartoffeln, 2 säuerliche Äpfel, ca. 3 EL frischgemahlenes Vollkornmehl, Salz, Muskat, 2 EL Sojavollmehl, Öl zum Ausbacken

Zubereitung:
Kartoffeln und Äpfel fein reiben, die übrigen Zutaten hinzufügen und verrühren. Öl in einer Pfanne erhitzen, mit einem Esslöffel kleine Teigportionen hineinsetzen und verstreichen. Beidseitig braun ausbacken.

Kartoffelpuffer mit Buchweizenflocken

Zutaten (4 Personen):
500 g mehlige Kartoffeln, 100 g feine Buchweizenflocken, Pfeffer, 2 EL Pfeilwurzmehl oder Sojamehl, 1 kleine Zwiebel (kann auch weggelassen werden), Kräutersalz, Majoran, Öl zum Herausbacken

Zubereitung:
Kartoffeln schälen, fein reiben, mit Pfeilwurzmehl, Gewürzen und Buchweizenflocken und sehr fein gehackter Zwiebel vermischen. In einer Pfanne mit wenig Öl mit einem

Esslöffel Teigportionen hineinsetzen und verstreichen. Auf beiden Seiten goldgelb braten.
Dazu passt Salat, Gabelsauerkraut, Sauerkraut mit Zwiebeleinbrenne.

Sauerkrautpuffer

Zutaten (4 Personen):
500 g mehlige Kartoffeln, 120 g Vollwert-Haferflocken, Kräutersalz, Majoran, 4 EL Pfeilwurzmehl oder Sojamehl, 250 g Sauerkraut, 1 Zehe Knoblauch, $1/2$ TL Brotgewürz, Öl oder Reformmargarine zum Ausbacken

Zubereitung:
Kartoffeln schälen und fein reiben, mit Pfeilwurzmehl, Haferflocken, Knoblauch, Gewürzen und dem feingeschnittenen Sauerkraut vermischen. In einer Pfanne mit wenig Öl mit einem Esslöffel Teigportionen hineinsetzen und verstreichen. Auf beiden Seiten goldgelb braten.
Dazu passt Salat, Rohkost, verschiedene Saucen.

16.5 Diätrezepte mit Getreide (Hirse, Buchweizen, Reis, Gerste)

Hirse-Grundrezept

Zutaten (4 Personen):
2 Tassen Hirse, 4 Tassen Wasser, 1 Gemüsesuppenwürfel, 1 Lorbeerblatt, 1 kleine gehackte Zwiebel, Kräutersalz, 1 EL Reformmargarine

Zubereitung:
Wasser, Gemüsesuppenwürfel, rohe Zwiebel und Lorbeerblatt aufkochen, die gewaschene Hirse einschütten, 5–10 Minuten kochen und bei ausgeschalteter Platte 30 Minuten nachquellen lassen. Vor dem Anrichten Reformmargarine darüber geben und die Hirse mit einer Gabel lockern.

Tipp: Manchmal muss etwas Flüssigkeit nachgegeben werden – das richtet sich nach dem verwendeten Kochgeschirr. Hirse vor der Verwendung heiß waschen! Die Hirse während der Koch- und Quellzeit nicht umrühren. Die Zwiebel roh mitkochen. Margarine nachher zufügen – so vermeidet man unnötiges Erhitzen von Reformmargarine.
Besonders geeignet bei Leber-, Galle-, Magen-, Bauchspeicheldrüsen- und Darmerkrankungen.

Was tun, wenn man zu viel Hirse (bzw. Getreide) gekocht hat?
Verwendungsmöglichkeit als Suppeneinlage, für Laibchen/Bällchen; gekochtes Getreide mit Gemüse mischen und mit Butterflocken belegen, im Backofen erhitzen; Hirse als Füllung für Tomaten, Gurken oder halb vorgekochte Kohlrabi.

Hirselaibchen/Hirsebällchen

Zutaten (4 Personen):
1$^1/_2$ Tassen Hirse, 3 Tassen Wasser, 1 kleine Zwiebel, 1 Lorbeerblatt, 2 EL Sojamehl oder Pfeilwurzmehl (Reformhaus), 2–3 EL Vollkornmehl, fein gehackte Petersilie, Knoblauch, Kräutersalz, 1 Prise Koriander, Vollkornbrösel zum Wenden, Öl zum Backen

Zubereitung:
Hirse nach Grundrezept kochen und die übrigen Zutaten untermischen. Kleine Laibchen formen, in Brösel (oder Paniermehl) wenden und in wenig Fett langsam goldgelb backen.
Dazu passt gedämpftes Gemüse oder eine Rohkostplatte, für kleinere Kinder eine Gemüsesauce.

Hirserisotto

Zutaten (1 Person):
$^1/_2$ Tasse Hirse, 1 Tasse Wasser, 1 feingehackte Zwiebel (kann auch weggelassen werden), 1 Gemüsesuppenwürfel, 50 g Erbsen oder Karotten, 10 g Reformmargarine, Schnittlauch

Zubereitung:
Wichtig: Hirse zweimal heiß in einem Sieb waschen (schmeckt sonst bitter), Wasser (evtl. mit Zwiebel) mit dem Gemüsesuppenwürfel zum Kochen bringen, die Hirse einrühren, 5–10 Minuten erst kochen, dann Erbsen zufügen und zugedeckt 30–40 Minuten (je nach Hirsesorte) aufquellen lassen. Vor dem Anrichten die Hirse mit einer Gabel lockern und die Reformmargarine und Schnittlauch untermengen.

Eine besonders gute Abwandlung dieses Rezeptes:
Anstelle der Erbsen 1 große Karotte und 1 kleine Zucchini beigeben. Zucchini eventuell schälen, in kleine Stücke schneiden und in wenig Wasser weich kochen. Karotte sauber putzen und 8–10 Minuten kochen, in kleine Stücke schneiden. Zucchini und Karotten unter die fertig gekochte Hirse mischen.

Tipp: Das Kochwasser nicht wegschütten, sondern zum Zubereiten von Suppen oder Aufgießen von Saucen wieder verwenden.

Buchweizenknödel/Heidenknödel

Zutaten (4 Personen):
5 Vollkornbrötchen, 1 Zwiebel, 50 g Reformmargarine, ca. 100 g Buchweizenmehl (= Heidenmehl), Kräutersalz

Zubereitung:
Die Vollkornbrötchen in Würfel schneiden. Die sehr fein gehackte Zwiebel in Margarine glasig andünsten, die Vollkornbrötchen zugeben, kurz anrösten. Topf von der Herdplatte nehmen, Buchweizenmehl und Salz dazugeben. Etwas heißes Wasser dazugießen, ziehen lassen und zu einem festen Knödelteig verarbeiten. (Ist der Knödelteig zu weich, etwas Buchweizenmehl untermischen.) – Mit nassen Händen kleine Knödel formen und in kochendem Salzwasser 12–15 Minuten köcheln lassen.

Tipp: Nehmen Sie anfangs wenig Wasser, das Brot saugt es nur langsam auf. Kochen Sie einen Probeknödel.

Wichtig: Es eignen sich nicht alle Vollkornbrötchen. Fragen Sie Ihren Bäcker (wahrscheinlich empfiehlt er Ihnen Dinkelbrötchen). Buchweizenknödel passen zu Eintöpfen oder Saucen, z. B. Champignonsauce.

Naturreis-Grundrezept

Zutaten (4 Personen):
1 Tasse Langkorn-Naturreis, 2 Tassen Wasser oder 1 Tasse Rundkorn-Naturreis, 1^1/$_2$ Tassen Wasser

Zubereitung:
Reis waschen, ca. ^{1}/$_2$ Stunde einweichen (Einweichwasser nicht wegschütten), Naturreis mit Wasser zum Kochen bringen, zurückschalten auf kleinster Stufe 30–40 Minuten köcheln lassen, mindestens 20 Minuten ausquellen lassen. Den Reis mit einer Gabel lockern und jetzt erst je nach Rezept Salz, Gemüsewürfel, Kräuter, Reformmargarine usw. dazugeben.

Gerstenlaibchen

Zutaten (1 Person):
60 g grob geschrotete Gerste, ca. 0,2 l Wasser, ^{1}/$_2$ feingehackte Zwiebel, 1 kl. Lorbeerblatt, Kräutersalz, 1 Zehe Knoblauch, Majoran, 1–2 EL Vollkornmehl zum Binden, gehackte Petersilie, Vollkornbrösel/Vollkornpaniermehl zum Wenden, Reformmargarine oder Öl zum Braten.

Zubereitung:
Wasser, Lorbeerblatt, Zwiebel und Kräutersalz zum Kochen bringen, Gerstenschrot einrühren, ca. 5 Minuten kochen und 20–30 Minuten auf kleinster Stufe ausquellen lassen.
Alle übrigen Zutaten zur Getreidemasse geben, gut durchkneten und pikant abschmecken. Kleine Laibchen/Bällchen formen, in Vollkornbrösel/Vollkornpaniermehl wenden und in wenig Margarine oder Öl auf beiden Seiten goldgelb braten.

16.6 Diätrezepte mit Nudeln, Spätzle, Polenta

Nudelteig

Zutaten:
250 g Weizen, 3 EL Sojamehl, 1 EL Olivenöl, ^{1}/$_2$ TL Salz, lauwarmes Wasser

Zubereitung:
Das Getreide sehr fein mahlen, das Mehl auf ein Brett schütten, eine Mulde machen und die übrigen Zutaten mit einem Messer in das Mehl einarbeiten. Nun alles gut verkneten, mit dem Handballen ordentlich bearbeiten und schlagen, bis der Teig glatt und fein ist und nicht mehr klebt. Zwei glatte Bällchen formen, mit Öl bepinseln, mit einer Schüssel zudecken und ca. 30 Minuten oder länger ruhen lassen (der

Teig darf aber nicht austrocknen, sonst wird er rissig). Danach die Teigstücke messer-rückendick zu gleichmäßig runden Flecken auswalken und auf Tüchern antrocknen lassen, bis sie nicht mehr kleben. Dann werden sie in die gewünschte Form geschnitten.

Wissenswertes: Nudeln kann man auch auf Vorrat machen, dann aber bei der Herstellung kein Salz verwenden! Das Salz zieht Wasser an und die Nudeln werden schimmelig.

Für Suppennudeln rollt man den Teig ein und schneidet ganz dünne Nudeln ab.

Für Bandnudeln schneidet man den Teig in 8 cm breite Streifen und diese in $1/2$ cm breite Nudeln.

Für Nudelstücke schneidet man 1 cm breite Streifen und schneidet davon $1^1/2$ cm lange Stücke ab. Für Fleischtaschen und Fleischknödel hält man den Teig etwas weicher.

Vollkornnudeln kann man in allen Variationen kaufen. Selbstgemachte sind allerdings billiger und besser.

Spätzle – Grundrezept

Zutaten (4 Personen):
500 g Weizenvollkornmehl, etwa 0,3–0,4 l kaltes Wasser, 1–2 TL Vollmeersalz

Zubereitung:
Zutaten glatt verrühren, bis der Teig sehr dickflüssig ist und leicht durch ein Spätzlesieb gestrichen werden kann (soll nicht durchtropfen, aber auch nicht so zäh sein, dass er durchgedrückt werden muss). Vor dem Kochen 10–15 Minuten ruhen lassen. Teig durch ein Spätzlesieb in kochendes Salzwasser streichen. Dem Salzwasser Öl beimengen, dann kleben die Spätzle nicht. Unter Rühren kurz aufkochen lassen, dann mit kaltem Wasser abschrecken, abtropfen lassen.

Hinweis: Als Hauptspeise ist dieses Rezept für 4 Personen ausreichend. Sollen die Spätzle als Beilage gereicht werden, reicht die halbe Menge aus.

Kräuterspätzle (als Beilage)

Zutaten (4 Personen):
1 Grundrezept Spätzle (halbe Menge), 2 EL Reformmargarine, Kräutersalz, 3–4 EL frische Küchekräuter (Petersilie, Kerbel, Basilikum, Estragon, Liebstöckel)

Zubereitung:
Vollkornspätzle nach dem Grundrezept zubereiten, in Margarine schwenken, salzen und alle Kräuter beigeben. Noch einmal gut durchschwenken und servieren. Bei der Auswahl der Kräuter sind keine Grenzen gesetzt.

Polenta-Nudeln

Zutaten (4 Personen):
160 g Maisgrieß, 1 TL Kümmel gehackt, Salz, $3/8$ l Wasser

Zubereitung:
Maisgrieß und Kümmel in das kochende Salzwasser einrühren, aufkochen und 15 Minuten ausquellen lassen. Polentateig zu fingerdicken Nudeln rollen und im Fett goldbraun braten.
Dazu passt z. B. Spinat. Man kann den Teig auch etwas dicker ausrollen und mit einer Plätzchenform Formen ausstechen.

 Tipp: Der Kümmel lässt sich leichter hacken, wenn man das Schneidbrett vorher befeuchtet.

Pizza auf Polenta
Zutaten (4 Personen):
Etwa 1 l Gemüsebrühe, 150 g Maisgrieß, 1 TL Meersalz, 3 TL Tomatenmark, Pfeffer, Kräuter der Provence, Thymian, evtl. 1 zerdrückte Knoblauchzehe, 5–6 mittlere Tomaten, 2 mittelgroße Zwiebeln, evtl. 1 grüne Paprikaschote, 100 g Tofu, 3 EL Sesam

Zubereitung:
Die Gemüsebrühe mit dem Salz aufkochen und unter Rühren den Maisgrieß langsam hineinrieseln lassen. Aufkochen und bei geringer Hitze unter ständigem Rühren ausquellen lassen, bis sich die Polenta vom Topfrand löst. Auf einem gefetteten Backblech ca. 2 cm dick aufstreichen. Das Tomatenmark mit Pfeffer, den Trockengewürzen und evtl. mit einer Knoblauchzehe würzen. Die Masse auf die Polenta streichen und mit den in Scheiben geschnittenen Tomaten, Zwiebeln und den klein geschnittenen Paprikastücken oder- streifen belegen. Sehr klein geschnittene Tofuwürfel und Sesam darüber streuen. Die Pizza bei ca. 220 °C im vorgeheizten Backofen ca. 20 Minuten backen.

 Tipp: Die Polenta-Grundmasse kann auch als Beigabe zu Gemüsegerichten serviert werden.

16.7 Diätrezepte für warme Süßspeisen

Crepes/Palatschinken
Zutaten (1–2 Personen):
90 g Buchweizenmehl, 210 ml Mineralwasser, 2 EL Sojavollmehl, 2 Messerspitzen Weinstein-Backpulver, Salz, evtl. 1 Teelöffel Honig

Zubereitung:
Mehl, Salz, Weinstein-Backpulver und Sojavollmehl vermischen. Honig und Mineralwasser zufügen und eine Teig rühren. In wenig heißem Öl Crepes/Palatschinken herausbacken. Diese Crepes kann man mit Erdbeeren oder gedünsteten Zwetschgen füllen.

Apfelschmarren

Zutaten (4 Personen):
150 g Weizenvollkornmehl, 3 EL Haferflocken, 2 EL Sojavollmehl, 2 EL Honig, 350 ml Mineralwasser, evtl. 1 Prise Salz, 6 kleine Äpfel, Honig nach Geschmack, Saft von $1^1/_2$-2 Zitronen, Zimt, Reformmargarine zum Herausbacken

Zubereitung:
Das Mehl zusammen mit den Haferflocken, 150 g Sojamehl, Honig, Salz und Wasser zu einem Teig verrühren. Etwa 20 Minuten quellen lassen. Äpfel grob raspeln, mit Honig, Zitronensaft und Zimt gut mischen und unter den Teig rühren. Margarine in einer Pfanne erhitzen. Apfel-Teig-Gemisch hineingießen und wie einen Kaiserschmarren goldgelb backen.

Tipp: Statt der Äpfel kann man auch Birnen verwenden.

Apfelauflauf

Zutaten (4 Personen):
6 mittelgroße Äpfel, $1/_2$ Glas Weißwein oder Wasser, Honig nach Geschmack, 200 g Vollkorn-Semmelbrösel/Vollkornpaniermehl, Nelken oder Zimt gemahlen, 60 g Reformmargarine, ca. 40 g Rosinen (können auch weggelassen werden)

Zubereitung:
Die geschälten Äpfel in dünne Spalten teilen, in Wein oder Wasser halbweich dünsten. Mit Honig süßen (ca. 4 EL), Semmelbrösel/Paniermehl in zerlassener Margarine leicht anrösten, mit Honig süßen (ca. 4 EL). Eine feuerfeste Form gut fetten, mit Brösel/Paniermehl ausstreuen und schichtweise die mit Rosinen und Nelkenpulver vermengten Apfelspalten und verrührten Brösel/Paniermehl einfüllen, den Apfelsud darüber gießen. Einige Margarineflocken obenauf setzen und im Backofen bei Mittelhitze ca. 30–40 Minuten backen.

Tipp: Soll der Apfelauflauf als Nachspeise gereicht werden, reicht die halbe Menge der Zutaten aus.

Apfelspätzle

Zutaten (4 Personen):
1 Grundrezept Spätzle (aus 250 g Weizenvollkornmehl, etwa 180 ml Wasser, 1 TL Vollmeersalz), 50 g Reformmargarine, 1 TL Honig, Salz, 1–2 Äpfel pro Person grob geraspelt.

Zubereitung:
Geraspelte Äpfel (eventuell ungeschält) in Margarine kurz andünsten, Honig und Salz beigeben, Spätzle dazugeben und gut durchmischen.

Grieß-Speise mit Äpfeln

Zutaten (2 Personen):
$1/_4$ l Schafsjoghurt, 60 g Vollkorngrieß, Honig oder Yobi Sweet nach Geschmack, 2 kleine Äpfel gerieben, 1 TL Reformmargarine

Zubereitung:
Eine feuerfeste Form mit der Margarine einfetten. Alle übrigen Zutaten gut verrühren, Masse einfüllen und im Backofen bei mittlerer Hitze ca. 20 Minuten backen.

Tipp: Man kann von dieser Masse mit einem großen Löffel Nocken/Gnocchi abstechen und mit einer Fruchtsauce oder gedünsteten Zwetschgen gefällig anrichten.

Hirsebrei mit Apfelschaum

Zutaten (1 Person):
40 g Hirse, 0,2 l Wasser, Zitronenschale, 1 Prise Salz, Orangensaft, Zimt, Reformmargarine, 1–2 Äpfel

Zubereitung:
Hirse heiß waschen, in Wasser 5–10 Minuten kochen, Salz und geriebene Zitronenscheibe hinzufügen, 25 Minuten ausquellen lassen, Reformmargarine und evtl. Zimt unterrühren.

Kartoffelschmarren mit Fruchtmus

Zutaten (4 Personen):
500 g Kartoffeln, 150 g Weizenvollkornmehl, Salz, Öl zum Herausbacken

Zubereitung:
Kartoffeln mit der Schale im Schnellkochtopf kochen, schälen, in eine Schüssel pressen. So viel Mehl zugeben, dass sich die Kartoffeln abbröseln lassen, salzen. – In einer Pfanne Öl vorsichtig erhitzen und eine Hälfte der Masse herausbacken. Dies muss sehr langsam geschehen, dabei wird die Masse mit einem Holzspatel immer weiter zerkleinert. Der Schmarren ist fertig, wenn er durch und durch knusprig ist (kann bis zu 15–20 Minuten dauern). Den fertigen Teil warm stellen, und die zweite Hälfte herausbacken.
Man reicht dazu süß-rohes Apfelmus, rohe Fruchtsauce, Apfel-Himbeermus oder ein anderes Fruchtmus.

Kaiserschmarren

Zutaten (4 Personen):
150 g Weizenvollkornmehl, 3 EL Haferflocken, 2 EL Sojavollmehl, 2 EL Honig, evtl. Salz, 350 ml Mineralwasser, Rosinen (ungeschwefelt), Reformmargarine oder Öl zum Herausbacken

Zubereitung:
Das Mehl zusammen mit Haferflocken, Sojamehl, Honig, Salz und Wasser zu einem Omeletteteig verrühren. Rosinen waschen, verlesen und unterrühren. Etwa 20 Minuten zugedeckt quellen lassen. Die Margarine erhitzen und Omelette herausbacken und mit 2 Gabeln zu Schmarren zerreißen.

Tofunockerln mit Aprikosenmus (Marillen)

Zutaten (4 Personen als Dessert):
250 g Tofu, 1 EL weiche Reformmargarine, Salz, 3–4 EL Honig, 100 g Weizenvollkornmehl, etwa 8 EL zerbröselte Cornflakes zum Wälzen (oder geröstete Semmelbrösel/geröstetes Paniermehl)
300 g Aprikosen (Marillen), 1–2 EL Wasser, 1–2 EL Honig

Zubereitung:
Tofu mit der Gabel zerdrücken, mit Reformmargarine, Honig, Mehl und einer Prise Salz gut verrühren. Masse etwa 15 Minuten ziehen lassen. Nockerln/Gnocchi formen, in kochendes Salzwasser legen und etwa 8 Minuten ziehen lassen. Mit einer Schaumkelle herausheben und in zerbröselten Cornflakes wälzen.
Für das Marillenmus die Marillen/Aprikosen waschen/entkernen, mit 1–2 EL Wasser kurz aufkochen lassen, dann im Mixer pürieren und mit Honig süßen. Tofunockerln/Gnocchi mit dem heißen Marillenmus anrichten.

Tipp: Kochen Sie ein Probenockerl. Sollte die Masse zu weich sein, geben Sie etwas Mehl dazu. Die Nockerl/Gnocchi zerfallen garantiert nicht, wenn Sie einen Topf mit Siebeinsatz (Kartoffelkocher) verwenden. Die Nockerl schmecken dann auch besser.

16.8 Diätrezepte mit Tofu/Sojamilch

Tofu-Apfel-Creme

Zutaten (4 Personen):
250 g Tofu, 80 g Schafsjoghurt, 2–3 EL Zitronensaft und geriebene Schale einer unbehandelten Zitrone, 4 EL Honig, 3 kleine rote Äpfel, evtl. Haselnüsse

Zubereitung:
Tofu, Schafsjoghurt, Zitronensaft und Honig im Mixer zu einer luftigen Masse pürieren. Äpfel gut waschen und mit der Schale in die Tofumischung raffeln, evtl. mit Haselnüssen garnieren und kühl servieren. Mit Getreideflocken bereichert, ergibt dies ein nahrhaftes Bircher-Müsli. Als Hauptmahlzeit mit Vollkornschnitten servieren.

Tofusahne/Tofurahm

Zutaten (4 Personen):
250 g Tofu, 1 EL Honig, $1/2$ TL Vanille natur, 2 EL Öl, 5–10 EL Sojadrink

Zubereitung:
In einem Mixer den Tofu mit dem Honig, dem Öl, der Vanille und der Sojamilch cremig mixen (5 EL Sojamilch, wenn die Sahne/der Rahm etwas fester sein soll, und etwas mehr Sojamilch, wenn die Sahne/der Rahm etwas flüssiger gewünscht wird).

Geschlagener Tofu

Überall wo Schlagsahne/Obers verwendet wird, kann diese Creme einen fettarmen, eiweißreichen Ersatz bilden.

238

Zutaten:
0,5 bis 0,1 l Apfelsaft oder Fruchtsaft, 1 EL Kirsch- oder sonstiger feiner Schnaps,
1 TL Vanillezucker, 200 g Tofu

Zubereitung:
Alle Zutaten im Mixer cremig schlagen. Die Mengen der Zutaten können je nach Festigkeit des Tofu variiert werden.

Varianten: Das Aroma mit Zimt, Muskat, Koriander, Getreidekaffe (Mokka), Zitronensaft oder Orangensaft oder -schalen variieren. Evtl. mit gerösteten oder gehackten Nüssen garnieren.

Tofu-Liptauer

Zutaten:
250 g Tofu, 50 g Cashewkerne, 1 EL Sesam geschält, 50 ml Wasser, 1 kleine Zwiebel, Salz, $1/2$ Zitrone (Saft), Paprika edelsüß, 1 EL Tomatenmark, Majoran, Kümmel gemahlen, 1 Bund Schnittlauch

Zubereitung:
Cashewkerne und Sesam in einer Kaffeemühle mahlen und in einem Mixerglas mit 50 ml heißem Wasser mixen, Tofustücke und Olivenöl dazugeben und fein cremig mixen. Diese Grundmasse mit den übrigen Zutaten vermengen, abschmecken und evtl. einige Stunden im Kühlschrank ziehen lassen, damit sich der Geschmack intensiviert.

Tofu-Spinat-Salat (bei Kuhmilchallergie, Zöliakie)

Zutaten:
125 g frische Spinatblätter, 250 g Tofu, Pfeffer, Sojasauce, $1/2$ Teelöffel Paprika, $1/2$ TL Senf, 3 EL Zitronensaft, 1 Knoblauchzehe, 3–4 EL Erstpressöl, ca. 1 EL Wasser. Nach Belieben frische Champignons, Radieschen etc.

Zubereitung:
Spinat waschen, Stiele entfernen, Blätter in kleine Stücke reißen oder nudelig schneiden. Tofu und die übrigen Zutaten im Mixer zu einer glatten Sauce pürieren, über den Salat geben und mit den übrigen Zutaten garnieren.

Tofu-Pilzragout

Zutaten (■ Personen):
250 g Tofu, 500 g Pilze (Champignons), 1 Bund Petersilie, 150 g Zwiebeln, 1 EL Olivenöl, 1 EL Shoyusauce (Tamari), 100 g Erbsen, 2 TL Knoblauchpulver, Kräutersalz, Cashewsahne/Cashewrahm (50 g Cashewkerne fein mahlen, mit 0,1 l heißem Wasser mixen)

Zubereitung:
Die Zwiebeln fein hacken und in Öl leicht anbraten. Tofu in feine Scheiben schneiden, mit Kräutersalz und Shoyusauce würzen und mitbraten. Die Pilze blättrig schneiden und dazugeben. Mit geschlossenem Deckel in der Pfanne weich dünsten.

Erbsen in ganz wenig Wasser mit etwas Salz kochen, zum Schluss mit der gehackten Petersilie und den Gewürzen zum Ragout geben. Mit Cashewsahne/Cashewrahm abschmecken.
Dazu passen Vollkornspiralen, Naturreis, Kartoffelpüree.
Cashewsahne/Cashewrahm: 50 g Cashewkerne fein mahlen, mit $1/16$ l heißem Wasser mixen.

Tofu gegrillt (eine schnelle Delikatesse)

Zutaten (4 Personen):
500 g Tofu, 1 EL Tamari (Reformhaus, Naturkostladen), 1–2 Zehen Knoblauch, $1/2$ TL Kräutersalz, Oregano, 3–4 EL Öl

Zubereitung:
Tamari, Öl und die Gewürze verrühren, Tofu in dünne Scheiben (4–5 mm) schneiden, in die Gewürz-Öl-Marinade legen und im Grill oder in der Pfanne ohne Fettzugabe auf breiten Seiten braten.
Dazu passt Rohkostteller, Naturreis, gedämpftes Gemüse.

Tipp: Man kann den Tofu auch mit den folgenden Zutaten variieren:
1 EL Sojasauce, Basilikum, Knoblauch, Kräuter der Provence, 3–4 EL Olivenöl.

Sojamilch aus Sojamehl (Typ 1)

Zutaten:
8 EL Sojamehl, 4 EL Tahin oder Sesambutter, 1 Prise Salz, $1 1/2$ l Wasser

Zubereitung:
Sojamehl, Tahin oder Sesambutter und Salz in einen Kochtopf geben. Wasser unter Rühren mit dem Schneebesen nach und nach in den Topf geben. Während 40 Minuten erhitzen. Die Milch sollte nie ganz zum Sieden kommen. Diese Sojamilch eignet sich besonders gut zum Kochen, Backen und für Müsli, nicht aber für die Joghurt-Herstellung.

Sojamilch aus Sojamehl (Typ 2)

Zutaten:
150 g Sojamehl, Vanilleschote, Honig oder konzentrierter Apfelsaft (nach Belieben), $1 1/4$ l Wasser

Zubereitung:
Das Mehl mit dem Wasser in einem Topf vermischen, langsam zum Kochen bringen, dabei ständig rühren. (Achtung: Die Mischung läuft wie Kuhmilch beim Kochen leicht über.) Die Hitze reduzieren und 20 Minuten unter ständigem Rühen leicht köcheln. Die Sojamilch kann mit Honig gesüßt, mit Apfelsaft oder Vanilleschote geschmacklich verbessert werden. Wenn Sie Apfelsaft hinzugeben, mischen Sie ihn erst zu, wenn die Milch kalt ist, ansonsten gerinnt sie.

16.9 Kekse und Torten

Rezepte ohne Kuhmilch und Hühnerei
(für Weihnachten, Geburtstag und besondere Anlässe)

Allgemeine Hinweise:
- Margarine bedeutet Reformmargarine (Die gute Eden, Vitasieg, Alsan S)
- Milch: nur Schafs-, Ziegen- oder Sojamilch verwenden.
- Eiersatz: immer Pfeilwurzmehl (= geschmacksneutral) verwenden.
- Mehl: Weizenvollkornmehl verwenden.
- Persönliche Allergene müssen weggelassen werden.

Einfache Kekse

Zutaten: 200 g griffiges Mehl, 120 g Margarine, 60 g Staubzucker, 1 Prise Salz, evtl. abgeriebene Schale einer Zitrone, 1 P. Vanillezucker, evtl. Marmelade und Zitronenglasur.

Zubereitung: Sämtliche Zutaten zu einem Mürbeteig verarbeiten, $1/2$ Stunde im Kühlschrank ruhen lassen. Teig vorsichtig auswalken. Plätzchen ausstechen und bei mittlerer Hitze hellbraun backen. Evtl. je zwei mit Marmelade zusammensetzen und mit Glasur überziehen.

Mostkekse

Zutaten: 200 g Margarine, 200 g Mehl, 3–4 EL Most, Marmelade, Staubzucker

Zubereitung: Mehl, Margarine und Most zu einem glatten Teig verarbeiten, zugedeckt kühl stellen. Messerrückendick auswalken, runde Scheiben ausstechen und zusammenklappen. An den Rändern festdrücken und bei Mittelhitze goldgelb backen. Noch heiß im Staubzucker wälzen.

Haferflockenkugeln

Zutaten: 100 g Margarine, 200 g Staubzucker, 2 EL Kakao (kein Instant-Kakao), 2 EL Rum, 2 EL Milch, 250 g braun geröstetes Hafermark, 1 P. Vanillezucker, Kristallzucker

Zubereitung: Margarine und Zucker schaumig rühren, mit den anderen Zutaten vermengen, kleine Kugeln formen, trocken lassen und im Kristallzucker wälzen.

Vanillekipferln

Zutaten: 200 g Margarine, 250 g Mehl, 100 g geschälte geriebene Mandeln, 20 g Staubzucker, Vanille-Staubzucker-Gemisch zum Wälzen.

Zubereitung: Alle Zutaten rasch zu einem Mürbteig verarbeiten, kühl ruhen lassen. Kipferln formen, backen, noch heiß im Vanille-Staubzucker-Gemisch wälzen.

Spitzbuben

Zutaten: 250 g Margarine, 180 g Staubzucker, 360 g Mehl, 100 g geriebene Mandeln, etwas Rum und Wasser, Zimt-Staubzucker-Gemisch, Marmelade

Zubereitung: Teig kneten, kurz kühl ruhen lassen, kleine runde Scheiben ausstechen, noch heiß je zwei Stück mit Marmelade zusammensetzen und im Zimt-Zucker-Gemisch wälzen. Man muss dabei sehr rasch arbeiten.

Marzipankartoffeln

Zutaten: 250 g geschälte, geriebene Mandeln, 250 g Staubzucker, Saft einer Zitrone, Bittermandelaroma, Zimt nach Bedarf (oder Kakao)

Zubereitung: Mandeln mit Zucker, Aroma und Zitronensaft mischen, sodass eine geschmeidige Masse entsteht. Es können noch einige Tropfen Wasser zugegeben werden. Kleine Kartoffeln formen und in Zimt wälzen, mit einer Stricknadel „Augen" hineinstechen. Bei Zimmertemperatur trocknen lassen.

Spanische Kipferl

Zutaten: 150 g Mehl, $1/2$ P. Backpulver, 150 g Staubzucker, 120 g geriebene Block-schokolade, 150 g geriebene Mandeln, 1 Messerspitze Zimt, 100 g Marmelade

Zubereitung: Alle Zutaten gut verkneten, den Teig eine Stunde kalt stellen. Kipferl formen und bei 160 °C backen.

Schwarz-Weiß-Bäckerei

Zutaten: 370 g Mehl, 250 g Margarine, 1 Prise Salz, abgeriebene Schale einer Zitrone, 2 P. Vanillezucker, 2 EL Kakao

Zubereitung: Alle Zutaten (ohne Kakao) rasch zu einem Mürbeteig verkneten, in zwei Teile teilen, in einem Teil Kakao einarbeiten. 30 Minuten ruhen lassen. Einen Teil des dunklen Teiges zu einem länglichen Rechteck ausrollen, aus einem Teil des weißen Teiges eine gleich große Platte ausrollen und auf das mit Wasser befeuchtete dunkle Rechteck legen und zusammenrollen. Man kann auch aus dem dunklen Teig eine etwa fingerdicke Rolle formen und auf die befeuchtete helle Platte geben. Alles zusammen eng einrollen. – Aus dem restlichen Teig ähnliche Rollen formen, wobei alle Kombinationen von hell bis dunkel möglich sind. Die fertigen Rollen eine Stunde kühl stellen, in 3–4 mm dicke Scheiben schneiden (geht besser mit einem Elektro-messer) und hellbraun backen (evtl. in den dunklen Teig Bittermandel-Aroma geben).

Ischler Bäckerei

Zutaten: 160 g Mehl, 140 g Margarine, 70 g geschälte geriebene Mandeln, 70 g Staubzucker, Saft einer $1/2$ Zitrone, Marmelade zum Füllen

Zubereitung: Alle Zutaten zu einem Mürbteig verarbeiten, 30 Minuten ruhen lassen, Teig ca. 2 mm dick auswalken, runde Formen ausstechen, aus der Hälfte dieser Formen drei Löcher ausstechen (mit entsprechender Form oder einem Fingerhut), evtl. auch nur ein Loch, hellbraun backen. Vorsicht, die Kekse mit den Löchern sind schneller gebacken. Ausgekühlt jeweils ein Gebäckstück ohne und eines mit Loch mit Marmelade zusammensetzen (jeweils Boden an Boden) und mit Staubzucker be-streuen.

Honigkekse

Zutaten: 650 g Mehl, 300 g Bienenhonig, 450 g Feinkristallzucker, 250 g geschälte grob gehackte Mandeln, 1 P. Vanillezucker, 1 Messerspitze Zimt, 1 Messerspitze Nelkenpulver, abgeriebene Zitronenschale

Zubereitung: Honig und Zucker in einem Emailtopf erwärmen und vermengen. Mandeln, Zimt, Nelken, Vanillezucker und abgeriebene Zitronenschalen vermischen, in eine große Teigschüssel mit Mehl und Backpulver, sowie mit der abgekühlten Honigmasse zu einem festen Teig verarbeiten. Teig ausrollen, beliebige Formen ausstechen und hellbraun backen.

17 Nützliche Hinweise auf geeignete Nahrungs-mittel

Teigwaren aus Hartweizengrieß ohne Eier

Die Firmen haben dazugelernt! Die meisten Eier-Teigwaren sind, was die beigegebenen Hühnereier betrifft, auf der Packung ausgezeichnet. Diese sind auf jeden Fall zu meiden. Die Nudelfirmen sind dabei, den Umsatz von eifreien Nudeln zu steigern, mit Hartweizen-Nudeln oder -Spaghetti usw. Umgekehrt haben sich die Italiener auch an die deutschen Sitten angepasst und erzeugen teilweise eihaltige Nudeln. Der Slogan: „Italienische Nudeln sind eifrei" ist also nicht mehr in jedem Fall zutreffend. Im Folgenden findet man eine Auswahl an eifreien oder besser Hartweizen-Nudeln, versehen mit den verschiedenen Namen entsprechend der Nudelform, ihrer Länge und dem Gewicht der Packung. Diese Nudeln sind in Lebensmittelgeschäften und Supermärkten erhältlich.

Hier einige Beispiele:

Firma **Barilla**:	Gobetti, Fussili, Spaghetti, Penne Rigate
Firma **Buitoni**:	Eliche, Farfalle, Spaghetti, Tortiglioni
Firma **Clever**:	Spaghetti
Firma **De Cecco**:	Pennoni rigati, Mafaldine, Spaghetti Linguine, Rotelle, Galetti, Gnocchi, Cavatappi, Pappardelle
Firma **Rey**:	Fussili, Spaghetti, Pennuti rigati
Firma **Recheis**:	Dralli, Bio-Vollkornnudeln mit Dinkel, Spaghetti, „Bewusst ohne Ei", Rollini tricolore
Firma **Vonwiller**:	**Fini's Feinste**: verschiedene Nudelsorten frei von Ei Backteig und Panier (Paniermehl)

Deutsche Nudeln und andere geeignete Nahrungsmittel möchte ich Sie bitten, im jeweiligen Großmarkt zu studieren, die Produkte variieren von Markt zu Markt.

18 Literatur

Biesalski HK, Grimm P. Taschenatlas der Ernährung. 2. Aufl. Stuttgart: Thieme; 2002.

Borneff J, Borneff M. Hygiene. Ein Leitfaden für Studenten und Ärzte. 5. Aufl. Stuttgart, New York: Thieme; 1991.

Burgerstein UP, Schurgast H, Zimmermann M. Burgersteins Handbuch Nährstoffe. 10. Aufl. Stuttgart: Haug; 2002 .

Douglas AP. The binding of a glycopeptide component of wheat gluten to intestinal mucosa of normal and celiac human subjects. Clin. Chim. 1976; 73:357–361.

Enderlein G. Bakterien-Cyclogenie. Hoya/Weser: Semmelweis Institut; 1915. 2. Aufl. 1981.

Etermann KP, Feltkamp TEW. Antibodies to gluten and reticulin in gastrointestinal disease. Clin. Exp Immunol 1978;31:92–99.

Eterman KP et al.: Wheat grains: a substrate for the determination of gluten antibodies in serum of gluten-sensitive patients. J Immunol Methods 1977;14:85–92.

Ewerbeck H. Gastroenterologie. Berlin, Heidelberg, New York: Springer; 1980.

Fanconi G, Wallgreen A. Lehrbuch der Pädiatrie. Basel: Schwabe; o.J.

Forschungsinstitut für Kinderernährung Dortmund: Empfehlungen für die Ernährung von allergiegefährdeten Säuglingen. o.J.

Forschungsinstitut für Kinderernährung Dortmund: Empfehlungen für die Ernährung von Säuglingen und Kindern mit einer Lebensmittelallergie. 2002.

Hawkins D, Pauling L. Orthomolecular Psychiatry. San Francisco: WH Freeman; 1973.

Herzog Muethen SI. Mein Kind war Spastiker. Münster: David Verlag; o.J.

Hornbostel H, Kaufmann W, Siegenthaler W. Innere Medizin in Praxis und Klinik. Stuttgart, New York: Thieme; 1977.

Jarisch R (Hrsg.). Histamin-Intoleranz. Stuttgart: Thieme; 1999.

Keller R, Erb P. Immunologie und Immunpathologie. 4. Aufl. Stuttgart: Thieme; 1994.

Kollath W. Die Ordnung unserer Nahrung. 16. Aufl. Heidelberg: Haug; 1998.

Leitzmann C. et al. Ernährung in Prävention und Therapie. 2. Aufl. Stuttgart: Hippokrates; 2003.

Lust F, Pfaundler Mv, Husler. Krankheiten des Kindesalters. 23. Aufl. München, Berlin, Wien: Urban & Schwarzenberg; 1967.

Lust F, Pfaundler Mv (Hrsg.). Pädiatrische Diagnostik und Therapie. Huber EG, Müller H, Patzer H (Hrsg.). 28. Aufl. München: Urban & Schwarzenberg; 1994.

Mattman, L. Cell Wall deficient forms, Stealth Pathogens. 3rd ed. Boca Raton London New York Washington D.C: CRC Press.

Maushagen-Schnaas E, Hofele K. Abwechslungsreiche Diät bei Milch- und Hühnereiweiß-Allergie. Stuttgart: TRIAS; 1999.

Maushagen-Schnaas, E, Waldmann, W. Allergien. Ursachen, Vorbeugung, Behandlung. Stuttgart: TRIAS: 1996.

McNicholl B, MacCarthy CF, Totrell OF. Perspectices in coeliac disease. Lancaster MTP; 1978.

Meyer-Rebentisch K, Friedrichsen K. Einmaleins der Babyernährung. Heidelberg: Haug; 1998.

Meyer-Rebentisch K, Friedrichsen, K. Nahrungsmittel-Allergie: So helfen Sie Ihrem Kind. Stuttgart: TRIAS; 2000.

Morova AA. Viruskrankheiten infolge Antibiotika: Ärztezeitschrift für Naturheilverfahren 2001; 42:2.

Pschyrembel

Peter HH, Pilcher WJ (Hrsg.). Klinische Immunologie. Innere Medizin der Gegenwart, Bd. 9. München: Urban & Schwarzenberg; 1996.

Pirlet K. Zur Problematik der Vollwerternährung. Ist sie vernünftig? Kann sie auch schaden? In: Erfahrungsheilkunde 1992;5:345–356.

Reckeweg HH. Homotoxikologie, Ganzheitsschau einer Synthese der Medizin. Baden-Baden: Aurelia; 1993.

Reinstein H. Der kranke Darm. Bad Wörrishofen: Sanitas; 1968.

Schilcher H. Phytotherapie in der Kinderheilkunde. Stuttgart: Wissenschaftliche Verlagsgesellschaft; 1998.

Schreier K, Eckert I. Ernährung und Umwelt, eine Bestandsaufnahme. Stuttgart: Thieme; 1977.

Sengbusch Pv. Molekular- und Zellbiologie. Berlin, Heidelberg, New York: Springer; 1979.

Thiel, C. Gut leben trotz Nahrungsmittel-Allergie. Stuttgart: TRIAS; 1997.

Voll R. Topographische Lage der Messpunkte der Elektroakupunktur. Textbd. 1. Uelzen: MLV; 1976.

Voll R. Topographische Lage der Messpunkte der Elektroakupunktur. Textbd. 3. Aufl. Uelzen: MLV; 1976.

Warnke U. Risiko Wohlstandsleben. Saarbrücken: Popular Academic Verlags-Gesellschaft.

Werner M, Ruppert V. Praktische Allergiediagnostik. Stuttgart: Thieme; 1979.

Werthmann K. Dr. med. H.G. Mücke – Biophotonen als Ausdruck des Lebens. CH-Kirchlindach: ebi; 1997.

Werthmann K. Elektroakupunktur von der Praxis für die Praxis. CH-Kirchlindach: ebi; 1992.

Werthmann K. Enterale Allergien. 2. Aufl. Heidelberg: Haug; 1986.

Werthmann K. Ernährungsumstellung für chronisch Kranke und Allergiker-Kochrezepte. CH-Kirchlindach: ebi; 1993.

Werthmann K. Kostumstellung für Allergiker und chronisch Kranke. 4. Aufl. CH-Kirchlindach: ebi; 2002.

Werthmann K. Ratgeber für Allergiker und chronisch Kranke. CH-Kirchlindach: ebi; 1998.

Werthmann K. Ziegen- und Schafsmilch, Hilfsmittel im Heilungsprozess. CH-Kirchlindach: ebi; 1996.

Werthmann K. 4-Stufentherapie bei der Isotherapie. CH-Kirchlindach: ebi; 2003.

Stichwortverzeichnis

Das Labor Dres. Hauss bietet Ihnen :

- Mikrobiologische Diagnostik klinisch relevanter Keime,
  z. B. Hefen, inklusive Virulenzbestimmung,
  Schimmelpilze, Dermatophyten, Bakteriologie,
  Resistenzprüfungen

- Zusätzliche Diagnostik:
  - Helicobacterpylori-Antigen im Stuhl
  - Enterales Immunsystem (sIgA)
  - Pankreasdiagnostik (Elastase-1)
  - Entzündungsmarker (PMN-Elastase u. Lysosozym)
  - Clostridium-difficile-Toxin-A-Bestimmung
  - Darmwandpermeabilität (Alpha-1-Antitrypsin)
  - Intestinale Blutungen (Hämoglobin-/Haptoglobin-Komplex)
  - Darmparasiten
  - Zöliakiediagnostik (Anti-Transglutaminase-sIgA)
  - Tumormarker (Tumor-M2-PK) im Stuhl
- Enterale Allergiediagnostik (IgG) und
  „Stuhlnosode in toto D4"

- Immunologische Schwermetall- u. Nahrungsmittelallergie-
  diagnostik nach Spermezan

- Parodontitisdiagnostik (DNA-Sonden oder kulturell)
  und vac. dent. Nosode

- Kooperation mit Fa. Mentop in Schleswig
  (Nosodenerstellung nach dem AMG)

- Therapie- und Diätempfehlungen

- Literaturservice (ca. 13.000 Originalarbeiten),
  Telefonservice, kostenlose Materialzusendung

Rufen Sie uns an!

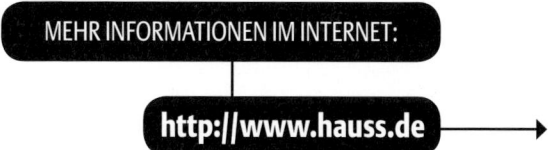

MEHR INFORMATIONEN IM INTERNET:

http://www.hauss.de

Labor Dres. Hauss, Kieler Str. 71, 24340 Eckernförde
Telefon 0 43 51 / 71 26 81, Fax 71 26 83

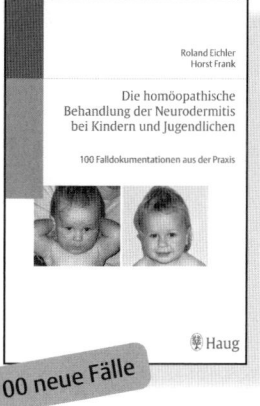
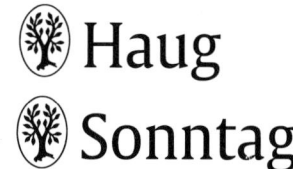